医学科研设计

YIXUE KEYAN SHEJI

主　编

李君荣　孙　峰

副主编

孙　蓉　高坚瑞

编　委

（按姓氏笔画为序）

孙　峰　扬州大学

孙　蓉　扬州大学

李中兴　镇江市第二人民医院

李君荣　江苏大学

李湘鸣　扬州大学

陆荣柱　江苏大学

高坚瑞　江苏大学

江苏大学出版社
JIANGSU UNIVERSITY PRESS
镇　江

内容提要

本书按照医学科研人员的研究思路安排章节顺序，从选题到常用的医学研究设计方法，再到医学论文的撰写，对与医学研究关系最为密切的内容进行了全面介绍。与同类书相比，本书增加了实用的内容，特别介绍了如何用精炼的语言描述论文结果，如何用软件准确快捷地制作图表；考虑到与统计分析的衔接，在相应的设计内容中加入了数据分析的提示。

本书可供医药卫生类继续教育及普通全日制本科生使用，也可供医学科研人员参考。

图书在版编目(CIP)数据

医学科研设计 / 李君荣，孙峰主编. —镇江：江苏大学出版社,2012. 7 （2022.8 重印）
ISBN 978-7-81130-341-4

Ⅰ.①医… Ⅱ.①李…②孙… Ⅲ.①医学-科学研究-研究方法 Ⅳ.①R-3

中国版本图书馆 CIP 数据核字(2012)第 169039 号

医学科研设计

主　　编/李君荣　孙　峰
责任编辑/常　钰
出版发行/江苏大学出版社
地　　址/江苏省镇江市京口区学府路 301 号(邮编：212013)
电　　话/0511-84446464(传真)
网　　址/http://press.ujs.edu.cn
印　　刷/广东虎彩云印刷有限公司
开　　本/787 mm×960 mm　1/16
印　　张/15
字　　数/328 千字
版　　次/2012 年 7 月第 1 版
印　　次/2022 年 8 月第 6 次印刷
书　　号/ISBN 978-7-81130-341-4
定　　价/45.00 元

如有印装质量问题请与本社营销部联系(电话:0511-84440882)

前　言

随着我国卫生事业的不断发展，医学科学研究所面临的任务日益艰巨，各种医学信息的传播和交流日益加快。如何科学地进行医学科学研究，怎样保证研究结果真实和结论可靠是摆在每一位医学科研人员面前的重要任务。事物的变化有必然性和偶然性，且经常是偶然性（不确定性）掩盖了必然性，妨碍了人们对客观规律的认识。如何去伪存真、去粗取精，正确地从表面纷繁杂乱的不确定性现象中揭示其内在的规律（必然性），正确的研究设计是根本保证。学习和掌握医学科研设计的基本原理和方法，正确地进行研究设计，将有助于我们科学地总结和分析疾病发生、发展规律，为相关决策提供依据，促进医学教育和医学科学研究的发展，培养高质量的医学专业人才。

为满足21世纪高等院校医药卫生专业人才的培养需要，江苏大学继续教育学院组织江苏大学和扬州大学长期从事成人教育、富有经验的具有高级职称的有关专家学者，在充分考虑继续教育特点的基础上，总结编写了《医学科研设计》。本书的撰写内容简明实用，适合成人教学，对概念和原理的解释力求准确；对理论、方法、技术等知识的介绍，努力做到科学规范；对语言文字的叙述，力戒繁琐；对所有设计方法的基本原理、基本概念和基本方法均由浅入深逐一讲述，便于实际操作时模仿和借鉴。总之，是一本富有特色和创新意义的教材。

全书共分9章，包括绪论、实验设计、调查设计、临床试验、病因学研究、医学诊断试验研究、疾病预后研究、临床研究的质量控制、医学项目申报与论文撰写。本书可看作是《医学统计学》（江苏大学出版社，2009年）的姐妹篇，供医药卫生类专业成人继续教育的学生使用，也可供医药卫生类专业的全日制学生使用，同时可作为医药卫生人员基本科研工作的参考书籍。

参加本书编写的有江苏大学李君荣教授、陆荣柱教授和高坚瑞副教授，扬州大学李湘鸣教授、孙峰副教授和孙蓉副教授，以及镇江市第二人民医院李中兴主任医师等。本书由李君荣教授策划、拟定编写计划并对全书进行了总纂。

在本书编写过程中，得到扬州大学和江苏大学相关单位的大力支持，特别是江苏大学继续教育学院领导的关心和支持。江苏大学出版社的常钰编辑付出的辛勤劳动，令人感动。特向以上所有对本书给予关心和支持的各位领导和同仁以及被引用文献的有关作者致以诚挚的谢意。

限于时间和水平，本书不当之处在所难免，我们愿意虚心听取广大读者的批评和建议，以便修订时参考。

编 者

2012 年 3 月于江苏大学

目　录

第一章　绪　论

随着人类社会的进步,医学先后经历了经验医学、近代医学和现代医学等发展阶段。在现代医学模式下,医学科学研究无论从深度还是广度,均出现了多学科交叉、宏观研究与微观研究相结合的格局,同时吸取社会学、管理学等相关知识与方法,提高了人们对疾病和健康的认识,成为比较各种医疗保健措施效果的重要途径,为改进医疗保健措施、解决医学科学中相关问题提供科学依据。

第一节　医学科学研究概述

科学(science)是崇尚真理和真实的人们永无止境地探索、实践,阶段性地趋于逼近真理,阶段性地解释和揭示真理的阶段性、发展性、辩证性、普遍性、特殊性以及信息性等特点,尽可能不包含自相矛盾的知识体系,且是一项成果的绝大部分有利于造福人类社会的高尚事业。"逼近真理"是强调科学的特质,强调质疑和创新,因为科学以不存在先知先觉为前提,同时也非常强调继承和借鉴。科学研究(research)则是一种系统地探索和解决问题的活动,并能从中找出规律和产生新知识,阐明实践与理论间的关系。

一、医学科研课题的概念

医学科研课题是指为探索或解决医学科学技术问题而提出的设想及其科学依据,并针对性地提出目标,同时设计出实施方案以验证上述设想。科学的医学课题应该具备下列基本要素:

(1) 明确而具体的探索医学问题的目标;

(2) 提出科学的假说或设想及其依据;

(3) 为达到上述目标的设计方案和技术路线;

(4) 完成上述目标的资源条件,包括人、财、物和信息资源。

与其他学科研究类似,医学科研的基本特征强调继承与创新,医学科学课题常常是在前人工作的基础上提出假说,通过严格的设计来验证假说。没有假说、不经过设计的问题不是科研课题。

二、医学科学研究的分类

1. 按照科技活动的类型分类

（1）基础性研究

基础性研究（fundamental research）的目的是以科学研究及其实践来增加知识，探索未知，着重解决理论问题，以获得新观点、新见解。该类研究探索性强、研究周期长，不可预见的因素多、对研究手段要求较高。其研究内容包括保持人体健康的规律，健康指标的分期基础；人体功能与结构的研究；疾病发生、发展、转归全过程的规律及分子基础；人体衰老过程的规律及分子基础；人体健康相关的生物力学、流体力学、电子学基础；化学药物的构效关系，植物药的亲缘与有效成分关系等。

（2）应用性研究

应用性研究（applied research）的目的是对某一具体问题的探讨并提出解决该问题的方案和手段，其研究周期较短、成功率较高，临床医学、预防医学、护理学、口腔医学等研究内容大多属于此类研究。其研究内容包括有关疾病的病因、流行规律、治疗及预防效果的机制研究；为实验研究需要建立的新的动物模型、细胞株以及方法学的研究；有关流行病学调查、考核防治效果、药物调查的方法学研究；寻找新药物、新生物制品、新医用材料的方法、有效药物的药理作用机制、药代动力学、医用材料的机体相容性的机制研究等。

（3）开发性研究

开发性研究（experimental development），亦称发展性研究，指运用基础研究与应用研究及实验知识，研制产品性物质，或为了对现有的产品进行重大改进的创造性活动。此类研究所需经费多，并受现场条件的限制（如新的诊疗方法），因而多与相关企业合作。其研究内容包括有关疾病的新的诊断、治疗、预防方法及措施的研究；有关新药物、新生物制品、新仪器器械、新试剂、新医用材料实验室样品的研制；有关药物的资源调查、植物药的引种试验等。

2. 按学科分类

根据中华人民共和国国家标准，医学学科领域的一级学科分为基础医学、临床医学、预防医学、口腔医学、药学、医学技术、护理学等。一级学科下面又为分二级学科、三级学科等。当前的医学科学研究呈现出两大趋势：一方面学科分类越来越细，另一方面各学科又不能独立存在与发展，在研究中要求学科的综合性越来越强。如近年来出现的应用基础性研究，就是临床医学研究基础性研究课题，基础医学研究中结合临床问题进行研究就是上述趋势的反映。

第二节　医学研究的基本步骤

一般而言，医学科学研究的基本过程包括 5 个阶段：立题阶段［该阶段包括问题的提出、文献资料的调研、初步设计、预实验（预调查）、开题报告等]、研究方案的形成阶段、调查与实验阶段、资料的整理与分析阶段、总结与论文的撰写阶段。本节重点讨论医学科研选题与立题及研究方案的形成，科研标书的撰写见第九章，具体设计内容见本书各章，资料分析分散在各章简述，详见《医学统计学》等有关专著。

一、选题与立题

（一）医学科研选题

爱因斯坦说过：提出一个问题往往比解决一个问题更重要。因为解决一个问题也许仅仅是数学上或实验上的技能而已。而提出新的问题，新的可能性，从新的角度去看旧的问题，却需要创造性的想象，而且标志着科学的真正进步（《物理学的进化》，1938 年）。选题就是想研究或准备解决的问题，如某一疾病尚未解决的病因、发病机制、诊断、治疗、预防等各个方面的问题。新问题的出现，成为人们去研究和解决的动机。从多种认识中去比较分析，去粗存精，弃伪存真，以选择出最重要、最能影响全局的问题去研究，这就是从提出的问题中进行选题研究的主要过程。

选定要研究的问题后，才能确立研究的题目，进行设计，制订计划。项目的论证开始于题目。判断一个题目好坏的关键是能否透过现象看本质，通过凝练而抽象出一个到位的科学问题，使同行能够确切体会到申请项目要解决的问题。立题要有明确的目的性，临床医学研究的目的就是要针对疾病，特别是危害人类最多见，造成后果最严重的疾病，如心脑血管病、恶性肿瘤等，也可研究国内外新出现的疾病。研究内容包括探索疾病的病因或危险因素，阐明疾病发生发展的过程及其机理，解释某些临床现象以及在诊断和判断预后上的意义，探索或评价新的诊断方法、技术，观察新的治疗措施的效果、毒副反应或探讨影响疾病的预后或病死率的因素等，其目的是为了提高对疾病发生发展规律的认识，改进诊断、治疗和预防的方法，以提高医疗质量和防治水平。总之，研究的题目在一定程度上反映科研工作的水平，课题要有创新性、科学性和应用性，要有保证完成的手段。用最简洁明确的文字写成题目，立出的题目基本上就是后来研究论文的题目，必须全面考虑之后作出决定。

一个既有理论基础又有丰富经验的医师，应在临床医疗工作中有计划、有目的地进行临床科学研究，为实现上述研究目的，发展医学事业，保护和增进人类健康作出自己的贡献。

供医学研究的题目很多，从疾病的发生到防治有许多环节，各环节中都有这样或那样的问题值得研究探索。在过去，这些题目可以由研究者结合自己的专业、兴趣、条件选题、立题上报、申请资助，也有很多是上级下达的任务，以单位单独开展或单位之间协作进行。随着经济体制改革的深入，医学科学研究引入了竞争机制，开展了科研招标，招标的题目也就是疾病防治中的各方面问题，以人群中常见病、多发病为主。国家、卫生部、各省每年都有各自的招标项目，如国家自然科学基金委生命科学部在“十一五”发展规划中强调，要以“我国重要传染病病原体及其与发病、流行、宿主免疫学应答间关系的基础研究”为命题，包含了一系列需要研究阐明的科学问题。一方面需要进行大规模分子流行病学调查,研究我国重要传染病病原体基因(基因型)及重组体的分布特点;特定基因(基因型)与临床病谱的关系、与抗病原治疗的关系;不同基因(基因型)对病原体复制和抗原表达的影响;建立中国不同病原体的基因分型体系。另一方面,在此基础上研究我国重要传染病病原体基因(基因型)与宿主免疫、遗传学特征之间的内在联系,如传染病病原体 HLA 的限制性的免疫活性细胞表位的系统分析,为具有最广泛人群覆盖面的治疗性疫苗等的研制奠定新的理论和实验基础;宿主 HLA 基因型及由此决定的免疫应答强弱与不同临床转归间的关系,机体抗感染的免疫应答机制等。上述的规划为医务工作者的科研选题指明了方向。

(二) 文献资料的调研

临床医师为了更好地认识和处理疾病,需要学习前人及当代专家学者的经验教训,就需要查阅医学文献。临床研究人员在进行某一临床课题研究时,在立题之前,为了少走弯路,了解国内外对该题目已做过的研究工作的成就、现状、动态及其方法学,进行比较选择和借鉴,改进或创新,在研究过程、资料总结和撰写论文时还需要查阅最新医学文献,以利自己提高研究工作的水平。总之,必须查阅文献资料,特别是有代表性的各主要刊物上的有关资料。要认认真真地查阅,不能草率从事。查找医学文献是研究者应熟练掌握的经常性工作,如何能花较少时间,较快地找出所需要的文献也是研究人员应具有的基本功。

在查阅文献的时候,一定要采用临床流行病学/循证医学的原则和方法,进行严格的科学分析和评价,吸收有充分科学依据、有真实性、有水平的文献的精华,抛弃有偏倚因素影响的、缺乏科学依据的文献。这样对于研究课题的选择才不致发生误导。这里要注意:好的文献并不一定都是阳性的结果,阴性的研究结果并不意味着质量不好的文献,标准取决于医学文献结果的真实性和结论的可靠性。

传统的医学文献形式是以文字形式记录的医学资料,多以印刷出版物为主。随着科学技术的发展,出现了计算机储存的电子文档,以及缩微胶片、幻灯片、投影胶片、录音带、录像带、电影等多种形式的医学资料。

医学文献按性质可分为原始文献(一次文献),来源于各种医学杂志,学报及学术会议论文等;文献索引(二次文献),将分散的文献加工、整理、编排、形成具有系统性的文献目录,即检索工具,如目录、索引等,便于读者查找和利用,通过它可以找出原文的出处;综述、专著、进展、指南、手册等属三次文献,是对原始文献的系统整理,有选择地加以概述并进行分析综合,使之更具有条理性,对问题阐明更为详尽深刻;由光盘记录的书目、刊物索引,由计算机进行检索,属四次文献。

医学文献按种类分为教科书、参考书、专著、杂志、学报、文摘、综述、学术会议论文汇编等。

查找医学文献的方法:可以用手工检索,条件许可亦可用计算机进行检索。

(1) 查找引用原文的出处　从论文、专著、综述教科书等参考文献中追溯,查找引用原文出处,可先国内后国外,由近及远,查有权威性、有代表性的刊物。

(2) 查阅期刊索引 大多数期刊为每年一卷、全年原始文献一查即得。

(3) 查文摘 文献有分类,查阅较方便,查到线索后再选所需要的进一步查原文,如《中国医学文摘》现有15个分册,它们是中医学、内、外、儿、计划生育妇产、耳鼻咽喉、眼、皮肤、口腔、卫生学、肿瘤、基础医学、放射诊断学、护理学和检验与临床等分册。《国外医学》现有46个分册,该刊采用综述、译文、文摘3种形式,全面介绍国外医学各领域中新成就、新技术、新进展,是学习国外医学经验的重要情报刊物体系。

(4) 利用检索工具 检索工具如《中文科技资料目录(医学)》、《国外科技资料目录(医学)》、Medline等,可用手工检索,亦可用计算机检索。有关文献检索的内容不在本书阐述。

计算机检索服务:凡是计算机普及程度较高的科研机构、医学院校、医学中心、大中型医院的图书馆大都已经建立这种服务项目。由于计算机对文献储存数量大,使用代号检索甚快,目前都由专业人员操作联机检索系统,不需用户自己去操作按键。缴一定费用,即可获得所需文献资料。

(5) 查阅个人累积卡片 临床医学研究人员在日常工作中,常常要查阅有关刊物,了解新进展,养成制作卡片的习惯,将对自己有用的内容作简短摘要,分类放置,在需用时可以查找。

(6) 向专家请教 一般医学专家、教授经常关注本专业的学术动态,故有时他们可以指点从哪些文献中去查找有关资料。

(三) 研究假说的建立

假说是在对查找到的大量科学文献进行评述的基础上,总结和借鉴他人研究工作经验,并结合自己研究工作实践,发现问题,并提出拟解决问题的过程。因此,假说的建立绝不是凭空臆造的,它的形成是建立在充分的科学依据基础上的,是在一次又一次的实验和观察基础上逐步形成的,在此期间可能要排除错误的或无效的假说,接受有效的合理的假说。随着人们认识的深入,形成的假说可以被推翻或修改,而被拒绝过的假说又可以被接受。研究者正是根据其假说确定研究方向,进行主动地、有计划地观察和实验,从而避免了研究的盲目性和被动性。

任何假说都有两个显著特点:①假说是根据已知的科学事实推测出来的,所以它具有假定性;②假说是以一定的科学实验为基础,以一定的事实作依据,所以它具有科学性。

例如,"饮水中钙含量与地方性甲状腺肿关系"研究的假说形成过程是:一位临床医生在门诊中发现当地居民的甲状腺肿患病率很高,而当地食物主要来自外地,因此,碘的来源不应缺乏。据此推测,食物中不缺碘也可能会发生甲状腺肿,这种推测与前人的研究结果及当时已普遍形成的观点明显不同。

(1) 根据上述现象提出疑问 如果人体内不缺碘,一般不会发生甲状腺肿。在食物来源不缺碘的情况下,在人群中发生了甲状腺肿,是否由于摄入的碘未能得到充分利用,或被损失掉了?

(2) 通过查阅文献初步认识了以下问题

① 钙和碘结合有可能会在小肠中形成沉淀物,从而影响碘的吸收。

② 摄入钙的增加可能造成氯的再吸收增加,从而造成碘的排出增加。

③ 动物长期食用高钙食物,可造成甲状腺分泌大量降钙素,并出现甲状腺滤泡增大的形态学改变。

(3) 形成初步假说　水中含钙增高,使得碘在肠管中沉淀,减少其吸收,而钙的大量吸收又会导致碘的严重损失。少入多出,体内碘必然缺乏,造成继发性缺碘,形成地方性甲状腺肿。

(4) 验证假说(属于后面章节讨论的内容)　检测当地居民水中钙的含量,最终证实了饮水中含钙量非常高。通过动物实验研究表明,饮用了高钙水的动物也出现了甲状腺肿大。采用改水措施后,地方性甲状腺肿的发病率便下降了。这一研究结果进一步证实了只有体内缺碘,才能引起地方性甲状腺肿。

最后,将临床科研的选题和立题的主要步骤归纳总结见图 1-1。

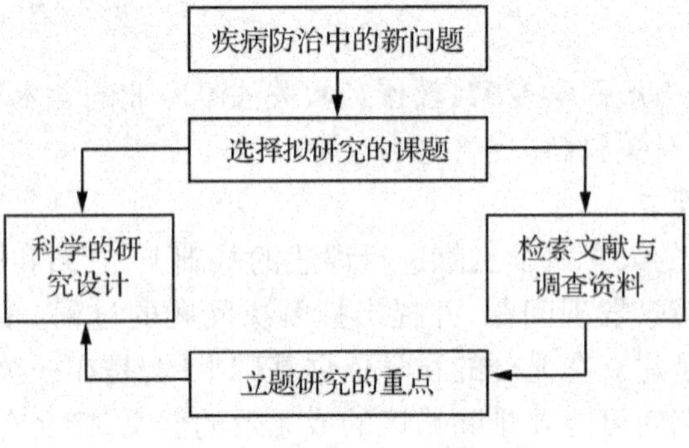

图 1-1　临床科研选题的步骤

二、设计书的撰写要求

撰写科研设计书是开展临床科学研究的重要环节,是获取科研经费,实现研究目的,顺利开展科研工作的必要条件。那种认为不需要撰写科研设计书即可以开展临床科研的想法是错误的。特别是在当前我国科研拨款和课题申报制度有了重大变化,绝大部分课题都引入了竞争机制,实行了课题招标制和基金合同制的新形势下,撰写符合要求的科研设计书就显得更为重要。目前在我国,申请任何一项科研基金,都要求提交完整、合格的科研设计书。科研设计书又称为课题申请书或课题标书。

科研设计书通常具有下列要求:①研究课题具有重要科学价值或效益;②学术思想新颖,立题依据充足,研究方法和技术路线先进、科学、可行;③有良好的专业科研工作基础,并具有深入开展研究工作的基本条件;④研究内容先进,目标明确,可望在近期取得预期结果;⑤经费预算适当。

科研设计书的撰写应符合课题申请和项目招标的要求。虽然不同部门、单位的标书或申请书的内容不完全相同,但要求基本相同。完整的科研设计书的撰写详见第九章。

第三节 医学研究的基本类型

医学研究分为观察性研究(调查)和实验性研究两大类,两者结合使用,相互补充。观察性研究是指研究因素不受研究者主观控制,而是对现场或人群中已经客观存在的现象、差别和联系进行观察和调查。实验性研究是在严格控制实验条件下,研究因素由研究者主动给予受试者(研究对象)安排的一种研究。

一、观察性研究(调查)

观察(observation)是在自然件下,研究自然现象的一种方法,是从自然发生的现象中索取事实资料。观察性研究(observation study)的特征是在收集信息资料前,对研究对象不施加任何干预因素,或不改变人体的内外环境的自然条件,直接通过研究者的感官或仪器设备观察某事物的自然现象及其自然发展过程,例如自然状态下的人体结构、生理功能、病理变化、疾病的临床表现等。观察性研究有别于一般的观察,具有明显的目的性和严密的组织、计划性,观察的目的是为了解决一定的科学问题,是按照严格的科研设计进行。

从某种意义上讲,医学起源于临床观察,没有对疾病现象的直接观察,也就没有医学的产生和发展。虽然观察不能解决医学发展中的全部问题,但医学上的许多发现仍然是从观察开始的。例如2003年暴发的非典(SARS),是先观察到了临床特征,进而发现了冠状病毒的存在。

观察性研究是医学研究的重要手段。虽然动物实验及实验方法在医学研究中所占的位置越来越重要,但在某些情况下观察研究是必不可少的。首先动物与人存在种属等差异,在动物中的发现不能直接推论到人,必须经过在人身上观察验证。另外有些疾病只有人类发生,如精神、心理等方面的疾患,目前只能靠临床观察或临床试验进行研究。对于一些新发生的疾病,或发病原因和机制尚未明确的疾病,如新发传染病、遗传性疾病等,只能通过观察,阐明它们的流行规律,为深入研究积累资料。

从探索科学研究方法的角度看,观察性研究方法具有一定局限性。首先,观察的范围有限,其次是观察的信息资料价值有限,观察性研究要求观察者不能在观察范围内改变客体,不能控制某个过程的条件和进程,不能支配观察的客体并对其实行严格控制。这样使观察的结果很容易受到客观条件的干扰,降低了观察资料的使用价值;同时也不能深入了解事物的内部结构和内在联系,造成提供事物因果关系的证据是有限的。观察法的这些不足,在后来发展起来的实验法中得到弥补。

观察性研究的主要用途有临床观察、诊断试验评价、现况调查、病因探索、预后研究等。常用的设计有横断面研究设计、两组或多组对照研究、诊断试验设计与评价、医学随访研究设计、病例对照研究设计、队列研究设计等。根据研究是否有对比组,观察性研究又可分为描述性研究和分析性研究。

(一) 描述性研究

描述性研究(descriptive study)是利用观察的方法,在研究对象中收集某些与研究目的有关的数据资料和检验、检测结果,并根据观察的时间、地区和对象特征描述观察结果的分布状态,在此基础上通过比较分析,阐明疾病或健康的自然现象,揭示自然规律,获得疾病病因、疾病防治的线索和假设。描述性研究是医学研究的起步,无论我们研究疾病的防治还是健康促进,首先必须对研究的问题了如指掌,特别是当我们研究的是新问题,就必须从描述性研究开始。常用的描述性研究有病例报告、病例分析、横断面研究和生态学研究。

1. 横断面研究

横断面研究(cross sectional study),亦称为现况研究,是指在一个特定的时间断面上描述特定人群中发生的事件,如某健康问题的现在状况,可以是疾病的表现形式、危害程度、分布规律,以及有关因素与健康问题的关系等。其特点是暴露的信息与疾病(结局)的信息同时确定。

(1) 主要用途

1) 描述疾病特征:认识疾病特征是疾病防治工作的基础,然而在自然状态下疾病的一些特征存在短期波动或长期变异,表现为疾病的临床表现、危害程度、人群的易感性、分布状态、影响因素等在不同时期会出现差异,因此需要人们不断地进行观察研究,及时发现疾病的各种变化,方能正确指导疾病的防治工作。

2) 探索病因线索:在现况研究中,可以通过比较某些因素的存在与否或存在的剂量,疾病或健康问题发生的频率,来反映这些因素与疾病之间的关系。通常情况下,如果疾病或健康问题发生的频率,随某个因素的存在状态变化而变化,可以认为该因素与疾病或健康问题有关,否则就认为无关。但这种关系是在一个特定的短时间内发现的,"因"与"果"同时观察到,不能证明先因后果的关系,因此只能作为形成病因假设的线索。

3) 确定高危人群:高危人群是指特别容易受到某种疾病威胁的人群,通常是具有发生某种疾病危险因素的人群。确定高危人群有利于疾病的预防控制,是早发现、早诊断、早治疗的关键步骤。例如高血压是脑卒中的危险因素,现况研究可以发现人群中的高血压患者,从而确定为高危人群。

4) 提供决策依据:现况研究的结果直接来自对现场的人群的观察。

(2) 研究类型

1) 普查(census):是将某一特定范围内每个成员作为观察对象进行的研究,特定范围可以是某个地区、某个单位，或者是具有某种特征的人群，例如患有某种疾病、具有某种症状、从事某种活动，等等。普查的优点是确定观察对象比较简单，并且不存在抽样误差，所观察到的现象来自每个个体，可以完整描述所研究内容的全貌，研究结果具有代表性。普查的缺点是需要观察的对象多，难以控制漏查，同时参与观察的人员多，工作不易做细，系统误差较大。

普查通常用于：①建立人体正常值范围或临床诊断标准，如血红蛋白含量正常值范围、高血压诊断标准等。②了解人群健康水平，如儿童生长发育状况、某种疾病的人群患病状况等。③早期发现病人，许多疾病如果能够早期发现，可以使患者得到及时治疗，能够提高疾病的治疗效果，如对某些恶性肿瘤的普查等。

2）抽样研究（sampling study）：是通过随机抽样的方法，在特定范围人群内抽取一个样本进行的研究，最终以对样本的观察结果代表全人群的结果，即以样本推论总体。

抽样研究与普查对比，具有省时、省力，可以集中精力将研究工作做深、做细等优点。但抽样研究的设计和资料分析相对复杂，同时抽样误差是不可避免的，研究的结果能否推论总体，取决于样本的代表性。为了提高样本的代表性，选择正确的抽样技术很重要，同时要保证足够的样本量。

2. 生态学研究

生态学研究（ecological study）是以群体为观察和分析单位进行的描述性研究，群体可以是国家、城市、学校等，也可以是具有某种特征的人群，如观察城市空气污染程度对居民健康的影响，观察不同烟草消耗量的人群之间肺癌死亡率的差异等。该研究要求收集所研究人群暴露和疾病（结局）的两类信息，借以分析各组人群中暴露和疾病是否相关，故亦称为相关性研究（correlational study）。

（1）主要用途

1）提供病因线索：生态学研究通过对比不同人群的健康水平和疾病频率，可以获得与健康和疾病发生有关的线索，这些线索可为产生病因假设提供依据。例如两位英国的内科医生在20世纪40年代，观察到伦敦历年的烟草消耗量与人群肺癌死亡率之间存在线性关系，从而提出了吸烟与肺癌有关的假设，并在全世界引发了广泛和深入的研究，最终阐明吸烟是导致肺癌的一个重要原因。

2）评价防治措施效果：生态学研究通过观察采取不同防治措施人群的健康状况或疾病频率的变化及差异，可以对防治措施的效果进行考核与评价。例如在大骨节病地区，采取补充元素硒后，人群的患病状况有所改善，说明补充硒的干预措施有一定效果，但还不能完全控制大骨节病，需要进一步研究更为有效的干预措施。

（2）优缺点

优点：①因为生态学研究可以直接利用各有关部门的统计报告资料，如人口统计、疾病监测、环境监测、物资消费等，因而收集资料相对简单，节省时间、人力、物力，出结果快。

②在无法对个体进行准确观察时，一般只能选用生态学研究，如空气污染程度、生活饮用水质量对居民健康影响等。③适合人群综合干预措施的评价，对许多慢性病的防治工作，往往是对人群采取综合的干预措施，如健康教育、环境治理、改善生活方式的效果等。措施并非针对某个个体，而是全社会的，这时只能应用生态学研究来评价干预措施的效果。

缺点：①研究提供的信息不完全，只是粗略的描述性研究。②容易出现生态学谬误，例如在观察城市脂肪食品的消耗量与居民健康的关系时，如果把消耗量看作个体的摄入量而与某种疾病的频率联系起来，显然是不合理的，因为观察到的消耗量受很多因素影响，如城市的流动人口数等。③混杂因素控制困难。

（3）注意事项

研究目的要集中，一次研究不能设置过多的研究问题；研究的人群间应具有良好的可比性，尽量多选择一些观察单位；资料分析尽可能采用回归分析，并多引入一些变量；结果解释和产生结论时需要谨慎，避免生态学谬误。

（二）分析性研究

分析性研究（analytical study）是利用观察的方法，在人群中收集有关研究事件（例如吸烟与肺癌）之间存在关联的证据，通过对这些证据的分析，来确定事件之间的关系。分析性研究是对描述性研究中形成的假设进行检验，是描述性研究的深入和发展。分析性研究包括两种具体研究方法，即队列研究和病例对照研究。

1. 队列研究

队列研究（cohort study）是根据观察人群中某因素的暴露程度进行分组，然后追踪观察各组的结局（疾病或其他健康问题），通过比较各组结局频率的差异，判断研究因素与结局之间的关系。队列研究是从因素开始，追踪结局，需要经过一个随访期，因此是一种前瞻性的研究，故也称为前瞻性研究（prospective study），或随访研究（follow-up study），或纵向研究（longitudinal study）。其主要用途如下：

（1）检验因果关系假设　队列研究的主要用途和目的是检验事物之间因果关系的假设是否成立。由于队列研究的设计及实施具有一定难度，因此，通常是先进行描述性研究，发现线索，形成假设后，再进行队列研究加以检验。队列研究提供事物之间存在因果关系的证据力度较强。

（2）研究疾病的自然史　因为队列研究是从人群角度观察疾病发生、发展的全过程，包括人群开始暴露危险因素直至出现结局，从而可以使我们比较全面地认识疾病的自然史，为疾病防治策略与措施的制定奠定科学的基础。

（3）新药监测　许多药物的不良反应需要经过较长时间的观察方能表现出来，队列研究可以弥补新药研发过程中时间短、样本小的缺陷。

（4）预后评价　预后评价是预后研究最常用的一种设计类型。

2. 病例对照研究

病例对照研究(case control study)是在目标人群中选择已经发生所研究事件(疾病等)的个体作为病例,选择没有发生该事件(未患该病)的个体作为对照,通过收集和比较他们过去各种可能的危险因素的暴露史,判断研究因素与研究事件间是否存在统计学联系及联系的程度。病例对照研究是从疾病开始追溯原因,是一种回顾性研究方法,故也称为回顾性研究(retrospective study)。

病例对照研究方法由于具有可行性好、成本低、出结果快、特别适用于罕见疾病的研究等优点,而被广泛采用,是目前病因学研究及因果关系推论中使用最多的一种方法,主要用于检验病因假设和预后研究。同时由于在一次病例对照研究中,可以对多个因素进行研究,因而也常用于探索假设、筛选危险因素、确定高危人群。

二、实验性研究

实验(experiment)是科学认识过程中的经验层次的一种认识活动,是研究者根据研究目的对研究对象采取人为的干预和控制措施,并通过观察研究对象在这种特定的实验条件下发生的各种现象,获取科学资料的一种重要手段和方法。实验性研究是医学研究中十分重要的一种方法,与观察法比较,它具有方法主动、资料准确可靠、效率更高等优点,能够更深入揭示隐蔽在事物内部的现象和现象间的相互联系。恩格斯就曾指出"单凭观察所得的经验是决不能充分证明必然性的",必然性的证明需要通过科学实验。

(一) 实验的特点及组成

1. 特点

实验性研究的两个基本特点是研究过程的主观能动性和对事物自然进程的干涉性。在医学研究中,实验法是根据预先设计,人为地改变实验对象机体的一些条件,施加特定的干预因素,控制某些条件,主动引起、复制或改变受试对象的生理现象或疾病状态的自然过程,记录在这种特定条件下出现的事实,索取信息资料。显然,这个实践程序表明,研究者通过对研究过程的主动把握和全面控制,能够把复杂的生理和病理过程简单化地进行研究;能够把研究因素的作用与外界因素的影响分开,使研究在"纯粹的形态下"进行;能够按照相同的条件重复实验,研究过程的再现性好;能够有计划改变和组合实验条件,获得更多的信息,从多角度验证假说。

2. 组成

实验研究由以下 3 个组成部分。

(1) 实验的主体(研究人员) 实验研究是实验者应用实验手段开展的科学活动,因此实验研究的主体是实验者,他的水平和能力是决定实验效果的主要因素,其中主要的是理论水平和逻辑思维能力。另外,实验者的综合知识水平、文化修养、组织能力、实验信息捕捉和接受能力以及对实验技术掌握的熟练程度,均可影响实验效果。

（2）实验的手段　实验的手段是实验过程中采用的具体操作方法及仪器设备、工具、试剂、药品等。实验手段的先进性是影响实验效果的关键因素，因此在实验设计时应当做好充分准备，选择能够代表现代化水平的实验手段开展研究，以提高实验研究的效果。

（3）实验的客体（研究对象）　医学研究通常是以病人和实验动物为实验研究的客体，在选择实验客体时，要考虑是否适合该实验研究，否则将会影响实验效果。

（二）实验类型

实验的分类方法较多，本文仅介绍依据实验的目的和步骤的分类。

1. 按实验目的分类

根据实验的目的，实验研究可分为绝对性实验和相对性实验。

（1）绝对性实验　绝对性实验是用实验技术测量研究对象在实验条件下的某个或某些特征（或指标）的绝对值变化。例如，测量不同运动量下受试对象的心功能、血氧分压等指标的变化。

（2）相对性实验　相对性实验是对两个或两个以上实验组给予不同的处理，比较不同处理的实验效应。相对性实验的目的是通过各组测得的绝对值的相互比较，对处理因素的作用进行评价，在医学研究中许多实验性研究属于相对性实验。

相对性实验突出比较和对照，因此相对性实验也称为比较实验，或对照实验，是医学实验中的最重要的概念。比较实验的核心任务是比较，即接受处理因素的试验组与未接受处理因素的对照组之间的比较，根据比较的结果确定处理因素的效应。因此，比较就必须有可以作为参比标准的对照组，设置对照组是比较实验的一项重要原则，也是实验研究的一种基本方法。

2. 按实验步骤分类

根据实验的步骤，实验研究可分为预实验和正式实验。

（1）预实验　预实验是正式实验前的预备性实验，可分为以下几种。

1）导向性实验：实验研究确定后，先对少数研究对象进行的小规模的预试，以评价正式实验的意义及价值。导向性实验是正式实验前必须要经过的一个步骤。

2）观测性实验：在少数实验单位中获取某些数据，作为正式实验设计的参考，例如试验组与对照组的差异是估计样本量的依据等。

3）筛选实验：用简单的实验方法从众多的研究对象中选出具有深入研究价值的实验对象，例如中药研究中药材的筛选。

（2）正式实验　在预实验的基础上，经过周密设计而进行的实验。

（三）实验成功的基本条件

1. 实验设计的科学性

实验设计对于实验的成功具有决定性作用，必须予以高度的重视。草率从事计划不周的实验，不仅研究的质量低劣，造成大量的资源浪费，而且会产生错误的结论。例如在20世纪60年代末期开始盛行的针刺治疗聋哑，实际上这个实验包含两个处理因素，即针刺和语言训练，但在设计上没有设置单纯语训的对照组和单纯针刺的试验组，而是把两个因素的效果完全归功于针刺，导致对针刺疗效的错误判断，使研究失去科学性。

2. 实验结果的再现性

在已知实验条件相同的情况下，实验结果能够重复再现（reproduction），是实验成功的最基本条件和最重要标志。如果实验条件没有改变，那么影响实验结果稳定性和可靠性的最常见的原因是实验技术，例如实验技术的熟练程度和实验仪器性能的掌握程度等。为了保证实验的成功，实验人员需要在预实验中解决技术上的问题，并在实验中经常进行核对，及时发现问题。

3. 实验指标的选择和确定

由于实验性研究的因素是人为强加的，而且可以人为的控制某些实验的条件，避免许多因素的干扰作用，使研究因素的作用更加突现出来。因此，实验法的研究结果比观察法更有说服力，可强有力地验证和证实各种假设。但是，实验性研究，尤其是以人为对象的研究，经常要涉及医学伦理问题，限制了该方法的应用。在医学研究中，实验法研究主要包括临床试验、现场试验、动物实验和类实验。

（四）实验性研究的主要用途

临床试验（药物、疗法、手术）、实验室（动物）实验、社区人群干预试验、新材料等医工结合试验。常见的设计有随机对照试验、配对设计、随机区组设计、交叉试验设计、析因试验设计、正交试验设计等。

三、类实验

类实验（quasi-experiment）研究是指研究者在实验中不能完全控制研究对象分组的一类研究，也称为半实验研究（semi-experiment）。实验与类实验研究的相同点是有“干预”，而且是前瞻性的，主要的不同点是真正实验研究的关键点是随机分组，即研究对象是被随机分配到各个实验组的，而类实验的分组是非随机的，甚至是没有对照组的。医学研究中的现场试验（field trial）、社区干预试验（community intervention trial）均属于类实验。例如为验证戒烟对疾病的预防作用，研究者选择一个依从性较好的群体进行干预，将任意一个未进行干预的群体作为对照。显然，在这个研究中，研究对象是否接受干预措施并不是随机决定的，而是研究者主观选定的。类实验根据选择对照的方法可分为以下几类。

1. 自身对照

自身对照是将研究对象干预前作为对照进行的实验性研究。例如高血压患者服用降压药物前后血压的比较，或人群中接种疫苗预防某种疾病，该人群接种前后该疾病发病率的比较。

2. 历史对照

历史对照是将某项新干预措施应用前的资料作为对照进行的实验性研究。例如一项新技术在临床上开始应用,以现在开始应用这项技术的人作为实验组,将以前应用其他技术的人作为对照组,比较两组的干预效果。

3. 同期非随机对照

在整群抽样的现场试验中,根据实验群组的某些特征选择对照群组。例如将一所医院某病的患者作为实验组,再选定一所规模和水平相当的医院作为对照组进行研究。

无论哪一种对照的类实验,都无法像随机对照那样可以将干预以外的因素均匀分布在各实验组中,因此类实验所得到的结果很难完全归因于干预因素。例如在采用自身对照试验评价药物的临床作用时,如果不能排除疾病有自愈或病情波动的可能,实验中所观察到的效果完全由药物的作用来解释,显然是不合理的。正因如此,类实验的结果判断应该慎重,通常作为实验性研究的前期预实验。

类实验研究的优点:类实验性研究的最大优点是在实际人群中进行人为干预因素研究,同实验性研究相比,可行性好。缺点:由于类实验性研究不能很好地控制附加变量(干扰因素),因此在回答处理因素与效应间的关系时,结果可信度低于实验性研究。

四、实验研究与类实验研究的注意问题

1. 伦理问题

医学实验,尤其以人为对象的实验,必须遵循医学伦理道德规范,实验需要经过医学伦理委员会论证通过方可实施。

2. 盲法观察

实验研究的数据容易受到研究者和研究对象的主观因素的影响,为了保证研究结果的真实性,通常采用盲法(blinding)研究,即研究对象或结局评估人员不了解试验的分组情况。如果只对研究对象设盲,为单盲;如果研究对象和结局评估人员均设盲,则为双盲;如果连同资料分析人员也设盲,则为三盲。

3. 依从性

以人为对象的研究,不一定听从研究人员的安排。实际研究要考虑并提高依从性。

第四节 医学研究的方法学

临床流行病学(clinical epidemiology)是20世纪70年代后期发展起来的一门流行病学与临床医学相结合的交叉学科。临床医学发展的要求和流行病学研究方法的迅猛发展使临床流行病学得到了不断的发展和完善,逐渐成为了一门独立的学科。临床流行病学从宏观的、群体的角度研究和评价临床问题,是临床医学的一门重要的应用学科和方法学。以观察

为基础,首先采用描述性研究,通过对所研究疾病或健康状态及其可能的影响因素在不同时间、空间和人群间分布特征的描述,产生暴露于某因素与疾病或健康状态相关的假设。在获得了研究假设后,流行病学常常运用病例对照研究或队列研究,来观察患有所研究疾病和无该病人群中某些因素的暴露比例,或暴露于某因素与不暴露于某因素的人群中相应疾病的发生率,由此检验暴露因素与疾病发生的关系。在条件允许的情况下,可采用流行病学实验研究对从观察性研究中获得的疾病危险因素实施干预,通过评价干预措施的效果,来验证暴露因素是否是疾病发生的危险因素或病因。流行病学研究的最终目的是提出干预措施以预防疾病的发生,并评价干预措施的效果,效果评价主要采用流行病学实验方法,其中最理想的评价方法是随机对照试验,虽然有时伦理问题不可避免,但其结果最有说服力。

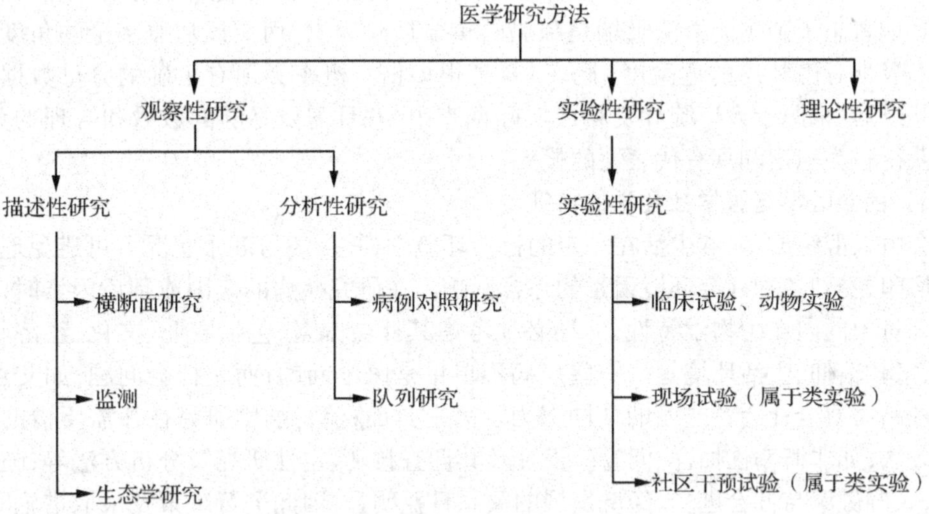

图 1-2 医学研究方法的基本分类

一、临床流行病学的学科特征

临床流行病学作为医学科学的一门基础学科和方法学,具有以下基本特征。

(一) 群体的特征

流行病学是研究人群中的疾病与健康状态。以人群为研究对象是流行病学区别于其他医学学科最显著的特点之一,而且这一特点在各种流行病学分支学科和研究中均能体现,如临床流行病学,所研究的不是某个病人个体,而是患有某种疾病的患者人群。流行病学的调查研究结果主要是"群体诊断",用于发现群体中存在的与健康相关的主要问题以及产生这一问题的主要原因,从而有针对性地提出在人群中预防疾病、促进健康的策略与措施。

(二) 对比的特征

在流行病学研究中始终贯穿着对比的思想,对比是流行病学研究方法的核心。只有通过对照比较，才能呈现出不同，进而才能从中发现疾病发生的原因或线索。例如对比肥胖组与非肥胖组的糖尿病发病率，对比流感疫苗接种组与非接种组的流感发病率，在两组相同疾病患者中对比两种不同治疗方案的疗效等。流行病学研究常常是针对不同的人群，如疾病人群与正常人群或亚临床人群的某种事件发生概率进行对比分析，这种比较不是对数据表面大小的直观比较，而是需要经统计学检验进行判断的，这也是流行病学研究较为独特之处。

（三）概率论的特征

流行病学很少用绝对数表示群体中疾病或健康状况的分布情况，多使用各种频率指标，如发病率、死亡率等，因为绝对数不能显示人群中发病和死亡的危险度。较稳定的频率实际上就是一种理论概率，流行病学强调的是概率，如不能因某长期吸烟者活了90岁未患肺癌或某不吸烟者患了肺癌而否认吸烟是肺癌的重要危险因素，而应该从概率论的角度认识吸烟者比不吸烟者患肺癌的危险度（概率）要高很多倍。概率必须有正确的分母数据才能得到，这些分母常来源于人口统计资料或实际调查中，并且需要足够的数量和合理的分布，这样才能获得较为稳定和具有代表性的概率。

（四）社会医学与医学社会学的特征

社会由人群组成，人群生活在一定的社会环境中，其疾病与健康状况不可避免地被打上社会的烙印，受到各种社会环境因素的综合影响。在研究疾病的病因或预后因素时，除了要考虑研究对象的内在生物学特性外，还必须考虑其社会因素，包括职业、文化、经济收入、社会阶层、宗教信仰、生活环境等。一些疾病不单单是医学问题，而是社会问题，如艾滋病，其预防与控制需要全社会各方面的共同努力。另一方面，流行病学研究往往需要借助社会学的研究方法，如非概率性抽样、问卷的设计及其调查技巧、定性研究及分析方法等；随着社会的发展，人群健康与社会进步、经济发展的关系日益明显，因此进行决策及采取措施时，也需要运用社会手段，如加强宣传教育，改善工作和生活条件，改进卫生设施及医疗保健服务等。流行病学是医学中结合社会因素最多的学科。

二、临床研究的方法学

（一）设计（design）

科学研究设计的目的是用较少的人力、物力和时间，获得较为可靠的结果，使误差减少到最低限度，并对结果的误差大小做出准确的估计，以达到研究高效的目的。临床研究方法和观察方法的设计是临床科研实施前最重要的内容。科研设计的好与坏直接决定科研的成败。医学科研设计的基本内容包括下面几方面的内容。

（1）科研目的和理论假说的确立；

（2）确立研究设计方案；

（3）研究对象的选择；

（4）估计样本含量；

（5）科学的干预措施；

（6）确定研究的观察指标和观察期限；

（7）确定正确的资料分析方法；

（8）严格的质量保证措施。

（二）测量（measurement）

测量是用定量的方法来衡量和比较各种临床现象。研究人员使用科学的方法和技术来发现和测量发生在环境中和动物或人体中的某些效应。医学研究中常用的测量指标包括：

（1）疾病发生的频数（发病率、患病率等）；

（2）疾病的后果（死亡率、病死率、并发症的发生率等）；

（3）疾病的症状和体征；

（4）疾病对身体和精神的影响；

（5）疾病预后的估计；

（6）各种实验室数据的测量；

（7）卫生经济学的指标测量（疾病的预防、治疗成本等）。

（三）评价（evaluation）

评价是指运用流行病学、医学统计学的基本原理和方法，结合临床各学科的知识来评价各种临床数据、实验室数据、临床研究的结论等。评价的内容主要有：

1. 评价研究结果的真实性和结论的可靠性

对设计方案进行评价，包括诊断方法、治疗措施（近期、远期疗效）、偏倚的防止措施研究对象的来源、代表性、依从性，检验真实性和可靠性。

（1）结果真实性　测量结果与所测量的事物真实情况的符合程度。

（2）结论可靠性　重复测量结果的一致性，包括实验措施要具有反应性和可度量性；测量方法要具有良好的敏感性和特异性；测量指标的判断标准和临床意义要明确。

2. 评价研究结果的重要性

（1）评价结果的统计学意义　运用正确的统计学方法对结果进行显著性检验来评价结果的真实程度（即结果的真阳性、真阴性获得对临床检验效能的水平、可信区间的概率）。

（2）评价结果的临床意义　按照临床流行病学及循证医学对病因、诊断、防治、疾病预后等评价的标准，判断临床意义的有关指标，对研究结果的临床价值予以全面的评价，确定提高临床医疗水平的重要意义。

（3）评价结果的卫生经济学意义　运用卫生经济学原理和方法对临床研究的结果进行社会效益和经济效益的评价。主要有成本-效果（cost-effectiveness）、成本-效益（cost-benefit）以及成本-效用（cost-utility）等。

第五节 医学研究者的道德与能力

由于医学科研的目的和社会影响的特殊性以及医学科学技术的快速发展,医学科研的伦理和道德是每一位医学研究人员不可回避的一个现实问题。道德有一定的调节或左右人们行为的作用,通过道德观念可评价人们的行为和调整人们之间的关系,也可通过教育和社会舆论的力量,使人们逐渐形成一定的信念、习惯、传统而发生作用。道德属于社会文化的一部分,随着社会的不断发展,根据不同行业的特点,产生服从社会整体道德要求的行业道德。在科研道德的规范和调整下进行医学科研是社会和医学科学发展的基本要求,具有科研道德和社会责任感的研究者才能成为真正的科学家。

一、科研道德的基础

大多数医务工作者进行科学研究,是出于纯洁的动机、高尚的目标,对人类健康事业的责任感以及为科技事业无私无畏的献身精神。

(一)科研动机

动机是推动并维持一个人从事某种活动的心理倾向或心理因素,是促进人们为达到某种目的去从事一种活动的内在原因和直接动力。影响科研动机的因素包括:

(1)性格　性格是行为特征的构成因素,同样也决定一个人的行为动机。

(2)价值观　对客观事物的评估标准与态度体系也影响着个人的行为动机。

(3)理想抱负　使工作能够达到某种质量水平或取得成果的心理因素在高层次上决定着医务人员的行为动机。

(二)探索性与创造性

在实践工作中,经常会遇到未知的事物,人们出于对未知的兴趣去开展研究。需要探索者付出汗水、鲜血乃至生命,研究者要具有首创精神,去探索未知。

(三)科学研究的积累性

在探索未知事物的过程中,站在前人研究的基础之上,或者本人过去研究的基础之上进行研究活动,促使人们不断去进行新的探索。

(四)科学研究的社会性

科学研究具有社会性。尊重他人的科研成果,正确估计个人的科学贡献,在科研工作中应互相支持、团结协助。要强调统一部署和相互配合,彼此互通信息,反对互相封锁信息,反对各自为政,各行其是。同时要遵守研究工作的各项规章制度、科研纪律,反对利用协作单位或协作人的科研成果搞单项研究,在仪器及设备和图书资料方面应互相提供方便,在科研论文及成果中应以贡献大小排列名次。特别是作为科研负责人要具有良好的科研素质,不断创新的进取精神、宽容他人、敢于承担风险的优秀品质,努力创造良好的科研环境的能力。

（五）求真是科研的本质

要保证科学研究中诚实原则得到认真的贯彻和体现，确定科学研究的课题及进行的实验设计必须有事实依据或科学的理论根据。

（1）科学观察 要实事求是地记录实验的每一个过程，做到客观地记录阴性和阳性的全部结果，以避免去记录预想的结果，甚至是捏造的结果。收集资料应做到实事求是。

（2）资料的统计分析 没有实际意义的事物不要滥用统计学，要根据资料的性质和研究目的去科学地选择统计方法，避免误用统计方法。

（3）论文撰写 科学求实，不能凭主观想象杜撰论文，甚至假报成果。

（4）论文发表及申报成果 将前人已做出的结论或已公布的成果与研究者得到的新进展区分开，不能将他人之功据为己有。科学技术的发展与道德进步具有一致性，他们互相促进、互相渗透、互相制约。

二、科研工作者的基本素质

（一）思想道德和科学道德

道德的核心和实质是学会做人，学会做真人。要热爱祖国，树立爱国主义精神；追求真理，崇尚科学；既有知识，又有能力；既有学问，又有道德。

（二）科研的胆识

胆识是指对事物的识别能力、判断能力、预见能力。科研意识的强弱取决于胆识的大小；在科研选题中，敢于选择前沿性的有创造性的课题是由胆识决定的，所谓科学研究的前沿是指从科学上研究的课题要着重深度，从技术上项目要着重创新；在观察性研究和实验性研究中基于一定的事实，敢于提出假说是需要过人胆识的。

（三）自身的能力

作为一名科研人员首先要具备发现的才能，对事物的敏感性、观察力以及动手操作能力；其次要具备创新才能，辨别真伪的能力、联想的能力以及抽象概括的能力；同时还要勤于和善于归纳、积累知识。

（四）学习新知识

我们身处在一个知识爆炸的时代，每天都有新的知识、新的见解不断出现。在有限的时间里学什么、怎样学是摆在每一位研究人员面前的一个问题。

1. 学什么

根据知识经济时代的关于知识分类：第一类是明确的知识，即 know-what 关于事实的知识；know-why 关于自然原理和规律的知识（原理知识）。第二类是默会知识，即 know-how 做事情的技艺或能力；know-who 人力知识。

2. 怎样学

在学习的过程中，在有限的时间内，首先在内容上进行精选文献，在文字上弄懂、弄通，在理性认识上钻研、反复领会文献的背景和真谛，探索文献揭示的奥秘和规律。在理解的基础上读出自己的新见解，学出自己的新看法，产生自己的新思想，不做书刊的奴隶，敢于将理论应用于实践。

（李君荣）

第二章　实验设计

在前期和(或)前人的研究成果的基础上形成了自己的研究设想(idea)和科学假说(hypothesis)后,最重要的就是如何实现自己的设想,验证自己的假说,实际上,也就是如何建立一个路线图(road map)去实现自己的研究目的。医学研究中最常用的类型就是开展实验研究,由于患者与患者、动物与动物、人与动物之间存在广泛的差异,导致临床结局和实验结果多种多样,因而如何保证研究结果的真实性,得出可靠的结论,使所得的实验结果能够证实或驳斥预设的假说,又要使实验研究在"多、快、好、省"的条件下完成,要达到这一目的,就必须搞清实验研究及其设计的相关概念、影响研究结果的要素,才能得到科学的结论。

第一节　实验研究概述

一、调查研究与实验研究

前已述及医学科学研究通常分为两大类,即调查性研究(观察性研究)和实验性研究。

(一)调查研究

调查所观察的对象受许多环境条件的影响,它们处于没有人为干预的"自然状态"。如调查某地7岁儿童的平均身高,研究人员只是测量该地所有儿童(总体)的身高,而没有对儿童施加任何人为的或有目的的"干预",此属全面调查。在更多的情况下,人们常常从总体中抽出一部分有代表性的个体(抽样)作为调查对象(这些对象就构成了样本),再用调查的结果来推测总体的特征,此研究称为抽样调查。如调查吸烟者的冠心病发病情况,因为无法调查所有吸烟者的情况,只能抽样调查一部分人,通过这一部分人的结果来推断所有吸烟者的情况。有关调查设计的相关问题将在第三章中阐述。

(二)实验研究

实验研究是指医学工作者根据自己的研究目的人为地或主动地对研究对象(可以是患者、健康人或动物等)施加某种特别的非常规措施(干预),从而观察、评价这些干预措施给研究对象带来的影响,为最终总结推广干预措施提供依据。实验与调查在设计阶段有着很大区别,在实际研究工作中却结合应用,例如某些现场调查获得结果可为开展进一步的实验提供线索，而实验研究获得的结果又需要通过人群调查来加以证实。

二、实验设计

在科学研究中，我们把合理地安排各种实验因素，正确地估计样本含量的大小，严格地控制实验误差，用较少的人力、物力和时间，最大限度地获得丰富而可靠的资料的这一过程，称之为实验设计（experimental design）。一份良好的研究设计，应该是专业设计和统计设计的有机结合。专业设计保证了研究课题的科学性、创新性和实用性，而统计设计则保证了研究课题设计的经济性和可重复性。

实验设计的根本意义在于用较少的人力、物力、时间等，得到较为丰富、可靠的资料，以达到预期目的。同时还能合理地控制实验误差并对其进行估计，保证实验结果的可靠性，并将多个因素安排在一个实验中，以达到实验高效的目的。

必须强调的是，没有良好的研究设计，就得不到准确、可靠的结果，而事后想利用统计方法来弥补的做法，是违反科学原则的，也是不负责任的有害行为，就像在临床实践中，未对患者的具体情况作出评估，拍脑袋采取想当然的治疗方案进行盲目治疗，其结果也就不言而喻了。专业知识是研究设计的个性，是在长期研究探索和临床实践中产生的“火花”，而统计学理论和知识则是研究设计的共性问题，解决在所有研究过程中的可能遇到的问题。本章主要讲解研究设计的共性问题，即研究的统计设计。它是研究如何合理安排实验并对实验结果进行统计分析的一门学问。

（一）实验研究的特点

（1）研究者能够有目的地主动设置处理因素；

（2）受试对象接受何种措施是由研究人员随机分配而定；

（3）在随机分组后还要尽量使各组的已知的和（或）未知的影响因素保持平衡，最终能够客观评价处理因素的作用；

（4）采用高效的实验设计方案，就能在较少的实验中研究更多的处理因素，平衡潜在的非处理因素，更有效地控制误差，达到经济高效的目的。

（二）实验研究的分类

根据实验目的、实验场所、实验计划以及实验对象都可进行分类，如国外常将研究分为实验室研究（bench work）和临床研究（bedside clinical trial）。最近，国际上倡导的转化医学（translational medicine）则是强调将实验室的研究成果应用到临床实践中，也就是所谓的从试验台上到床边的转化（from bench top to bed side）。根据受试对象的不同也有人将实验设计分为在体实验和离体实验。为了便于理解，我们根据研究目的和对象将其分为4大类：动物实验、临床试验、现场试验及社区干预试验。

1. *动物实验*

体外和体内动物实验（in vitro and in vivo animal experiment）是把动物作为实验对象，在

整体动物、动物器官、组织和细胞水平上进行人为的有目的的干预处理,并根据获得结果,逐步从体外向体内过渡,再推到人体的研究。例如将外科手术切除的肿瘤标本分散成细胞悬液,进行体外常用抗肿瘤药物的药敏试验,进而为临床化疗提供参考。根据实验时间,动物实验又可进一步分为急性、亚急性及慢性,这种基于受试时间的分类,主要用于药理学药物毒性的研究与评价。

2. 临床试验

临床试验(clinical trial)是以病人为研究对象,以传统的常规治疗为基础,对病人进行新药物或新疗法的治疗效果作出评价的研究。临床研究首先要考虑伦理学要求,以保证对受试者"无害"为第一原则。实验时间由实验目的确定,可以是短期观察,也可以是中期或远期,甚至是终生的追踪随访。药物的临床试验分为临床Ⅰ,Ⅱ,Ⅲ期。Ⅰ期临床试验是对某种新药进行初步的临床药理学及人体安全性评价试验,一般选取 5 ~ 10 个健康人,进行单次给药耐受性试验、药代动力学试验和连续给药药代动力学试验,用于观察人体对于新药的耐受程度和药代动力学,为制定给药方案提供依据。Ⅱ期临床试验则进行治疗作用初步评价,重点评价药物对目标适应证患者的治疗作用和安全性,同时也包括为Ⅲ期临床试验研究设计和给药剂量方案的确定提供依据。这一阶段的研究设计就相对复杂,可以根据具体的研究目的,采用多种形式,包括随机盲法对照临床试验。Ⅲ期临床试验则是治疗作用确证阶段,进一步验证药物对目标适应证患者的治疗作用和安全性,评价利益与风险关系,最终为药物注册申请获得批准提供充分的依据。该阶段试验一般应为具有足够样本量的随机盲法对照试验。

3. 现场试验

现场试验(field trial),也称为人群预防试验,是以尚未患病的健康个体作为研究对象进行的实验研究,目的是确认疫苗、健康教育与健康促进等以人群为目标的预防措施的效果。特别指出的是现场试验不同于临床试验,其"试验"的对象尚未患病,在"试验"过程中更要注重伦理学要求。例如为预防宫颈癌进行的人类乳头状瘤病毒(HPV)疫苗以及新型流感疫苗的人群现场试验。

4. 社区干预试验

社区干预试验(community intervention trial)是以社区为单位,对社区全体人群作为研究对象进行干预的研究。社区干预试验一般选择在某些地区的特殊人群中进行,持续时间相对较长,目的是观察某项措施所取得的效果。例如改变饮食结构和习惯对消化道肿瘤的预防效果,在神经管缺陷高发的地区强化叶酸的补充,最为典型的是食盐加碘预防地方性甲状腺肿的实验。另外,在我国东北地区的克山病流行地区强化硒的摄入以观察克山病发病率的降低也属于社区干预试验,这类研究属于生态流行病学范畴。特别指出的是该类研究仅以社区为单位,而不是社区中的每一个个体,无法对每一个受试者进行随机分配,因而严格意义上讲这类研究只能称为"准试验"(pseudo-experiment)或类试验(quasi-experiment)。

第二节 实验研究的基本要素

实验设计路线图的起点是根据实验目的确定实验要素,这是把想象中的创新思想(flying idea)变成可执行的实验方案(practical protocol)的第一步。这些要素就是所谓的受试对象、处理因素和实验效应。例如在研究如何治疗高血压时,首先考虑的是用何种手段来降低血压,如选择药物治疗,那么药物就是处理因素,而接受药物治疗的高血压患者就是受试对象,血压值的改变包括收缩压和舒张压就是实验效应。这 3 个要素始终贯穿于整个实验研究过程,对实验研究目的产生各方面的影响,在实验设计中必须予以足够的重视。

一、处理因素

在实验过程中,虽然影响实验结果的因素是多方面的,但一般根据研究目的可以将这些因素区分为处理因素和非处理因素两类。处理因素(treatment factor)是指研究者根据自己的研究目的人为确定的、需要考察其作用大小的因素。例如采用药物治疗糖尿病,就要注意药物的种类、给药剂量、给药时间、给药途径等,从而验证该药物治疗糖尿病的效果。若一次实验中只研究一个因素对实验指标的影响,称为单因素设计,如完全随机设计、配对设计、随机区组设计、拉丁方设计等;若一次实验中要研究两个或多个因素对实验指标的影响,称之为多因素设计,如析因设计、正交设计等。

(一)要抓实验中的主要因素

实验效应是多种因素综合作用的结果,由于人力、物力和时间的限制,研究者不可能通过一次或几次实验对已知的和未知的所有因素都进行全面的研究与分析,只能根据研究目的去抓主要的因素。例如,我们要准备改进某种神经干细胞的培养方法,就要考虑包括温度、pH 值、培养液、培养时间、诱导剂等在内的很多因素。

处理因素的不同数量等级或不同状态叫做水平(level)。如温度可以从 35℃到 38℃,每 1℃为一个水平,则有 4 个水平;pH 值从偏酸性的 6.5 到接近人体的 7.4,如按每 0.1 为一个水平,则需要设置 10 个水平;培养液分为普通的培养液和含有特殊成分的条件培养液,则可分为 2 个水平;培养时间根据需要也有 3 个水平,添加的特殊诱导因子维甲酸再设 3 个浓度,因而需做 $4\times10\times2\times3\times3=720$ 种条件的实验,若每种条件的实验重复 3 次的话,就需要做 2 160 次实验,因而也就不可能通过一次或几次研究得以实现。

因此,研究者应根据专业知识和研究目的,在众多因素与水平中抓住主要的因素,并且因素的水平数也不宜过多,在实验设计前充分考虑实验的可行性。

(二)要分清处理因素和非处理因素

非处理因素是指对正确评价处理因素的作用有一定的干扰效应,但研究目的并不想通过实验考察其作用大小的一类因素,例如受试患者的病情和程度等。根据研究目的明确处理因素与非处理因素的界限，不能受到非处理因素的干扰。在研究常规药物治疗加饮食改善疗法治疗糖尿病的效果时，处理因素定义为药物治疗加相应的饮食改善疗法；即使合理的作息时间、运动以及心理等其他辅助治疗措施也能缓解症状，促进康复，但不是本次研究的处理因素，而是非处理因素。研究者应采取各种措施，尽可能使非处理因素在所比较的各组中基本相同，以排除非处理因素的影响，最终明确处理因素的作用。

（三）处理因素必须标准化

处理因素的统一是保证实验结果可重复的前提，统一的目的是标准化，保证处理因素在整个实验过程中始终如一，保持不变。如在进行采用中草药治疗流感的研究中，就要考虑中草药的产地、采集的时间、所用的部位以及煎制的方法在整个实验过程中必须一致。所以，在实验设计时，必须制定处理因素标准化的具体措施和方法。例如对血糖的检测方法，应明确采用方法原理、最低检测限，并定出操作规程，对所用仪器的名称、产地、型号、规格、性能、精密度均应明确统一，并制定校准、使用及维修常规；应明确规定需要控制的条件和具体的观察时间。

二、受试对象

医学研究的最终受益对象是人，但医学研究的受试对象可以是人，也可以是动物，甚至可以是人体的组织、细胞等，这由研究的目的和研究阶段来确定。例如抗癌新药的疗效观察，一般是先通过体外细胞的培养，再而通过动物实验初步观察其疗效和不良反应，然后再做临床试验观察，以确定疗效和不良反应。当然，某些研究也可直接以人作受试对象，如人体生理、生化参考值范围的测定等。选择受试对象应遵循相应的基本原则，即对象的同质性和代表性。

（一）动物的选择

在动物实验研究中，动物的选择比较灵活，但要紧紧围绕着实验目的选择动物。研究内容不同对动物的要求也不同。动物的选择，除种类、品系外，动物个体的选择，如年龄、体质量、窝别、营养状态等也应注意。实验动物种类很多，生理性状也不同，为保证动物实验的准确性，必须选择适宜的实验动物做实验。常用的有小鼠、大鼠、豚鼠、家兔及犬等。通常按实验目的、要求选择实验动物，选择时应考虑如下几点：① 根据实验的要求而选择不同的实验动物：在分离、鉴定病原菌时选用最敏感的动物作实验对象，如小鼠对破伤风外毒素敏感，豚鼠对结核分枝杆菌、白喉棒状杆菌等易感；测定金黄色葡萄球菌肠毒素以幼猫最敏感等。进行皮肤过敏性测试和听力研究时则首选豚鼠；对行为认知功能的研究则考虑灵长类动物。② 根据实验的目的要求也可选不同品系的动物：其目的在于使动物试验结果有规律性、重复性和可比性。如测定对病原体的感染性，最好选用无菌动物或悉生动物。③ 由于同一种实验动物存在着个体差异，还应注意年龄、性别和特殊的生理状态。就年龄而言一般均选用成年动物来进行实验，动物年龄常按其体质量来估计，选用的动物体质量大体上为小白鼠 20 ~

30 g、豚鼠 500 g 左右、家兔 2 kg 左右。但如是研究发育和衰老则需要选用特殊的年龄段。在实验研究中,动物如无特殊需要,一般宜选用雌雄各半,但目前的研究发现性别也是重要的影响因素,在研究药物和环境污染等因素对健康的影响时,则需选择雌性或雄性动物,患者则选择男性或女性。除特殊的研究目的,不应选择处于怀孕、授乳期的动物。

(二) 病例的选择

在以人作为对象的临床试验中,选择受试对象是难点。由于受试对象是人,病例的选择不像动物选择那样灵活,在选择时必须首先遵循伦理学要求,遵守知情同意,或称告知同意(informed consent)的原则,然后还必须明确病例的纳入和排除标准,以保证受试对象的均质性。选择受试对象的前提是所选择的对象必须同时满足两个基本条件:①对所要研究的处理因素敏感;②产生的反应相对稳定。例如,临床上观察某种药物对高血压病的疗效时,一般情况下临近晚期的Ⅲ期高血压患者对治疗药物敏感性减低,而早期的Ⅰ期患者则本身血压波动较大,因此应选择较为稳定的Ⅱ期高血压患者作为受试对象。另外,受试对象必须能与实验人员很好地配合,具有良好的依从性(compliance),这样的病人遵守医嘱,易于取样,随访也容易获得配合。

三、实验效应

实验效应是研究人员采取处理措施后获得实验结果,这一结果必须以相应的观察指标来评价。如治疗糖尿病,就要以血糖、尿糖、糖化血红蛋白为衡量指标,而治疗高血压则以血压值为指标。为反映实验效应,必须选择某些观察指标,定量或定性地评价实验效应。研究者在设计实验时应当对所研究的问题有着较为全面的了解,抓住主要指标,避免遗漏重要的观察指标。在选择观察指标时应遵循以下的基本原则。

(1) 针对性

效应指标要能够评价实验的效果、验证实验前所提出的假设。

(2) 客观性

尽可能选择客观指标来评价实验效应,若是主观指标应力求将主观指标转化为客观指标。如在免疫组织化学观察时,将目的蛋白表达程度采用灰度来定量评价。当然客观指标也存在判断的主观性问题,如 X 线胸片的变化是客观的,但判断时存在主观性,所以,对于这种情况,需制定明确的判断标准。当然,医学研究中主观指标也不能完全抛弃。

(3) 指标的测量方法

1) 精确性　测量实验效应指标的方法应具有较高的准确性和精密性。准确性是指所观察结果的真实程度,即所获得观察值与真实值的接近程度。精密性是指所观察结果的可重复性,即重复观察时,所获得的观察值与其平均值的接近程度。实验效应指标既要准确又要精密,而首先是准确可靠,两者的统一称之为精确。

2) 灵敏性　选择灵敏度高的方法测量观察指标,但灵敏度高的方法,往往费用昂贵,不容易推广，因而应根据研究目的和经费的具体情况，选择既灵敏度高，又相对廉价的实用测量方法。

3）特异性　为了更好地揭示研究问题的本质，观察指标还应具备一定的特异性。例如，在诊断糖尿病时，测定血糖的特异性就比测定尿糖的特异性要高。实验效应指标应当同时兼顾其灵敏性和特异性，尽量使灵敏性和特异性都高。另外，在观察实验效应时应避免偏倚（详细的偏倚及其控制方法参考本书的第八章），同时应注意处理因素与效应的关系。因为处理因素与效应之间往往存在一定的关系，特别是药理或毒理实验研究时，处理因素与效应通常呈“S”型，也可出现“U”型、倒“U”型或“J”型，即在低于某剂量的处理时不引起机体反应，或者引起与高剂量相反的效应；在给予强处理时，机体反应出现一个峰值，即所谓的平台期，再加强处理机体反应也不再增加。实验设计时应根据研究目的选择合适的实验剂量。

4）实用性　在临床上还要强调无损害性、是否经济、速度快慢、操作是否方便、患者的依从性等。

四、非处理因素对研究的影响

医学研究中影响实验的效应，除了处理因素之外，还受到一些非处理因素（又称为干扰因素或混杂因素）的影响，它们在实验过程中也起作用，往往会掩盖处理因素对效应的真实情况，而我们的研究只希望观察真实的实验因素效应。因此，对于混杂因素的控制是研究人员必须要考虑的问题，常见的控制方法有二。一是在实验设计阶段控制混杂因素的影响：①将混杂因素作为一个实验条件来控制，即把它控制在不起作用的水平上或使各组处于同一水平上。例如医护人员的服务态度是影响某新药治疗冠心病疗效的一个混杂因素，不可能使其达到毫不起作用的程度，但可以尽量控制在同一水平——对不同组别的患者态度一样好。②平衡法，如作为研究对象的患者年龄有时成为某药疗效的一个混杂因素，可将试验组与对照组的年龄进行平衡。③转为实验因素，有时将明显的混杂因素就作为一个实验因素来对待，比如在析因试验中，常常采取这种形式。二是在设计阶段由于种种原因对混杂因素未加控制或不便控制等，在统计分析阶段可考虑用统计学手段来分析混杂因素对结论的影响，常用的有分层分析、协方差分析及多元分析（如多元 logistic 回归等）。

第三节　实验设计的基本原则

在确定处理因素、受试对象和实验效应后，就是要如何安排实验。在保证科学性、可行性和创新性的专业设计的基础上，还应遵守统计设计的原则，即所谓的对照、随机、重复的原则，也有个别教科书沿用对照、随机、重复和均衡的原则，而均衡是对照的基本要求，所以较为常用的还是前者的实验设计三原则。

一、对照原则

（一）对照的意义

只有比较才能发现差异，设立对照的意义在于鉴别区分处理因素与非处理因素对效应指标的影响，消除和减少实验误差。真正的实验研究都设立了对照组（control group）。在确定接受处理因素的实验组时，必须同时设立不施加处理因素的对照组，这是非常重要的。因为只有设立了对照组，才能消除非处理因素对实验结果的影响，从而把处理因素的效应充分显示出来，这是控制各种混杂因素造成系统误差的基本措施。

在医学研究中，最常出现的问题是未设对照组。在 20 世纪六、七十年代，流行的鸡血疗法、鹅血疗法以及流行于印度的金制剂治疗结核病等由于没有对照组而得出错误的结论。最为典型的是在 1927 年，有人把一代代大鼠加以训练，使之趋光，并测定每代大鼠的趋光速度，发现这种速度随世代而增加，由此就推论这是获得性遗传效应的例证。而到了 1936 年，又有人采用对照组（不予训练）与处理组（给予训练）同时观察，发现这种遗传效应确实存在，但后来艾加（Agar）等人又做了连续近 20 年的实验，却发现不予训练的与训练的两组大鼠的趋光速度均有随世代加快的现象，于是得出结论：这种现象不是由于训练所致的获得性遗传效应，而是归于多年中鼠群的健康状况变化所致。上述实验是将非处理因素造成的偏倚当成了处理效应，产生错误的结论。只有设立对照后，经过一段时间的实验才能验证。在实验设计中还应注意避免对照不当，如研究抗晕动病的药物时，选择海船上的海员为实验组，以乘客为对照组。同时，也应避免对照重叠和多于对照，如在研究接触毒物前后的健康变化时有设立不接触毒物的对照组，或者在比较两种降压药物的效果时，又增加不服药组。在选择对照时，还应避免对照不足，如研究甲基汞污染的神经毒性时，如用甲基汞污染的鱼对动物进行毒性实验，观察污染因素对动物神经系统的影响。实验共分 2 组：一组以污染鱼作饲料；另外一组不吃鱼；此设计的实验结果可能会出现两组没有影响，但却不能排除甲基汞没有毒性，因为对照组未吃鱼，这种情况就要设立单纯吃鱼组。

（二）对照的形式

对照从不同的角度来区分，有多种形式，实际工作中可根据实验研究的目的及内容选择一种或多种。

1. 空白对照

对照组不加任何处理因素。这在动物实验研究中经常采用。研究膳食铁补充对儿童生长发育的影响，实验组加铁强化剂，对照组则不用铁强化剂，实验因素完全是空白的，最后对比两组人群的生长发育情况。又如观察某种新疫苗预防某种传染病的效果，实验组的儿童接种这种疫苗，对照组的儿童不接种这种疫苗，也不接种任何免疫制品，实验因素完全是空白的，最后对比两组的血清学和流行病学指标。

2. 实验对照

在许多情况下,只有空白组对照常不能控制影响结果的全部因素,特别是处理因素带来的心理应激,而应采用与实验组操作条件一致的对照措施,为实验对照。对照组施加部分实验因素,但不是所研究的处理因素。如观察穴位注射某种药物,对照组也采用同样方法注射稀释药物的溶剂,取得两组的均衡,这样的对照组就成为溶媒实验对照。在外科手术研究中,如进行心脏缺血的研究,往往对照组也采取同样的开胸等手术处理,即假手术组(sham),这也是一种操作性实验对照。

3. 标准对照

不设立专门的对照组,而是用通用的标准值或正常值作对照。例如研究血红蛋白的变化时,以成年女性 130 g/L,成年男性 140 g/L 为正常值。实验研究一般不用标准对照,因为影响因素太多,无法对比。

4. 自身对照

对照与实验在同一受试对象进行。如用药前与用药后的对比,先用 A 药与 B 药的对比,都属自身对照。同一患者身上的相近部位,如左臂实验,右臂对照。

5. 相互对照

在不同的实验组间互为对照,不设立专门的对照组。如三种药物治疗同一疾病,对比这三种药物的疗效,就是最为常用的相互对照,这种情况就不必再设立空白或实验对照。

6. 历史对照

研究者将以往的研究结果或他人的研究结果与本次研究结果作对照。在采用历史对照时应特别注意所用资料的可比性。例如不同时期肿瘤患者的肿瘤手术切除率和死亡率随着时间的改变而不断下降,绝不能以此做出某种手术方法优于另一种手术方法的结论,因为在不同条件下,不同时间和不同手术者所做的手术很难放在一起比较;另外,选择病例和手术例数也有很大差别,所以它们的可比性是较差的。除非影响实验的因素极小,鉴定指标非常明确,才能用历史对照,如儿童身高可以采用历史对照,得出儿童身高逐渐增加的长期趋势。

(三) 对照的基本要求

1. 同步

对照组与实验组的实施应处于相同的时间和相同的空间。前者较容易理解,后者是指若有两家医院进行合作研究,如果用甲院的患者作为试验组,乙院的患者作为对照组,就不满足相同空间的要求,从多中心临床试验的要求来看,最好是将甲院的患者随机分为试验组和对照组,乙院按照甲院的方案也将患者随机分为试验组和对照组。

2. 均衡

对照均衡是指在设立对照时除给予的处理因素不同外,其他对实验效应有影响的因素(非处理因素)尽量均衡一致。这种一致性越好,就越能显示出实验的处理因素,从而减少非处理因素对结果的影响。对照均衡的原则,即对照组除了缺少实验处理因素之外,其他条件应与实验组基本一致。例如某医生研究血清高敏 C-反应蛋白在心血管病变中的表达特性，研究者的目的是探讨心血管病变血清高敏 C-反应蛋白的表达特性，采用胶乳增强免疫（超敏）比浊法，定量检测健康对照组 340 名，男 191 名，女 149 名，年龄 19 ~ 72 岁（排除明显炎症感染个体）；冠脉造影患者 341 例，男 245 例，女 96 例，年龄 29 ~ 80 岁；急性心肌梗死患者 86 例，男 70 例，女 16 例，年龄 42 ~ 89 岁。其中在 340 名健康对照组中年龄在 50 岁以上的人数只有 20 名。但根据常识，心血管系统疾病大都发生在年龄较大的患者，就是说年龄越大，患心血管病的几率就越大，而该实例中健康人年龄分组在 50 岁以上的人数大大少于其他组，因而这种对照组年龄不均衡，没有可比性。为此在实验设计时，应结合专业知识，各性别组样本例数、各年龄段例数都应接近，才能得出有说服力的结论。同样的年龄均衡问题容易被忽视，如有人研究高血压病患者肾脏早期损害指标时选择 74 例高血压患者，男 43 例，女 31 例，平均年龄 61 岁（40 ~ 73 岁），但却选择某单位 53 名体检健康的职工为对照组，这就可能出现年龄不均衡的情况。因为年龄越大的人患高血压病的几率就越高，即年龄对高血压的影响具有重要作用，而对照组并未说明健康人的年龄段，若该单位的职工中多数为年轻人，则该案例的两组人就不具有可比性。

因而在进行实验之前，最好进行完善的实验设计，明确所要考察的实验因素、受试对象、观察的指标，以及对实验结果可能产生影响的重要的非实验因素，务必使各重要的非实验因素在各组间尽量达到均衡一致，这样得出的结论才具有较强的可信性与说服力。

在医学研究中为了确认方法的可靠性，还可设立阴性对照和阳性对照。前文所述的对照大多属于阴性对照，而一些基础研究中设立阳性对照也非常重要，设立阳性对照的目的是证实实验体系的有效性和实验参数的正确性，而且还能根据所得的结果的差异，发现新的研究线索。

二、随机化原则

（一）随机化的意义

前已述及，对照组和实验组除处理因素不同外，其他已知的非处理因素最好是完全一致均衡的，但事实上我们可能不知道哪些因素会影响实验结果，因而也就不可能做到完全一致和绝对均衡，只能将主要的干扰因素做到基本一致和均衡，一些微小的干扰因素或者实际工作中明知是干扰因素，却无法在试验组和对照组间均衡。为了在实验中能使两组的干扰因素尽可能地趋于一致或均衡，就必须采用随机化进行分组。但研究设计阶段很多人将“随机”当成“随便”或“随意”，如某研究人员以自己接诊的患者为实验组，而其他医生接诊的为对照组。进行动物实验时将先抓到的为实验组，后抓到的为对照组。有些作者在撰写论文时提到“随机抽样”，“按随机分组”字样，但却没有具体的方法。也有人采用单日为对照组，双日为实验组等类似的非彻底的随机方法。随机化的正确概念是，在抽样研究中，总体中每个单元（个体）都有相等机会被研究者抽取为样本；在实验研究中，每一个受试对象被分入对照组和实验组的机会绝对均等，而不是有研究者主观按某种倾向决定。只有采用随机化法，才能使每一个对象都有同等的可能性进入实验组或对照组。在全部实验中凡可能影响结果的一切顺序因素应一律加以随机化，否则，实验结果的意义无从谈起。

在随机化过程中，应注意 3 个方面的工作，即随机化抽样，随机化分配以及随机化方法。随机化抽样和随机化分配在第一节中已叙述，本节主要简介随机化方法。

（二）随机化的方法

随机化的方法有多种，对小样本的研究可以采用抓阄、抛硬币、抽签等方法，大样本的研究则需采用随机数字表法，使用较为方便，一般的计算器可以产生随机数字，也可以查阅专门的随机数字表。随机数字表均互相独立，全部数字无论横向、纵向或斜向的各种顺序均呈随机状态，因此，使用时可从任何一处开始。

例 2.1　设有供实验用的同性别小鼠 20 只，按原始体质量的大小依次编为 1,2,3,…,20 号，用完全随机法把它们分为甲、乙两组。方法是从随机排列表中任意指定一行（如第 3 行），将对应随机排列表中偶数者分入甲组，奇数者分入乙组。

三、重复原则

（一）重复的概念和意义

通常意义上可以将重复（replication）理解为 3 个层面的含义，即“重复取样”、“重复测量”和“重复实验”。从同一个样品中多次取样，测量某定量指标的数值，称为“重复取样”，比如我们将同一批体外培养的细胞分成若干份进行药物处理，就是典型的重复取样，也是科学论文中常见的两个（duplicate）、三个（triplicate）或四个平行样（quadruplicate）。对接受某种处理的个体，随着时间的推移，对其进行多次观测，称为“重复测量”，例如，为了观察某种降压药对高血压患者血压的影响，在患者服用药物后，每隔 3 小时测定一次血压，以了解患者血压的动态变化，这就是重复测量。但值得提出的是实验设计中所讲的重复原则是指“重复实验”，即在相同的实验条件下，做两次或两次以上的独立实验。这里的“独立”是指要用不同的个体或样品做实验，而不是在同一个体或样品上做多次实验。在细胞培养实验中，选择不同批次的细胞至少重复 3 次，就是重复实验。如进行新生大鼠神经胶质细胞的原代培养时，将同一窝别幼鼠大脑中分离的细胞分别接种到 6 个培养瓶，就相当于 6 次重复取样，而如果将 4 个来自不同窝别的幼年大鼠的细胞进行实验，则是真正的重复实验。整个实验设计所包括的各组内重复实验次数之和，称为样本大小或样本含量。“重复”最主要的价值在于估计可能的实验误差。随机化法在很大程度上抵消非处理因素所造成的误差，但却不能全部消除已知的或未知的非处理因素的影响。由于个体差异的存在，实验误差不可避免，只有重复多次测量实验效应后才能通过观测值的变异计算出实验误差的大小。同时，重复的另一个作用是降低实验误差，从而提高精密度。统计学理论证实随机误差的大小与重复次数（样本含量）的平方根成反比，重复越多，抽样误差越小。样本所含的数目越大或重复越多,则越能反映变异的客观真实情况。但也不能认为重复越多越好,因为无限的增加样本含量,将加大试验规模,延长实验时间,浪费人力物力,增加系统误差出现的可能性。因此,正确估计一个实验的样本含量,是实验设计的重要内容。

(二) 样本大小的估计

在体外实验中,无需进行样本大小的估计。一般学术界都将体外实验每次设立 3 个平行样(triplicate),并至少重复 3 ~ 4 次。而整体动物中实验动物的数量需要根据预实验结果或文献资料提供的信息,结合研究者对实验精确度的要求,并根据拟采用的实验设计类型,按估计样本大小的相应公式计算为宜。一般情况下,若不便用公式估算时,如果是果蝇、斑马鱼等小动物实验,来源方便,花费也不太大,就要求各小组动物数不少于 10 只为宜;若是小鼠、大鼠、家兔等较大动物实验,进行不同处理的各小组动物数不少于 5 只为宜。对人群的实验研究则最好对样本的大小做出科学估计,也就是说,该实验用多少受试对象或取得多少数据才能满足实验的显著性。进行样本含量估计要依据以往经验、预初实验或文献资料所提供的参考数据。需要事先确定:①所比较的两个总体参数间的差值 δ;②总体标准差 σ,由于总体未知,实际工作中可由样本标准差 S 估计;③ Ⅰ类错误的概率 α,一般取 0. 05 或 0. 01;Ⅱ类错误的概率 β,常取 0. 10 或 0. 20;④把握度即检验效能 $1-\beta$,通常取 0. 8 或 0. 9,一般不宜低于 0. 75,否则易出现假阴性结果;⑤明确取单侧或双侧检验。α 和 $1-\beta$ 和 δ 需要根据专业要求,由研究者规定。

设计样本含量应以各组例数相等为前提,估计样本含量可通过查表(统计学家根据有关计算公式编制的样本含量便查表),也可以通过公式计算。统计学分析软件 SAS 及 EpiInfo 等也提供样本含量的估算方法。

第四节 实验设计的基本方法

实验设计方法主要是对实验中的处理因素进行合理的随机化安排,以达到经济、高效的目的。实验设计的方法很多,根据研究目的可以交叉合并使用。下面介绍几种常用的实验设计方法。

一、完全随机化设计

(一) 基本概念

完全随机化设计(completely randomized design)是医学科研中最为常用的一种设计方法。完全随机化设计属于单因素设计,研究人员安排的处理因素只有一个,该因素可以是两水平的(即只有试验组和对照组两组),也可以是多水平的。研究人员在分组的过程中未考虑干扰因素的影响,仅仅将研究对象按随机化的方法分配于各处理组或对照组中,每个研究对象通过随机分配有效地减少了某些非实验因素的影响,使实验处理效果充分地显示出来。

各处理组和对照组的实验对象组成是互相独立的随机样本;或分别从不同的总体中随机抽样进行对比观察的一种设计方法。

(二) 随机化分组的方法

如前所述,用于随机化的工具可有多种,较为常用的是查随机排列表,现以例 2.2 说明随机分组的方法和过程。

例 2.2　设有 15 名患者,试用随机排列表将它们分成 3 组。先将这批患者编号为 1,2,…,15,然后在随机排列表内(见附录附表 1)随意确定一行,譬如说从附表 1 第 8 行第 1 个数字开始,舍去 15 ~19 的数字,依横向抄录 0 ~ 14 的数字,它们依次录于动物号下面。按预先规定,将随机数字为 0 ~4 者分入 A 组,5 ~9 者分入 B 组,10 ~ 14 者分入 C 组,结果列入表 2-1 中。

表 2-1　15 名患者随机化分组情况

患者编号	1	2	3	4	5	6	7	8	9	10	11	12	13	14	15
随机数字	3	2	6	1	13	8	14	0	9	11	5	4	10	7	12
归　组	A	A	B	A	C	B	C	A	B	C	B	A	C	B	C

最后各组内患者的编号为:

A 组:1　2　4　8　12

B 组:3　6　9　11　14

C 组:5　7　10　13　15

(三) 统计分析

若效应指标是定量资料,两组比较可采用 t 检验或秩和检验,多组比较用单因素方差分析(one-way ANOVA)或秩和检验等。若效应指标是定性(无序分类)资料则采用 χ^2 检验。若效应指标为等级资料,可考虑用秩和检验等方法来处理。各组的重复数(样本含量)可以相同,也可以不同,但以各组样本含量相等时统计效率最高。

(四) 完全随机化设计的优缺点

完全随机化设计简单、灵活、易理解,处理因素水平数不受限制,这样可以充分利用全部受试对象;统计分析也比较简单;样本例数的估计较简单;这种实验设计的基本要求是对比组受试对象群体同质。它是将参与实验观察测试的全部同质受试对象,用完全随机方法分配到各处理水平组和对照组中。如果某个实验对象发生意外,信息损失小于其他设计,对数据的处理影响不大。由于本设计方法是单纯依靠随机化的方法来对各处理组进行平衡,缺乏对非实验因素有效地控制,包含的误差成分相对较多,精确度较低。所以该设计一般只用于受试对象同质性较好的实验,当受试对象的个体变异较大时,这种设计是不提倡使用的。

二、配对设计

（一）基本概念

配对设计（paired design）是按研究对象的某些特征，将观察对象配成对子，每对中的个体施以不同处理。由于实验结果的随机误差是不可避免的，当个体与个体的差异较大时，将那些个体之间差异相对较小的研究对象配成若干对子，每对中的两个对象再用完全随机的方法分配到相应的处理组和对照组。这些配对条件保证了非实验因素对处理组和对照组的干扰尽可能相同或相近，以达到降低实验误差的目的。

（二）医学研究中常见的配对设计

1. 基本配对设计

动物实验中，常将同种属、同窝别、同性别的动物组成对子，再用随机化的方法将每对中的动物分配到处理组和对照组中去；临床试验中，常将性别相同，年龄、职业相近，病情、病型（期）相同或相近的两个患者配成对子，再用随机化的方法将每对中的研究对象分配到处理组和对照组中去。

2. 配对设计的扩展

（1）同一份标本一分为二，分别用两种不同的检测方法测量某一指标，然后比较两种检测方法，此属自身配对设计（self-controlled design），此即配对设计在概念上做了扩展。如结核患者痰培养，同一患者的痰可用甲乙两种方法来培养，也属自身配对（同时对照）。

（2）将对象接受处理前的变量值作为对照，处理后的变量值作为实验值，观察一定样本含量的对象，此属自身配对设计，在时间上做了扩展。在临床上，药物治疗前后的比较，但要注意该设计不适用于慢性反复发作的疾病、自限性疾病等。如糖尿患者注射胰岛素前后的血糖浓度变化，属自身配对（前后对照），但两次测定的时间不能相隔太久，否则可能由于时间因素的影响而不符合配对的定义。

（3）同一观察对象的两侧器官或组织分别给予不同的处理，观察其效应，此属自身配对设计，在空间上做了扩展。该设计适用于临床上的局部作用的研究，如皮肤过敏试验、扩瞳药等。

（三）随机化分组方法

例 2.3 若有 16 名健康者作为研究对象，已按性别相同，体质量、年龄相近等要求配成 8 对，试将这 8 对研究对象随机分至甲乙两组之中。

先将这 16 名研究对象编号，第一对对象中的第一个编为 1.1，第二个编为 1.2，其余类推；再从附表 1 中任意指定一行，譬如说第 3 行，舍去 8 ~ 19 的数字，横向抄录 8 个随机数字于研究对象编号下方，并规定遇奇数取甲乙顺序，遇偶数取乙甲顺序。结果列入表 2-2 中。

表 2-2　8 对研究对象随机分入甲乙两组

对象编号	1.1	1.2	2.1	2.2	3.1	3.2	4.1	4.2	5.1	5.2	6.1	6.2	7.1	7.2	8.1	8.2
随机数字	1		2		0		3		7		4		5		6	
归　组	甲	乙	乙	甲	乙	甲	甲	乙	甲	乙	乙	甲	甲	乙	乙	甲

这样两组对象的分配情况如下：

甲组：1.1　2.2　3.2　4.1　5.1　6.2　7.1　8.2

乙组：1.2　2.1　3.1　4.2　5.2　6.1　7.2　8.1

（四）统计分析

若效应指标是定量资料，可考虑用配对 t 检验、配对符号秩检验；若效应指标是定性资料，可考虑用配对 χ^2 检验；若效应指标是等级资料，则考虑用秩和检验等。

（五）优缺点

配对设计除降低实验误差，提高实验的精确度外，还可以扩展到空间、时间诸方面（上述）。在实际工作中，配对条件不能过多、过严，否则，按照要求将实验对象难以配成对子，尤其是在临床科研中。

配对设计可以实现对影响实验的因素和条件取得尽可能最大的均衡，降低实验误差，提高实验的精确度。它也可以扩展到空间、时间诸多方面，如同一对象实验或治疗前后进行比较，如高血压患者服用降压药前后的血压变化，属自身配对（前后对照），但两次测定的时间不能相隔太久，否则可能由于时间因素的影响而不符合配对的定义。配对设计的缺点是在配对的挑选过程中容易损失样本含量。所以在临床工作中，配对条件不能过多、过严，否则难以按照要求将实验对象配成对子。另外也不能将可能的危险因素配对，造成匹配过度（over-matching）。这种错误在病例对照研究中最容易发生。例如有一采用病例对照研究探索胆石症的危险因素，病例选择外科住院接受手术治疗的胆石症患者，对照选择同期住院的非胆石症患者，并按性别、年龄和入院日期进行 1∶1 配比（配对），这就犯了匹配过度的错误。因为性别可能是胆石症的危险因素，将性别作为匹配因素，就失去了估计性别在胆石症发病中作用的机会。

三、自身比较设计

（一）基本概念

自身比较设计（self-comparison design）也称为同体比较，即观察同一受试对象对某种处理前后的反应。自身比较设计和上述的配对设计有所不同，在时间上的限制较少。

（二）基本设计方法

自身比较设计可以有 3 种形式。

1. 对每个观察单位进行两次观察，第 1 次观察不予处理，第 2 次观察给予处理。两次结果的差值作为实验结果。如观察手术对家兔白细胞分类的影响,在术前采血一次,术后一定时间再采血一次,两次结果做比较。

2. 第 1 次是处理 A,第 2 次是处理 B,也以两次结果的差值作为实验结果。如观察两种抗组胺药对大鼠胃 pH 值的影响,第 1 次给予第一种药物,测定 pH 值,间隔数日第 2 次灌胃第二种药物,再次测定 pH 值,比较两次测定结果。

3. 将受试者随机分为两组,第一组予以处理 A,第二组予以处理 B,测定结果,待处理效应消除后,再给予第一组处理 B,第二组处理 A,观测其结果。然后对比观察处理 A 和 B 的差异。这种设计类似于交叉设计。

(三) 优缺点

由于统一比较组内的样品来自同一受试对象,故其均衡性好,不需要特别的随机分配方法,操作简单。同体前后的比较时间间隔不宜过长,否则受试对象(或样品)可能因时间过长受到混杂因素影响或自身发生某种变化,失去了同体比较的均衡性优点。

(四) 基本统计方法

大多数情景下,效应指标是定量的,可考虑方差分析。

四、随机区组设计

(一) 基本概念

随机区组设计(randomized block design)亦称为配伍组设计。该设计首先是在农业试验中提出来的,认为不同品系的小麦产量(效应指标)不仅受其品种(处理)的影响,还受田块(block,区组)的影响。因此,将每个田块再分成几个单元(unit),每个单元所受的处理(即不同品种的小麦)是随机的,这样的设计既可分析处理的作用,也可分析田块的影响,提高了试验效率。

应用到医学领域的科学实验,如将相同特征的患者(同性别,年龄、病情轻重相近等)按处理数的多少(比如是 k 个)归为一个区组(block),至于同一区组内每个患者接受何种处理,则是随机的。可见,本设计是配对设计的一种扩展,当 k 为 2 时,本设计就是配对设计。如果临床试验中,同一批研究对象除了治疗前后测定了某指标外,在治疗过程中还测定了该指标,该设计就从自身配对设计扩展为配伍设计,一个对象即为一个区组。

(二) 随机区组设计的设计方法

首先设置“区组”,将性质相同或相近的实验对象归为一个区组,每个区组的例数就是处理组数;再将区组随机化,即各区组内的实验对象用随机化的方法,决定它们被分到哪一个处理组中。

例 2.4　现假设已按动物的基本特征设置好了 6 个区组,每个区组各有 4 只动物,如何进行随机化分组?

首先将第一区组的动物编号为 1,2,3,4 号,第二区组的动物编号为 5,6,7,8 号,其余类推,第六区组的动物编为 21,22,23,24 号。然后在随机数字表中任意指定一个起点,比如以附表 2 第 6 行第 1 个数字为起点,并依横向抄录,以 3 个随机数字为一组(如 93,22,53),给第一区组使用,将这 3 个数字分别以 4,3,2 除之,第一个随机数 93 除以 4 后得到的余数为 1,应将 1 号动物分配至 A 组,第二个随机数 22 除 3 后余 1,即应将第 2 号动物分到剩下的 B 和 C 及 D 组中的第一组(即 B 组),第三个随机数 53 除 2,余数为 1,应将第 3 号动物分到剩下的 C 和 D 组中的第一组(即 C 组),第 4 号动物自然归入 D 组。其他区组以此类推(见表 2-3)。

表 2-3　24 只动物区组内随机化分配情况

动物编号	1	2	3	4	5	6	7	8	9	10	11	12
随机数字	93	22	53	–	64	39	07	–	10	63	76	–
除　数	4	3	2	–	4	3	2	–	4	3	2	–
余　数	1	1	1	–	0	0	1	–	2	0	0	–
归　组	A	B	C	D	D	C	A	B	B	D	C	A
动物编号	13	14	15	16	17	18	19	20	21	22	23	24
随机数字	35	87	03	–	04	79	88	–	08	13	13	–
除　数	4	3	2	–	4	3	2	–	4	3	2	–
余　数	3	0	1	–	0	1	0	–	0	1	1	–
归　组	C	D	A	B	D	A	B	C	D	A	B	C

4 组的动物编号分别为:

A 组:1　7　12　15　18　22

B 组:2　8　9　16　19　23

C 组:3　6　11　13　20　24

D 组:4　5　10　14　17　21

例 2.5　为了比较 4 种药物的抗肿瘤效果,设计时根据患者性别、年龄、病情等因素选 4 人为一组,共选出 80 人进行实验。这样每个配伍组有肿瘤病人 4 名,每人给予不同的药物,而每种药物都有 20 组患者在服用,即处理数为 4,重复数为 20 的配伍组设计。根据实验结果可以分析出不同药物间及不同患者间差异的显著性。

(三) 随机区组设计的统计分析

当资料为数值变量资料时,可采用双向方差分析(two-way ANOVA)或秩和检验(Fridman M)检验等。

(四) 随机区组设计的优缺点

随机区组设计的均衡性好,在随机分组之前有一个安排设置配伍组的过程。各配伍组的配伍条件是受试对象除实验因素水平不同外的生物性质基本一致。它保证了各组受试对象的齐同、可比性和对“处理”的独立反应，而且数量易控制一致。一般来说，本设计因为均衡性好、误差减低，可以提高效率，统计分析也较简单。这种设计的主要缺点是一个区组内的观察对象发生意外，整个区组只好放弃或者不得已而采取缺项估计。设计在统计分析时有一个假定，即区组与处理组之间无交互作用，故不能分析交互作用。

五、交叉设计

（一）基本概念

交叉设计(cross-over design, COD)是指每个受试者随机地在两个或多个不同试验阶段分别接受指定的处理(试验药或对照药)，当实验因素有两个水平，根据专业知识，又要求两个水平要先后作用于同一个受试对象时，需要在配对设计基础上做一点改进，使实验因素的两个水平在同一对受试者中施加的顺序交叉开，故此得名。

（二）设计方法

最常用的是 2×2 交叉设计，将实验时间划分为前后两个阶段，同一实验对象前后分别采用不同的处理，不同组别的实验对象处理顺序不同。

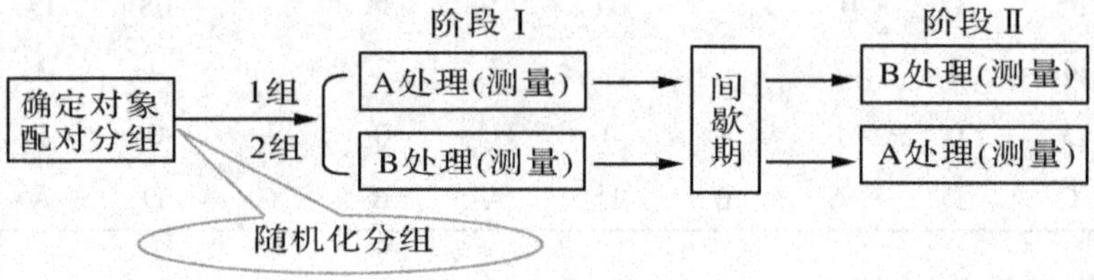

图 2-1　交叉设计的基本模式图

某研究者拟采用交叉设计观察 A 和 B 两种药物治疗 18 例禽流感患者的疗效。

方法：

(1) 编号：将受试者分别编号为 1,2,3,4,…,17,18 号。

(2) 产生随机数字：由计算器(计算机)产生 18 个随机数。

(3) 归组：随机数字较小的一半患者先用 A 药后用 B 药；较大的一半患者先用 B 药后用 A 药(表 2-4)。

表 2-4　A,B 两种药物分配情况

病人号	随机数	先后顺序
1	0.952 933 144	先 B 后 A
2	0.975 880 269	先 B 后 A
3	0.461 997 502	先 A 后 B
4	0.587 329 259	先 B 后 A

续表

病人号	随机数	先后顺序
5	0.091 805 521	先A后B
6	0.895 852 174	先B后A
7	0.087 670 352	先A后B
8	0.079 729 898	先A后B
9	0.953 320 309	先B后A
10	0.860 025 371	先B后A
11	0.192 581 737	先A后B
12	0.588 365 124	先B后A
13	0.521 409 254	先B后A
14	0.171 153 402	先A后B
15	0.001 100 119	先A后B
16	0.252 267 902	先A后B
17	0.476 195 848	先B后A
18	0.334 316 780	先A后B

（三）优缺点

由于人为施加的干预（处理因素）在受试对象身上交换，交叉设计也称为反转设计。交叉设计实际上是同源配对设计的扩展，是一种特殊的自身对照，其优点是可以控制个体间的差异，并可减少受试对象的人数。交叉设计适用于治疗只是缓解某种症状而不能治愈的情形，如哮喘、头痛、高血压以及关节炎等慢性疾病的治疗。经过治疗病情缓解，而一旦停止治疗，病体又逐渐复原。对经过治疗病体转向另一种状态的治疗方法，在比较它们的疗效时，不能利用交叉设计。传统的平行设计安排两组个体分别接受不同的治疗，通过组间对比来分析。然而由于受试者受各种因素的影响，如生活条件、工作性质以及心理生理等，即使患者的病情相同对同种治疗所得出的反应也不尽相同。这种个体间的巨大差异使得组间对比的结果偏倚很大。虽然个体本身也是有变异的，但是较之个体间的差异要小得多。同一受试者先后接受几种治疗，做自身对比，可排除个体差异的干扰。

（四）统计分析方法

效应指标如果是定量指标，主要用方差分析（参见有关统计学专著），若是定性指标，可用配对卡方检验。

六、其他设计

（一）拉丁方设计

拉丁方设计（Latin square design）又叫平衡对抗设计（balanced design）、轮换设计。“拉

丁方”的名字最初是由 Fisher 给出的，这是因为最初设计试验方案时，是用拉丁字母组成的方阵来表示。后来，尽管方阵中的元素改用了阿拉伯数字或其他符号，人们仍称这种试验方案为拉丁方试验。如果一个方阵是用 r 个拉丁字母排成的 r 行 r 列，方阵的每行每列中，每个拉丁字母只出现一次，那么这个方阵就叫 r 阶拉丁方，或 $r\times r$ 拉丁方。按拉丁字母及其行和列来安排各因素的试验设计叫拉丁方设计。该设计是从横行和竖列两个方向进行双重局部控制，使得横行和直列两向皆自成一个处理单元，正如由拉丁字母构成的方阵一样，故而称为拉丁方设计。拉丁方设计可以看成纵横两向都是配伍组，比配伍组设计多了一个控制因素，但并不因此增加实验例数。显然比配伍组设计误差更小，效率更高。

例如在Ⅰ期临床试验中，进行单次给药药代动力学试验时大多采用拉丁方设计，即根据药物的临床前研究结果，选择单次给药耐受性试验中全组受试者均能耐受的高、中、低 3 个剂量，其中，中剂量应与准备进行临床Ⅱ期试验的剂量相同或接近，3 个剂量之间应呈等比或等差关系。选择符合入选标准的 8 ~ 10 名健康男性青年志愿者作为受试对象。进行三向交叉拉丁方设计，全部受试者随机进入 3 个试验组，每组受试者每次试验时分别接受不同剂量的试验药，3 次试验后，每名受试者均按拉丁方设计的顺序接受过高、中、低 3 个剂量，两次试验间隔均超过 5 个半衰期，一般间隔 7 ~ 10 天。设计方案如下表 2-5。

表 2-5　三向交叉拉丁方设计方案

分组	第一次试验剂量	第二次试验剂量	第三次试验剂量
第一组	A(低)	B(中)	C(高)
第二组	B(中)	C(高)	A(低)
第三组	C(高)	A(低)	B(中)

（二）析因设计

析因设计是将两个或两个以上处理因素及其各种水平进行排列组合、交叉分组的试验设计。它不仅可检验每个因素各水平之间是否有差异，而且可检验各因素之间是否有交互作用，同时还可以找到最佳组合。进行析因设计一般要求处理因素最好在 4 个以内，各因素包括的水平数也不宜划分得过细，否则会使计算、分析太繁杂。另外要求每个试验条件下重复试验的次数至少在两次或两次以上。

在某项实验研究中，实验效应往往是多个(两个或两个以上）处理因素共同作用的结果。有的效应为每一个处理因素独立作用的结果，每个因素的效应作用不受其他因素的影响；还有的表现为几个处理因素之间的交互作用，即其中某个处理因素的水平改变时，其余的一个或几个处理因素的效应也相应有所改变。这种情况下就需要把几个处理因素及其各种水平相互结合起来进行试验，因而也就要采用析因设计。析因设计实际上是一种多因素多水平的交叉分组全面组合的试验设计法，能同时观察多个因素的主效应、分析各因素间的相互影响、各因素不同水平组合试验的交互效应，且需要样本数较少，回答问题多，试验效率高。最简单的析因设计就是 2 ×2 析因设计。2 ×2 析因设计是指有两个因素 A 和 B，每个因素有两个水平：A1 和 A2，B1 和 B2。将各个因素的各个水平间进行排列组合、交叉分组，模型如表 2-6。

表 2-6　2 ×2 析因分析模型

A	B	
	B1	B2
A1	A1B1	A1B2
A2	A2B1	A2B2

如有学者为探索准分子激光原位角膜磨镶术（laser in situ keratomileusis，LASIK）残留角膜基质床厚度的主要影响因素，设计了一个析因实验。该研究考虑 3 个因素，术前眼压、术前屈光度、残留角膜基质床厚度，分别用 A 和 B 及 C 表示：A 因素取两个水平，B 和 C 因素各取 3 个水平。A1 表示术前眼压正常（≤21 mmHg），A2 表示术前眼压较高（>21 mmHg）；B1 表示术前屈光度低度，B2 表示术前屈光度中度，B3 表示术前屈光度高度；C1 表示角膜基质床厚度小（<250 μm），C2 表示角膜基质床中度厚（250～300 μm），C3 表示角膜基质床厚度大（>300 μm），将二因素和各水平组合设计成 2 ×3 ×3 析因试验。该试验设计共有 2 ×3 ×3 =18 种处理，可以分析各因素不同水平间的差异，也可分析两因素间的一级交互影响及二因素之间的二级交互效应。

（三）正交设计

正交试验设计是研究多因素多水平的又一种设计方法，它是根据正交性从全面试验中挑选出部分有代表性的点进行试验，这些有代表性的点具备了"均匀分散，齐整可比"的特点。正交试验设计是分式析因设计的主要方法，是一种高效率、快速、经济的实验设计方法。日本著名的统计学家田口玄一将正交试验选择的水平组合列成表格，称为正交表。例如做一个三因素三水平的实验，按全面实验要求，需进行 $3^3=27$ 种组合的实验，且尚未考虑每一组合的重复数。若按 $L_9(3)^3$ 正交表安排实验，只需做 9 次，按 $L_{18}(3)^7$ 正交表需进行 18 次实验，显然大大减少了工作量。因而正交试验设计在很多领域的研究中已经得到广泛应用。

正交表是一整套规则的设计表格，用 L 为正交表的代号，n 为试验的次数，t 为水平数，c 为列数，也就是可能安排最多的因素个数。例如 $L_9(3^4)$，它表示需做 9 次实验，最多可观察 4 个因素，每个因素均为 3 水平。一个正交表中也可以各列的水平数不相等，我们称它为混合型正交表，如 $L_8(4\times2^4)$，此表的 5 列中，有 1 列为 4 水平，4 列为 2 水平。

正交表具有以下两项性质：

（1）每一列中，不同的数字出现的次数相等。例如在两水平正交表中，任何一列都有数码"1"与"2"，且任何一列中它们出现的次数是相等的；如在三水平正交表中，任何一列都有"1"、"2"、"3"，且在任一列的出现数均相等。

(2) 任意两列中数字的排列方式齐全而且均衡。例如在两水平正交表中,任何两列(同一横行内)有序对子共有4种:(1,1)、(1,2)、(2,1)、(2,2)。每种对数出现次数相等。在三水平情况下,任何两列(同一横行内)有序对共有9种,(1,1)、(1,2)、(1,3)、(2,1)、(2,2)、(2,3)、(3,1)、(3,2)、(3,3),且每对出现数也均相等。

以上两点充分体现了正交表的两大优越性,即"均匀分散,整齐可比"。通俗地说,每个因素的每个水平与另一个因素各水平各碰一次,这就是正交性。正交试验设计的过程为:①确定实验因素及水平数;②选用合适的正交表;③列出实验方案及实验结果;④对正交实验设计结果进行分析,包括极差分析和方差分析;⑤确定最优或较优因素水平组合。

除了有一般实验设计所具有的意义之外,正交设计还具有如下较为特殊的意义:①对因素的个数没有严格的限制;②因素之间有或无交互作用均可利用此设计;③可通过正交表进行综合比较,得出初步结论,也可通过方差分析得出具体结论,并可得出最优的生产条件;④根据正交表和实验结果可以估计出任何一种水平组合下实验结果的理论值;⑤利用正交表从多种水平组合中一下挑出具有代表性的实验点进行实验,不仅比全面实验大大减少了实验次数,而且通过综合分析,可以把好的实验点(即使不包括在正交表中)找出来;⑥利用正交表的实验,可以把实验室的小规模实验结果原样拿到现场应用,即使其他因素改变,因素效应也能保持一贯性;即使把规模条件改变,其效应也能再现。

综上所述,实验设计的常用方法较多,在应用时应谨慎选择。特别是考虑处理因素之间是否存在交互作用时,不可选择配对设计、完全随机设计(成组设计和单因素多水平设计)、配伍组设计、拉丁方设计、交叉设计,而应考虑选择析因设计、正交设计和具有重复测量的设计。当然配对设计和完全随机设计属于单因素设计,配伍组设计属于二因素设计,拉丁方设计、交叉设计都属于三因素设计。由于配伍组设计、拉丁方设计和交叉设计都不便考察交互作用,故最适合用于安排只含一个处理因素,含一个或两个区组因素的实验研究场合。如果实验中同时涉及两个或两个以上处理因素,因素之间的交互作用往往又是不可忽视的,此时,就应当选用析因设计或正交设计。如果希望观察接受不同处理的几组受试对象某些定量观测指标随时间推移的动态变化趋势,需要在不同时间点上从同一个受试对象身上进行多次观测,这就是所谓的重复测量设计。医学研究工作者常根据专业上的需要,自发运用重复测量设计,但在收集资料时,无意识地将重复测自同一个受试对象的多个数据与测自其他受试对象的数据混杂在一起,误将重复测量设计当作具有独立重复实验的析因设计,会在数据收集、统计分析方法选择和计算结果等方面出现一系列的错误结果。

(陆荣柱)

第三章　调查设计

调查属于观察性研究，现已广泛用于医学、社会学、教育学等领域。公元前3050年，古埃及人为修建金字塔筹集建筑费，对全国的人口和财产进行了普查，从那时起人们就开始了调查研究，而现代的人口普查、生活状况调查、社会调查和民意测验等更是应用了调查设计研究的方法。一般来说，调查研究的目的不外乎是对研究事件的了解或对研究因素效应的估计，涉及行为目的、期望、疾病状况、知识程度等方面的研究比较适合采取调查研究的方法。在医学中，调查研究还常用于病因探讨。

第一节　调查研究概述

20世纪50年代初，日本各地相继发生一种前所未见的疾病。该病首先出现剧烈的腹痛、腹泻，继之出现脚底趾尖麻木感，随后麻木感逐渐上升，多数至大腿和下腹部，有时达到胸部，进而发生下肢麻痹，不能行走。严重者上肢感觉障碍、乏力，视力减退甚至失明。1969年患病总数近万人，从而引起日本全国特别是医学界的关注，日本厚生省将此病命名为亚急性脊髓视神经病(subacute myelo-optical neuropathy，SMON)。临床医师观察发现SMON患者有绿色舌苔症状，同时伴有绿粪、绿尿现象，进一步对患者粪、尿中的绿色物质做化学分析，证明是喹碘方三价铁的络合物，喹碘方在临床上作为止泻剂广泛应用。研究者将SMON的季节性消长与夏季多发消化系统疾病联系起来，对不同职业人群的疾病分布研究发现，医务人员和行政工作者高发，可能是由于其社会阶层的医疗服务条件优于体力劳动者。日本厚生省于1970年9月，采取果断措施，在全国范围内停止销售喹碘方，继之SMON患者锐减，1971年之后，初诊患者几乎消失。调查研究最经典的例子莫过于英国学者Doll和Hill于1948年4月至1952年2月有关吸烟与肺癌调查的例子。

一、调查研究的定义与特点

1. 调查研究的定义

调查研究是在完全“自然”的状态下所进行的研究，不同于实验干预方法对被研究对象施加不同水平的干预以观察干预的实验效应，它只对研究对象客观观察，如实记录。

2. 调查研究的特点

在对研究对象观察时,不需要进行随机分组。所以调查研究狭义的定义是采用调查表格的形式,有目的地、直接地在社会群体或研究对象中搜集资料,并通过对资料的统计分析来认识事物现象和规律的研究方式。

二、调查研究的分类

调查研究的分类是从不同的角度进行的,可以基于调查对象的多少和调查时间的方向来进行分类。

(一)按调查对象的多少分类

1. 普查

对总体中所有的观察单位进行调查称之为普查(census),如我国开展的人口普查。普查没有抽样误差,但存在其他误差。因此,普查需要有严密的组织计划,特别要统一调查时点、统一标准和方法等。

2. 抽样调查

从总体中随机抽取一定数量具有代表性的观察单位组成样本称之为抽样调查(sampling survey),然后用样本的资料信息来推断总体特征。医学研究的观察性研究大部分属于抽样调查。根据调查目的和调查对象的特点,采用适当的抽样方法,常见的抽样方法有简单随机抽样、系统抽样、分层随机抽样、整群抽样和多阶段抽样等(详见本章第五节)。

3. 典型调查

有目的的选择典型的人和单位进行调查,以便推广到其他地区称之为典型调查(typical survey)。

(二)按调查时间进行的方向分类

1. 横断面研究

横断面研究(cross-sectional study),又称为现况调查、患病率研究(prevalence study),是在某一人群中,应用普查或抽样调查的方法收集特定时间内、特定人群中疾病、健康状况及有关因素的资料,并对资料的分布状况、疾病与因素的关系加以描述。其作用是描述人群的健康状况、研究疾病的病因、寻找高危人群并估计其相对危险度、研究疾病的自然史、评价各种防治措施的效果等。

2. 病例对照研究

病例对照研究(case control study),又称为回顾性调查,是一种通过回顾性调查实现“从果到因”的研究。先选定病例组和对照组,然后分别回顾两组暴露情况,比较其差异,探索可能导致发病的原因。

3. 队列研究

队列研究(cohort study),又称为前瞻性调查,是一种通过前瞻性调查实现“从因到果”的研究。先选定暴露组和对照组,其中,暴露组暴露于某因素之下,对照组则没有受到该因素的影响,其他所有条件两组基本相同。经过一定时间后,如果暴露组和对照组的发病率不同,则该疾病的发生可归因于该暴露因素。

三、抽样调查的用途

在科学研究中大多采用抽样调查,其用途主要有如下几方面:用于描述疾病或与健康有关事件的不同时间、不同地区、不同人群的分布特征;用于研究影响疾病与健康的相关因素;为制订医疗、预防措施提供科学依据,并用于考核和评价预防措施的效果;可用于衡量一个国家或地区医疗卫生水平及健康状况;用于卫生标准的检验;用于检查和衡量信息和资料的质量。

第二节 调查设计的基本内容

调查设计是调查研究的灵魂,严密的设计是取得有价值结果的先决条件,从这个意义上说没有良好的"设计"就没有科研。调查设计是对调查研究所做的周密计划,它包括资料收集、整理和分析全过程的设想和安排。调查设计是为了用尽可能少的人力、物力、财力和时间,获得符合专业和统计学要求的调查资料,得出预期的结论。这包括调查目的、调查方法、调查对象、调查内容和调查表格的设计及质量控制等,这些都是非常重要的内容。

一、查阅有关文献提出调查目的

确定调查目的就是明确要解决哪些问题、搜集的资料有什么作用等,这可以从临床实践中遇到的问题,根据自己的特长和专业知识,查阅近年来的有关文献,或在原有工作的基础上发现新问题,进一步完善自己的科学假设,从广度和深度上进一步延伸,凝练研究方向。

例3.1 某高校老师通过对某市大学生上网情况的调查分析,研究大学生网络成瘾倾向与人格因素的关系,以便揭示网络成瘾的内部动因。作者通过分析大学生的性格特点、生活方式、性别差异等,拟在老师指导大学生使用网络时,扬长避短,合理指导。

从统计学的角度,调查研究的目的可归纳为两类:一类是了解某一地区人群的疾病及健康状况,说明该地区的某种现象或特征性指标,如某地居民尿铅的含量、某年某地糖尿病的患病情况、某地学龄儿童的智商等;另一类是研究某现象与事物之间的关系,如健康与环境的关系、传染病的发生与生活习惯的联系或营养状况等对疾病预后的影响等。注意确立的研究目的应该是具体的、能够完成的目标。当然调查目的要通过具体的调查指标来体现。调查指标尽量选用客观性强、灵敏度高、精确性好的指标。

二、确定调查对象和观察单位

明确了调查目的之后，就要确定调查对象和观察单位，即调查谁或由谁来提供资料。首先，确定调查的总体，划清调查总体的同质范围。调查对象要具体，明确时间、地点、人物。观察单位是组成总体或样本的个体，不在总体范围内的个体不应作为观察单位。研究对象可以分为：

(1) 目标人群　研究结果能够适用和推论到的人群，如例 3.1 中调查对象是某市在校大学生。

(2) 源人群　目标人群中适合研究的人群，即能够产生合格的研究对象的人群。例如例 3.1 中调查了某高校临床医学、预防医学和计算机专业的各年级学生。

(3) 研究对象　来自源人群的直接用于研究的个体。一般可以通过几种抽样方法对部分研究对象进行调查。

三、选择调查方法

根据调查目的、调查对象的特征以及已具备的调查条件来确定调查方法。如果我们需要了解总体特征，可采用现况调查方法，若目的在于研究事物之间相互关系，可采用病例对照或队列研究方法；调查的总体不大时可采用普查，调查的总体太大或无限时可采用抽样调查等。图 3-1 说明了在调查过程中如何去选择相应的方法。

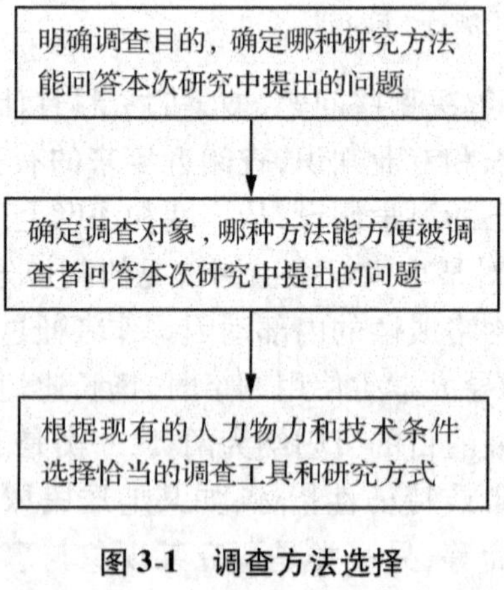

图 3-1　调查方法选择

在例 3.1 中由于调查总体较大（约 4 500 名学生），作者采用分层整群随机抽样的方法，首先随机抽取 3 个院系，然后每个院系按年级分为 5 层，每个年级以班为单位随机抽取 1 个班，共抽取 15 个班级作为调查对象。

四、确定资料的收集方式

资料收集方式主要有观察法和询问法，各有其适用范围。

1. 观察法

有些观察是对于客观指标的测量，包括临床体检和各种实验室检验数据的采用均属于观察，如身高、体质量的测量，小学生智商的测定等。有一些是对行为方式的调查，如医生对病人的态度、不同人群的卫生习惯、某检验人员对某仪器的操作是否规范等，也可以采用观察法。

2. 访问法

关于主观指标，常通过一定形式的访问来得到调查结果。可以是直接访问，如现场问卷、访谈、开会等，也可以是间接访问，如信访、电话访问、网上访问等。问卷调查法是最常用的流行病学调查方法，可以由被访者自填问卷，也可以由访问员填写问卷。除问卷调查外，还可以由调查者与被调查者直接进行访谈。访谈的形式多样，问题可少可多，灵活方便，是获得深入、广泛信息的调查方法，可用于问卷调查的补充或个人隐私等敏感问题的调查。采用座谈会的形式进行集体访谈，可快速获得调查结果。目前最常用的是专题小组讨论。

在例3.1中根据调查对象的特点，可采用自填式的问卷调查方法，调查者可以由班主任或学生辅导员担任，也可以由经过短期培训的调查员担任。

五、拟定调查项目和调查表

调查表是医学调查中用来收集资料的一种工具。它的形式是一份预先精心设计好的问题表格，它的用途在于测量人们的行为、健康状态和各种临床检查指标数据。调查表从调查形式上分自填式调查表和访问式调查表。（调查表的设计详见本章第四节。）

1. 自填式调查表

采取邮寄或发送的方法交到被调查者手中，并由被调查者在无访问员在场和帮助的情况下自行填写，然后通过邮局寄回或调查员上门收回。

2. 访问式调查表

访问式问卷不交给被调查者，而是由访问者携带到访问地点，访问者根据问卷的结构向被调查者逐一提问，根据回答来填写问卷。

六、估计样本含量

样本含量（sample size）估计就是在保证抽样调查结果具有一定可靠性的前提下，确定最少的样本例数。估计方法有经验法、查表法和公式估算法。经验法是根据过去研究结果总结的经验或别人研究的经验而确定调查的样本例数；查表法是根据已知信息和所要求精度查特定的表格而确定样本含量；估算法则将已知信息和所要求精度代入公式，通过计算确定

样本含量。(抽样方法及样本含量计算本章见第五节)

第三节 调查设计的实施

调查设计的实施包括组织工作、人员落实和调查员的培训、宣传动员调查对象、拟定时间进度、经费预算、调查表和宣传资料的印制、器材的准备等。在正式调查前,应做小范围的预调查,以便检查和修改调查计划。

一、调查员的挑选

调查员是调查实施的具体执行者,是资料收集工作的主要承担者。因此,调查员自身素质的好坏直接影响着调查实施能否成功进行,挑选和培训合格的调查员是调查研究中的一项重要任务。调查员应诚实认真、勤奋负责、谦虚耐心、对调查工作有兴趣和具备一定的观察、辨别、表达和交往能力。此外,还应根据调查的具体内容、社区的性质、被访对象的特点等 挑选合适的调查员。调查员的性别、年龄、民族、职业等特征也要符合调查的要求,如当被访者为青年时,应尽量选择青年做调查员;对妇女的调查最好选择女性调查员;医学生做调查员调查健康问题则更轻松自如。从社区的角度考虑,应挑选熟悉被访地区风俗习惯、文化传统的调查员,便于开展工作。

其次,调查员的受教育程度也很重要。一般来说,受教育程度越高的调查员,在理解问题、表达问题等方面的能力要强些,应用各种调查技巧的能力也强些。在调查复杂问题时,调查员的文化程度较高有利于调查工作的顺利进行。

二、调查员的培训

对调查员的培训可能是进行入门或常规培训,也可能是针对某一具体项目的特别培训。一般应包括以下内容:①与本次调查研究有关的计划、研究目的、内容及调查项目,以使调查员对该研究有一个整体性的认识;②抽样的基本方法,包括如何确定访问地点、如何确定访问对象等;③调查访问技术,介绍一些基本和关键的技术,如怎样自我介绍、如何取得被调查者的信任等;④预调查,以某个调查员为对象进行模拟调查或访问实习,并对可能出现的问题进行讨论,给出解决的办法;⑤调查监督管理机制,建立相互联系、监督和管理的方法及规定,以保证正式调查工作的顺利开展。

三、收集资料

(一)调查表格的收集

调查实施反映在调查工作过程中就是收取调查表,要认真地管理好收回的调查表格,并有专人做登记工作,记录完成日期和回收日期,掌握每天回收调查表的数量。

表 3-1 搜集资料的方式比较

方法	优点	缺点	主要应用范围
个案调查法	能够得到较有代表性的样本。	费时、费力、费钱；实施困难。	专题调查
集中调查法	能够得到较有代表性的样本；能双向交流，获得更多信息；能保证质量和回收率。	一些调查对象难以集中；有“团体压力”和“相互影响”。	专题调查、基线调查
信函调查法	省时、省力、省钱，是最便宜的调查；容易组织实施；调查区域广；保密性强；无调查员偏差。	调查对象的姓名和详细地址往往不易得到；问卷的回收率较低，难保证样本的代表性；调查质量难控制。	小规模调查、只需要简单了解状况的调查
电话访问法	简便易行；省时、省力、省钱；可能询问到不易接触的调查对象；某些问题可得到更坦诚的回答。	抽样总体与目标总体可能不一致；调查的内容难以深入。	热点问题或突发性问题的快速调查及某些难以访问的特殊群体的调查
直接询问法	调查的回答率较高；调查对象的适用范围广；能够得到较有代表性的样本；能双向交流，获得更多信息；能及时反馈补充，得到较高质量的数据。	费时、费力、费钱；匿名性差；访问员与被访者之间的互动有时会影响调查结果；对调查员的要求高。	被调查者不能自己填写（如文盲、伤残）的专题研究

（二）调查表的核实

在资料整理开始之前，首先要对原始信息进行复核。复核资料的准确性、完整性、可信性等。调查表格的核查手段分为完整性审核和逻辑检查。

1. 完整性审核

在调查现场由调查员对调查表全部项目进行自查和互查，核对填写是否完整无缺，如有漏项，应立即补填；无法补填的，应立即或在第二天重新访问被调查者。

2. 逻辑检查

主要检查逻辑上的矛盾，如出生日期与死亡日期的矛盾、疾病诊断与性别出现矛盾等，应和完整性审核同时进行。

（三）数据编码

数据编码就是给每一个问题以及每一个可能答案分配一个代码。一般说来，在调查表设计时的编码为事前编码，在数据收集后的编码为事后编码。事后编码主要针对开放性问题和封闭性问题中的“其他”一项。我们也可以针对每一个问题，将所有回答归纳整理成一些主要类型，从而给予适当编码。例如我们调查男性大学生吸烟情况时，可以设计诸如此类的问题及其编码：

1. 性别：①男 ②女 □
2. 年级：①一年级 ②二年级 ③三年级 ④四年级 ⑤五年级 □
3. 家庭月收入：① <2 000 元 ②2 000 ~ 5 000 元 ③ >5 000 元 □
4. 您是否吸烟：①从不吸烟 ②特定场合吸烟 ③偶尔吸烟 ④经常吸烟 □
5. 何时开始吸烟：①学龄以前 ②小学 ③初中 ④高中 ⑤大学 □
6. 是否认为吸烟对自己健康有害：①有害 ②无害 ③半信半疑 □
7. 是否认为吸烟对他人健康有害：①有害 ②无害 ③半信半疑 □

（四）数据的计算机录入

通常采用数据库系统如 EpiData，FoxPro，EXCEL 等建立数据库结构后输入原始数据；为每个数据录入员提供一份统一的录入说明书，并进行必要的培训；一般采用双轨输入法录入数据，输入完毕，可进行逻辑比较，发现问题，及时纠正。当然也可以进行抽查或全面核查。

（五）拟定整理表

根据研究目的和预期分析指标拟定整理表，使调查目的和预期分析指标更加具体和明确。资料整理通常按类别进行归纳汇总，因此要把性质相同的观察单位合并在一起，把性质不同的观察对象分开，即进行分组。分组方法有质量分组和数量分组。

1. 质量分组

质量分组又称品质分组或类型分组，是按资料的性质或类别来分组，适用于定性资料，如按性别、职业、文化程度等分组。分组资料如表 3-2 所示。

表 3-2 某大学不同经济收入学生的性别分布

家庭收入	男生	女生	合计人数
低收入	287	259	546
中收入	691	379	1 070
高收入	235	118	353
合 计	1 213	756	1 969

2. 数量分组

按观察值数量大小来分组，适用于定量资料，如按年龄、身高或体质量等分组。数量分组的多少决定于研究目的、资料性质和样本含量。分组数应适中，分组的界限应清楚，不应有重叠，也不应有间隔，如表 3-3 所示。

表 3-3　某地 100 名男性的 RBC 计数频数表

RBC 组段(10^{12}/L)	频数	频率(%)
3.2 ~	2	2.00
3.5 ~	3	3.00
3.8 ~	8	8.00
4.1 ~	16	16.00
4.4 ~	18	18.00
4.7 ~	21	21.00
5.0 ~	14	14.00
5.3 ~	12	12.00
5.6 ~	4	4.00
5.9 ~ 6.2	2	2.00
合 计	100	100.00

(六) 归纳汇总

归纳汇总是按拟定的整理表,统计调查对象的分布情况。通常用统计软件包直接调用数据库文件进行归纳汇总或统计分析。(各种调查方式的结果分析分别见本章第五、六和七节)

第四节　调查表的制定与考评

一、调查表的制定

调查表是在正式调查前制作好的包括各调查项目的书面材料或电子文件材料,可以是简单的调查提纲,可以是包括很多问题的调查表格,也可以是标准的测定量表,统称为问卷。

表 3-4 问卷调查表

大学生上网情况调查表

【填写说明】 亲爱的同学,我们邀请您参加这次调查,以便了解您的网络使用状况以及您对网络成瘾、网络健康的看法。本次调查不用填写姓名和班级,答案无对错之分,请您不必有任何顾虑。请仔细阅读每一个问题,然后在您认为适当的选项上划一个"√"。如有不明白的问题,请向调查者询问。谢谢您的配合!

1. 您的性别:①男 ②女 □
2. 您的年龄:______岁 □□
3. 您的年级:①大一 ②大二 ③大三 ④大四 ⑤大五 □
4. 您的专业:①临床医学 ②预防医学 ③计算机 ④护理医学 ⑤精神医学 □
5. 您的生源地:①城市 ②农村 □
6. 您父母的文化程度:①文盲 ②小学 ③初中 ④高中或中专 ⑤大学及以上 □
7. 您家庭的人均年收入(人/年)
   ①<2000 元 ②2001~3000 元 ③3001~4000 元 ④4001~5000 元 ⑤>5000 元 □
8. 从您第一次上网到现在为止,有多长时间?______年 □
9. 您每周上网频率? ①几乎不上 ②1~3 次 ③4~6 次 ④每天都上 □
10. 您平均每次上网时间:________小时 □□
11. 您持续上网时间最长达:________小时 □□
11. 您平均每月上网费用:
    ①<50 元 ②50~100 元 ③100~150 元 ④150~200 元 ⑤>200 元 □
12. 您通宵上网吗? ①从不 ②偶尔 ③经常 □
13. 您经常上网的地点:①家中 ②学校 ③网吧 □
14. 您最常浏览的网站类型有:(单选)
    ①新闻 ②文学艺术 ③在线游戏 ④影视偶像 ⑤聊天交友 ⑥时尚流行 □
15. 您上网的主要动机是:①查找数据 ②玩网络游戏 ③看小说 ④收发电子邮件
    ⑤聊天交友 ⑥看电影 ⑦网上买卖 ⑧其他 □
16. 您觉得上网获得的网络信息对您重要吗? ①重要 ②一般 ③不重要 □
17. 您认为上网对正常学习有无负面影响? ①有影响 ②一般 ③无影响 □
18. 在网上花费的时间精力,您觉得:
    ①后悔耽误太多精力 ②偶尔会懊悔 ③不后悔,对自己很有帮助 □
19. 平时生活中您对上网的依赖程度:
    ①很轻,只是为了娱乐放松 ②不依赖,因学习需要 ③很依赖,不上网就会感觉异样 □
20. 您对网络痴迷程度有多深? ①无法控制 ②有时尽力可控制得住 ③有度有节制 □

对调查评论:--

调查者签名:----------------------- 日期:-------------------

（一）调查表的基本结构

从表 3-4 可以看出，一份完整的调查表其基本结构通常包括标题、封面信、一般情况、研究项目、编码和后记等部分。

1. 标题

标题应简明扼要，概括地说明调查的主题，易于引起回答者的兴趣。例如表 3-4 中的“大学生上网情况调查表”，其他诸如“居民健康状况调查表”，“水乡村民寄生虫感染调查表”等。不要简单采用“问卷调查”这样的标题，它容易引起回答者不必要的怀疑而拒绝回答。

2. 封面信

在问卷的开头或封面，常常有简短的说明，旨在向被调查者介绍和说明调查的目的，调查单位或调查者的身份、调查的大概内容、调查对象的选取方法和对结果保密的措施等。如“本次调查不用填写姓名和单位，答案无对错之分，请你不必有任何顾虑”，在信中要真诚地感谢被调查者的合作与帮助等。对自填式调查表还可有填表须知、交表时间、地点及其他事项说明等。通过它可以使被调查者了解调查目的，消除顾虑，并按一定的要求填写调查表。填表指导说明是用来指导被调查者填答问卷的各种解释和说明，有些问卷的填答方法比较简单，指导语很少，常常只在封面信中用一两句话说明即可，如“本调查问卷均为单选题。请仔细阅读每一个问题，然后在您认为适当的选项上划一个‘√’”。有些指导语则集中在封面信之后，并标有“填表说明”的标题，其作用是对填表的方法、要求、注意事项等做一个总的说明。如以下填表说明用语：

（1）请在每一个问题后适合自己情况的答案号码上划圈，或者在“________”处填上适当的内容。

（2）问卷每页右边的数码及短横线是上计算机用的，您不必填写。

（3）若无特殊说明，每一个问题只能选择一个答案。

（4）填写问卷时，请不要与他人商量。

有的调查表还要进行一定的宣传，以引起调查对象对调查表的重视。

3. 一般情况

一般情况指被访者的一些社会人口学特征，如性别、年龄、民族、家庭人口、婚姻状况、文化程度、职业等。这些项目一般用于对调查资料进行分组，从而探讨这些因素对调查的主要结果的影响，流行病学研究中称之为“非实验因素”或“混杂因子”。在实际调查中，列入哪些项目应根据调查目的、调查要求而定。

4. 研究项目

研究目的是研究者所要了解的主要内容，也是调查表中最重要的部分。这部分是根据研究目的（目标）有逻辑地按顺序分类编写；它主要以提问的形式提供给被访者，如表 3-4 中对大学生上网时间、上网浏览类型及学生对网络依赖的程度的调查。

5. 编码

编码包括调查表编号、调查项目编号和回答选项编号。正规的调查表还应该有过录框，将各种数据和编码填于其中，以便录入计算机。

6. 调查表后记

在调查表的最后，常需附上调查员的姓名、访问日期、时间等，以明确调查人员完成任务的情况。如有必要，还可写上被访者的姓名、单位或家庭住址、电话等，以便于审核和进一步追踪调查。

（二）调查表制定的一般步骤

1. 设立研究工作组

根据研究目的和对象设立由各方面有关人员组成的研究工作组负责调查表的制定。

2. 提出调查项目

可以采取由研究工作组成员按调查的目的和内容，根据自己的专业知识和个人经验等提出调查项目，也可以借用已有的同类调查表的项目，形成调查项目栏。对调查对象的特征分析是拟定调查表的基础，包括分析调查对象的社会阶层、社会环境、文化程度、理解能力等社会文化特征。如用于农民的问卷，语言应通俗易懂、口语化，问题不宜太多；而用于大学生的问卷语言可以更书面化，问题可以更复杂、更多一些。对提出的调查项目进行分析及筛选，以便精简调查项目。可采用专家咨询法或专题小组讨论的方法。

3. 分析项目

分析项目是直接用于计算调查指标以及考虑因素之间关系所必须的内容，调查项目是调查设计的主体。调查表格形式，可分为开放式与封闭式两大类。

（1）开放式问卷　提出问题，但不为被调查者提供具体答案，由被调查者根据自己的情况自由填答。例如：您平均每次上网时间（请填具体数字），您持续上网时间最长达多少小时。优点是允许被调查者充分自由地发表自己的意见，因而所得资料丰富生动。缺点是资料难于编码和统计分析、对被调查者的知识水平和文字表达能力有一定要求，填答所花费的时间和精力较多，还可能产生一些无用的资料。

（2）封闭式问卷　提出问题的同时，还给出若干个答案，要求被调查者根据实际情况进行选择。例如：您最常浏览的网站类型有：①新闻媒体；②艺术文学；③在线游戏；④影视偶像；⑤聊天交友；⑥时尚流行。优点是填答方便，省时省力，资料易于做统计分析，但也有其缺点，即资料失去了自发性和表现力，回答中的一些偏误也不易发现。

4. 备查项目

备查项目是为了便于核查、填补和更正而设置的，如编码是赋予每一个问题及其答案一个数字作为它的代码，用这些数字来代替问卷中的问题及其答案，以便于计算机的统计与分析。除了编码以外，有些访问问卷还需要在封面印上调查员姓名、访问日期、审查员姓名、被调查者住址等有关资料。

总之，调查表应精简，其中分析项目一个也不能少，备查项目不宜太多。按逻辑顺序与心理反应分类排列调查项目，由浅入深；先列基本资料的问题，后列行为与态度资料的问题；先一般性问题，后敏感性问题。问句的措词要简练明确、通俗易懂；不能模棱两可而引起误解或多解，避免出现暗示或有固定倾向的问题。少用文字叙述；尽量用客观的、定量的指标；应有详细的填表说明与示例。每个调查表只调查一个对象时用单一表，项目可以较多；每个调查表调查多个对象时可用一览表，适用于项目较少的情形。

二、调查表的考评

制定出一份调查表之后，还需要对其进行考评，以了解调查表是否能准确可靠地获得调查所需的信息。一般从调查表的信度、效度、可接受性等方面进行考评。

（一）信度分析

信度（reliability）即可靠性或准确度（accuracy），是指采用同一方法对同一对象进行调查时，问卷调查结果的稳定性和一致性，一般认为信度反映测量误差或观察误差引起的变异程度，即测量工具（问卷或量表）能否稳定地测量所测的事物或变量。当使用同一研究工具重复测量某一研究对象时所得结果的一致程度越高，则该工具的信度就越高。同时，越能准确反映研究对象真实情况的工具，其信度也就越高。

信度具体评价方法大致可分为 3 个方面：稳定性、内在一致性和等同性。

1. 稳定性（stability）

调查工具的稳定性用重测信度（test-retest reliability）来反映，即指用同一工具两次或多次测定同一研究对象，所得结果的一致程度。一致程度越高，则研究工具的稳定性越好，重测信度也就越高。两次测量应尽可能在相同的情况下进行，两次测量相距一般在 2 ~ 4 周之内。一般只需 10 ~ 20 名调查对象即可。

用两次测量结果的相关分析评价重测信度，相关系数越趋近于 1，重测信度越高，说明了使用同一测量工具重复测量时所得结果的稳定性。

2. 内在一致性（internal consistency）

内在一致性是指组成研究工具的各项目之间的同质性或内在相关性，内在相关性越大或同质性越好，说明组成研究工具的各项目都在一致地测量同一个问题或指标，也就是说明工具的内在一致性越好，信度越高。

（1）折半信度（split-half reliability）　折半信度是测定内在一致性的最古老的方法之一。具体做法是将组成研究工具的各项目（如组成一份问卷中的各个题目）分成两部分，分别计分，对这两个部分的数值进行简单相关分析，然后采用 Spearman-Brown 公式计算信度。折半方法常用的有前后折半法、奇偶折半法。

Spearman-Brown 公式：

$$r_{xx} = \frac{2r_{hh}}{1 + r_{hh}} \qquad \text{（式 3-1）}$$

式中，r_{hh} 是两折半组间的简单相关系数。

（2）Cronbach'α 系数　Cronbach'α 系数与 KR-20 值所计算的是工具中所有项目间的平均相关程度，避免了折半信度计算的缺点。KR-20 值是 Cronbach'α 系数的一种特殊形式，适用于二分制的研究。

$$\alpha = \frac{k}{k-1}\left(1 - \frac{\sum S_i^2}{S^2}\right) \qquad \text{（式 3-2）}$$

式中，k 为量表的总题数，S^2 是量表总分的方差，S_i^2 是每个测验项总分的方差。α 值 <0.65 相关程度不好；0.65 ~0.7 为最小可接受值；0.7 ~0.8 相当好；0.8 ~0.9 非常好。

3. 等同性（equivalence）

评定者间信度（interrater reliability）和复本信度（alternate forms reliability）均用来表示研究工具的等同性这一特征。

（1）评定者间信度　不同评定者使用相同工具，同时测量相同对象时，需计算评定者间一致程度。当评分者为两人时计算相关系数。当评分者为多人时计算肯德尔和谐系数。

（2）复本信度　又称为等值系数，估计的是两个假定相等的复份测验的一致性。当同一测验不能用来实施两次时，两个大致相同的研究工具同时被用于研究对象，需计算复本信度。其方法是计算相关系数。

（二）效度分析

效度（validity）是指某一研究工具能真正反映它所期望研究的概念的程度。反映期望研究的概念的程度越高，效度越好。效度的好坏并不似信度那样易于评价，一些测量效度的方法并没有数字的依据。效度分为 3 种类型：内容效度、结构效度和效标关联效度。

1. 内容效度（content validity）

内容效度是指所设计的题项能否代表所要测量的内容或主题。内容效度是根据理论基础及实际经验来对工具是否包括足够的项目而且有恰当的内容分配比例所作出的判断。内容效度需建立在大量文献查阅、工作经验以及综合分析、判断的基础之上，多由有关专家委员会进行评议。反映整个测验内容范围的代表性程度，"看上去"符合测量的目的和要求。专家人数最少不少于 3 人，最多不超过 10 人，5 人较为合适。专家的选择应与研究工具所涉及的领域相关。

2. 结构效度（construct validity）

结构效度也称构思效度或特征效度（trait validity），说明调查表的结构是否符合理论构想和框架，即调查表是否真正测量了所提出的理论构思。它主要回答"该工具究竟在测量什么？""使用该工具能否测量出想研究的抽象概念？"这类问题。结构效度的评价较复杂，通常用多元统计方法中的因子分析来揭示众多条目之间内在的联系,看是否与理论构想一致。有时也可以根据所要预测的效标的性质和种类来推断结构效度,有两种做法:①根据效标把人分为两类,考察其得分的差异。若两组人得分差异显著,说明该测验有效,具有较高的结构效度。②根据测验得分把人分成高分组和低分组,考察这两组人在所测特质方面是否有差异。若两组人在所测特质方面差异显著,说明该测验有效,具有较高的结构效度。

3. 效标关联效度(criterion-related validity)

效标关联效度侧重反映的是研究工具与其他测量标准之间的关系,而并不体现研究工具与其所测量概念的相符程度,即调查表所得数据与某种外部标准(效标)间的关联程度。常用测量数据与效标之间的相关系数越高,表示研究工具的效度越好。外部标准可以是该调查表以外的一些客观指标或从另一种调查表得到的数据。根据时间跨度的不同,效标效度可分为同时效度和预测效度。但在调查问卷的效度分析中,选择一个合适的准则往往十分困难,使这种方法的应用受到一定限制。

(三)可接受性评价

可接受性(acceptability)是指被调查者对调查表的接受程度。如果调查对象不愿意接受,再好的调查表也难于施行。

调查表的可接受性主要取决于以下几个因素:调查表的复杂性,问题少且容易理解;调查表的内容为被测者所熟悉,并认为有意义(与被调查者的生活及健康相关);调查表容易填写,看完简短的"填表说明"后即知如何完成;完成调查表所需的时间较少。一般认为 5 ~ 30 分钟较适宜。临床使用的调查表最好在 15 分钟内,一般人群评价的调查表可稍长,但也不宜超过 30 分钟,否则被测者会感到厌烦而不愿完成,或随意乱填。具体可通过接受率(调查表回收率)、调查表合格率(事先确定合格的标准,比如所有条目均有回答者)和填表所需平均时间等来评价。

第五节 常用抽样方法及样本含量

抽样方法有多种,各种抽样方法可归纳为概率抽样与非概率抽样两类。

一、概率性抽样

(一)单纯随机抽样

1. 基本概念

单纯随机抽样(simple random sampling)的基本原则是每个抽样单元被抽中选入样本的机会是相等的。简便、易行的科学分组方法是利用随机数字表。抽签、抓阄的方法严格地说不能达到完全随机化,但因其简单、实用,小范围的抽样仍可使用。简单随机抽样首先要有一份所有研究对象排列成序的编号名单,再用随机的方法选出进入样本的号码,已经入选的号码一般不能再次列入,直至达到预定的样本含量为止。

2. 实施方法

单纯随机抽样一般用下述 3 种方法:

(1) 抽签法　把总体中的每一个个体都编上号码,并做成签,充分混合后从中随机抽取一部分,这部分所对应的个体就组成一个样本。

(2) 查表法　随机数表,确定从总体中所抽取个体的号码,则号码所对应的个体就进入样本。随机数表可随意从任何一区、任何一个数目开始,依次向各个方向顺序进行。

(3) 计算机随机抽样法　用电子计算机随机数程序,把随机数作为总体中抽出个体进入样本的号码。

例 3.2　某高校抽样调查学生对艾滋病知识的知晓程度,在某年级 100 名学生中,欲抽取 10 人参加问卷调查。为使每个学生都有同等机会参与,采取单纯随机抽样。最简单的方法是抓阄,做 100 个同样的阄,其中 10 个加上特殊标记,每个学生抓一个,抓到有特殊标记者入选。或者将 100 名学生编上号,如 1 ~ 100 号,将号码写在 100 张小纸条上,放到盒子里充分搅乱,然后任意取出 10 张小纸条,上面的号码所对应的学生入选。也可以用随机数字法抽取 10 个同学,方法是:先将 100 个学生编为 0 ~ 99 号,然后用附表 2 的随机数字表,从任意一个随机数字开始(比如从第 1 行第 1 列的两位数 22 开始),横向(也可以纵向)依次读取 10 个随机数字(每个都是两位数,有相同者跳过):22,17,68,65,84,95,23,92,35,87。于是编号为这 10 个数者被抽中。

如果数目较大时,可用随机数字表或利用计算机提供的随机数进行抽样。例 3.1 中抽取在校大学生进行网络成瘾问卷或量表调查,可采用单纯随机抽样。先将所有在校大学生编号,如 4 500 名大学生可编为 1 ~ 4 500 号,然后用上面介绍的方法进行抽样。

3. 样本含量

不同调查资料抽样影响样本含量的因素如下:①第一类错误概率的大小 α,α 越小所需样本含量越多;②第二类错误概率的大小 β,β 越小所需样本含量越多;③容许误差 d,d 越大,所需样本含量越小;④标准差 S 或阳性率 P,S 越大,所需样本含量自然越多;P 越近于 0. 50,所需样本含量越多。

(1) 定性资料样本含量的计算公式

$$n = \frac{t_{\alpha}^{2}PQ}{d^{2}} \qquad \text{(式 3-3)}$$

式中,n 为样本含量,P 为预期阳性率,$Q = 1 - P$,d 为测定率与真实率之间的容许误差,一般取 $0.1P$ 或 $0.15P$。

例 3.3　某项调查为了解某地小学生的单纯性肥胖症流行情况,为该病的防治提供科学依据,在制定调查计划时需对调查学生数进行估计。参考邻近地区以往经验,小学生的单纯性肥胖症状的患病率在 8% 左右,若规定 α 取 0. 05、容许误差为 $0.1P$,则样本含量至少应为多大?

$$n=\frac{t_{\alpha}^{2}PQ}{d^{2}}=\frac{4\times PQ}{0.01\times P^{2}}=\frac{400Q}{P}=400\times(1-0.08)/0.08=4\ 600(\text{人})$$

(2)定量资料样本含量的计算公式

$$n=\frac{t_{\alpha}^{2}S^{2}}{d^{2}} \quad (\text{式 3-4})$$

式中,n 为样本含量,S 为标准差,d 为测定值与真实值之间的容许误差。

例 3.4 某疾病控制中心拟调查了解当地成人白细胞数是否偏低,若用抽样调查,样本含量至少应有多大?据查阅文献所知正常成人白细胞数的标准差约为 1 000/mm^2,若规定容许误差为 100/mm^2,代入公式:

$$n=\frac{t_{\alpha}^{2}S^{2}}{d^{2}}=\frac{4\times 1\ 000^{2}}{100^{2}}=400(\text{人})$$

4. 优缺点

单纯随机抽样是其他抽样方法的基础。优点是简便、易行,不需要专门的工具。缺点是不适于样本量很大的研究。因为抽样前调查者需要知道全部被调查对象的名单及编号,当样本量相当大时,工作量大增,很难做到,不易采用。这种方法也不适用于对个体差异很大的研究对象的抽样。因为在这种情况下,需要在样本量很大时才有代表性。

(二)系统抽样

1. 基本概念

系统抽样(systematic sampling)又称机械抽样,它把总体中所有个体按一定顺序编号,然后依固定间隔取样,间隔的大小视所需样本容量与总体中个体数目的比率而定,起始数字必须是随机决定的。最简单也是最常用的系统抽样是等距抽样,即先将总体中的全部个体按与研究现象无关的特征排序编号,根据需要的样本含量大小,规定抽样间隔后,随机选定的第几号个体开始,每隔一个间隔,抽取一个个体组成样本。这种方法与简单随机抽样相比,方便、易学、易做,当总体按一定顺序排定后,第一个样本一经确定,其他样本也随之确定。但是,这种抽样方法在名单排列中,如果存在周期性部分,则会造成偏差。因此,在等距抽样间距确定以后,选择起点时,应根据掌握的信息,尽量避开总体可能存在周期的缺点。例如某乡有 5 000 户,20 000 人口,今欲抽查 1/5 的人口可用系统抽样,每 5 户抽一户,抽到的户每个成员都要调查。注意系统抽样时决定起点应是随机的。

2. 样本含量估计

系统抽样的样本含量估计可参见单纯随机抽样的样本含量估计。

3. 优缺点

系统抽样的优点是易于理解,简便易行;容易得到一个在总体中分布均匀的样本。缺点是当总体的观察个体按顺序有周期趋势或增加(减少)趋势时,容易产生偏倚;抽到的样本较分散,不易组织调查。

(三) 分层抽样

1. 基本概念

分层抽样(stratified sampling)是从分布不均匀的研究人群中抽取有代表性样本的方法。先按照某些人口学特征或某些标志(如年龄、性别、住址、职业、教育程度、民族等)将研究人群分为若干组(统计学上称为层),然后从每层抽取一个随机样本。

2. 样本含量估计

分层抽样又分为两类:一类叫按比例分配分层随机抽样,另一类叫最优分配分层随机抽样。

(1) 按比例分配分层随机抽样　即各层所抽样本数占各层总体单位数的比例相等。

按比例抽样样本量分配可按下式计算:

$$\frac{n_i}{n}=\frac{N_i}{N} \text{ 或 } n_i=N_i\frac{n}{N} \quad (\text{式 3-5})$$

式中,N_i 为总体各层观察单位数,n_i 为样本各层观察单位数。

(2) 最优分配分层随机抽样　最优分配(optimum allocation)指同时按总体各层观察单位数 N_i 的多少和标准差 S_i 的大小分配,按下面两式分配各层的样本量,使抽样误差最小。

定量资料的样本含量计算:

$$n_i=n\frac{N_iS_i}{\sum N_iS_i} \quad (\text{式 3-6})$$

式中,n_i 为各层的样本含量,N_i 为总体各层观察单位数,S_i 为每层变量值的标准差。

定性资料的样本含量计算:

$$n_i=n\frac{N_i\sqrt{P_iQ_i}}{\sum N_i\sqrt{P_iQ_i}} \quad (\text{式 3-7})$$

式中,n_i 为各层的样本含量,N_i 为总体各层观察单位数,P_i 为每层预期的现患率或阳性率,Q_i 为每层预期的非现患率或阴性率。

3. 优缺点

分层抽样调查的优点是抽样误差小;便于对不同层采用不同的抽样方法;便于对各层独立进行分析;当层间变异大、层内变异小时,最适合用分层抽样的方法。但当总体较大时,抽到的个体分散,资料难以收集,不适于大型流行病学研究。

(四) 整群抽样

先将总体分成若干群(cluster),从中随机抽取几个群;抽中群内的全部个体组成调查的样本,称为整群抽样(cluster sampling)。如调查某县农村儿童贫血状况,可将乡镇作为群,随机抽取几个乡镇,对其中的全部儿童进行调查。"群"可以是村民小组、村、街道办事处、乡镇,甚至区、县等自然区域,也可以是人为划分的一定人群。如果各群内部的单位数相等,抽样误差的估计则较准确，但实际情况很难做到，一般相差不要太大，比如较小的两个自然村可以合并为一个“群”，使得各群的人数相差不太大。

整群抽样的特点是抽样和调查都很方便，能省时、省力和省钱。缺点是抽样误差较大，特别是群间差别较大时。

4 种常用的抽样方法，依照抽样误差大小顺序为整群抽样 > 单纯随机抽样 > 系统抽样 > 分层抽样。4 种常用的抽样方法各有优缺点，可单独使用，也可几种方法联合使用，也称为多级抽样或多阶段抽样。

（五）多级抽样

多级抽样（multistage sampling）是进行大规模调查时常用的一种抽样方法。实质上是上述抽样方法的综合运用。从总体中先抽取范围较大的单元，称为一级抽样单元（例如省、自治区、直辖市）再从每个抽中的一级单元中抽取范围较小的二级单元（县或街道），最后抽取其中部分范围更小的三级单元（村或居委会）作调查单位。在大规模调查时可按行政区域逐级进行。我国进行的慢性病大规模现况调查大多采用此方法。

二、非概率抽样

以上几种方法称为概率抽样，在抽样研究中往往还使用非概率抽样方法。所谓非概率抽样（non-probability sampling），是指各个个体被抽样抽中的概率是未知的和无法计算的。然而，一些非概率抽样方法，尽管不能按常规的理论来计算抽样误差和推断总体，在特定条件下，还是有用的。但在应用中，不能忘了它们的局限性，特别要注意结论的合适性。

1. 配额抽样

配额抽样（quota sampling）是一种实用的非概率抽样方法，就是要求样本中个体的构成在指定的几个特征方面的（分配额度）比例完全与总体一样。例如，由于全人群中男女各半，所以要求调查对象中也是男女各半，由于该地有少数民族居民 30%，要求在调查对象中少数民族居民占 30%。配额抽样可以使样本有宏观上的代表性。

2. “滚雪球”抽样

有些情况下缺少目标总体中全部个体的名单，无法构成抽样框架，此时可用另外一些非概率抽样的方法，即“滚雪球”（snowballing）抽样和识别抽样的方法。比如调查跳健身操爱好者，由于正式参加跳健身操的人数太少，因此难以获得抽样框架，但是每一位跳健身操爱好者都会有一些相同兴趣的好友，所以可以通过这种关系滚雪球似的把样本扩大。

3. 识别抽样

识别抽样（judgement）是指研究者尽可能找到和识别需调查的个体。概率抽样和非概率抽样两种调查方法，都未能明确规定抽样框架，甚至难以说出要推断的总体是什么，然而，作为一项探索性的调查，仍可能获得有价值的信息。

第六节　横断面研究设计

横断面研究亦称为现况调查，是指在某短时间内揭示人群疾病或健康状态的分布，即在一个时点上给被调查人群拍一张“快照”，留下一个断面情况。因为根据时点的信息只能确定该人群患病或不患病，常用患病率作为分析指标，故又称为患病率调查。由于它无法区分暴露和疾病的时间先后顺序，所以只能描述该人群的疾病和健康状态的累积数量情况，在病因的探索作用上不及纵向研究项目，只是提供病因的线索。由于现况调查设计简单，调查方便，获取信息及时等优点，目前仍然在流行病研究中广泛应用。

一、横断面研究的目的与用途

1. 查明当前某地区某种疾病的流行强度和该病在该地区的分布特点，以便分析患病频率与哪些环境因素、人群特征以及防病措施的质量等因素有关，有何关系。这些资料对公共卫生管理人员估价某人群健康状况和卫生保健的需求有很大价值。

2. 描述人口学基本特征，如年龄、性别、民族、职业等构成，以介绍该资料所代表的总体，为进一步分析提供线索。

3. 早期发现病人或某些高危人群，利用普查、筛检等手段，可以早期发现病人，利于早期治疗。例如宫颈刮片可以发现早期宫颈癌患者，使其得到早期治疗。

4. 评价疾病的防治效果，例如在人群中采取心脑血管病干预措施之前和之后的两个时点重复进行现况研究，比较同一人群的患病率，可以评价措施对人群的保护作用。

5. 确定机体各项指标的正常值范围，在有代表性的正常人群中测定某项生理或生化等指标，可得到该指标的正常值范围。

二、横断面研究的设计要点

1. 明确研究目的

明确研究目的是考核预防、治疗措施的效果，还是探索病因或危险因素；是描述疾病的分布为社区诊断提供基础资料，为卫生保健工作决策提供参考，还是确定高危人群等。例如，2010 年全国第五次结核病流行病学抽样调查是为了获得全国结核病的患病率及相关的基础资料，其调查主要目的：

（1）了解全国结核病的流行状况。

（2）评价《全国结核病防治规划（2001—2010 年）》的执行情况。

（3）为制订下一个十年规划提供依据。

2. 掌握有关的背景资料

全国第五次结核病流行病学抽样调查的背景是我国曾于 1979 年、1984—1985 年、1990

年和2000年分别开展了4次全国结核病流行病学抽样调查，积累了宝贵的流行病学资料，为制定和指导全国结核病防治工作提供了科学依据。

掌握背景资料有3种途径：自己经验的总结；向有关专家请教；查阅文献资料。

3. 确定研究人群

全国第五次结核病流行病学调查是通过分层整群等比例随机抽样，根据整群抽样的计算方法进行计算，国家级流调点为176个，按每个调查点1 500人计算，国家级抽样人数约为26.4万人。

表3-5 全国第五次结核病流行病学调查点

省份	调查点数	省份	调查点数	省份	调查点数
北京	2	安徽	8	贵州	5
天津	2	福建	5	云南	6
河北	9	江西	6	西藏	1
山西	5	山东	12	重庆	4
内蒙	3	河南	13	陕西	5
辽宁	6	湖北	8	甘肃	4
吉林	4	湖南	9	青海	1
黑龙江	5	广东	12	宁夏	1
上海	2	广西	6	新疆	3
江苏	10	海南	1	全国	176
浙江	7	四川	11		

4. 暴露因素的测量

暴露(exposure)一词是流行病学上的术语，即我们所研究的因素或研究对象所具有的特征。暴露并不仅限于与研究对象有关的外界因素，同时也包括机体内部的因素，如遗传因素、内分泌因素和精神因素等。暴露又称研究变量。暴露必须有明确的定义和测量尺度，应尽量采用定量或半定量尺度和客观的指标。通常采用调查表记录、实验室检查、体检和其他手段来测量暴露。

5. 疾病发生的测量

在人群中进行现况调查时，应尽量采用简单、易行的技术和灵敏度高的方法。对疾病必须提前建立严格的诊断标准，标准要利于不同地区的比较。调查表、体检或一些特殊检查常联合应用。有时由于疾病系逐渐发生难于确定发作时点，或直到现况调查时才知道疾病存在。

对有恶化期或缓解期的疾病，重要的是询问没有症状或体征的人过去是否曾有过症状。

2010 年全国第五次结核病流行病学抽样调查对新发现肺结核患者的定义是，新发现肺结核患者为受检对象在流行病学调查期间被诊断为肺结核、自称以往从未被发现或被诊断、或既往已治愈但本次流行病学调查中又被诊断为活动性肺结核的患者(复发)。陈旧肺结核患者指受检对象在流行病学调查前已被诊断为肺结核，且疗程未满或未被治愈的肺结核患者。

三、横断面研究的资料收集

横断面研究的最基本内容是调查对象有无某种疾病或特征，并尽可能分级或定量。此外还需收集一些其他的数据，以便说明分布状况和控制混杂因子的作用。分析性的现况调查以研究病因为目的，所以还需调查对某些可疑危险因子的暴露情况。

(一) 收集资料的内容

1. 个人的基本情况

个人的基本情况包括受调查者的年龄(或出生日期)、性别、文化程度、婚姻状况、家庭人口数及其组成、家庭经济状况等。

2. 职业情况

具体工作性质、职务、从事该工作年限。

3. 生活习惯及保健情况

包括受调查者的饮食情况、吸烟历史及量、饮酒历史及量、个人对自我保健重视及开展情况、医疗保健条件、身体锻炼情况。

4. 妇女生育情况

若受调查者为女性，必要时调查某些疾病常需收集月经史、生育史、使用避孕药及激素的情况。

5. 环境资料

有时需收集生活环境和工作环境的某些数据，最好用定量指标表示。

6. 人口资料

由于需要计算患病率等，应收集抽样总体的人口数以及分组人口数等信息。

(二) 收集资料的方法

1. 常规登记、报告资料

疾病报告登记、体检记录、医疗记录或其他现成的有关记录。

2. 专题询问调查与信函调查

首先根据调查目的和疾病种类拟制调查表。调查过程中应注意调查对象“无应答”率，因其是影响数据的重要因素。一般认为调查的“无应答”率不得超过 5%，否则将会严重降低结果的准确性，造成无应答偏倚。

3. 临床检查及其他特殊检查的有关资料

全国第五次结核病患病率调查时，对所有调查对象进行 X 线胸片检查，并对胸部 X 线检查异常者和肺结核可疑症状者进行3次痰涂片和2次痰培养检查，分别获得活动性、菌阳和涂阳肺结核患病率。收集方法除了实验室检测获得重要数据外，还进行了深入细致的问卷调查。其调查及检测项目包括肺结核的患病率；结核病及肺结核的死亡率；防制措施及患者社会经济情况。

四、横断面研究资料的整理分析

1. 检查与核对

对原始资料逐项进行检查与核对，以提高原始资料的准确性、完整性，应填补缺漏、删去重复，纠正错误等，以免影响调查质量。

2. 资料的整理

按照卫生统计有关技术规定及流行病学需要来整理原始资料，如组的划分、整理表的拟订。

3. 拟定指标

该类研究常常计算患病率等指标，定量数据可计算其平均水平和离散程度等。

4. 分析结果

分析结果时，不同地区、不同时间的比较要注意资料的可比性，尤其是资料内部构成是否可比，否则应采用率的标准化方法。

5. 归纳推理

应用流行病学原理与方法，采用分类、分析、综合比较与各种归纳推理方法来研究分析疾病的规律性。

五、横断面研究结果解释

横断面研究资料经统计分析后，对其结果需作出解释。

1. 查明疾病分布

可根据疾病“三间”分布特征的结果，结合有关因素进行解释。全国第五次结核病患病率调查结果表明：2010年全国肺结核患病率与2000年相比呈现稳中下降的趋势，15岁及以上人群肺结核的患病率由2000年的466/10万降至2010年的459/10万，其中传染性肺结核患病率下降尤为明显，由2000年的169/10万下降到66/10万，10年降幅约为61%，年递降率约为9%。本次调查也反映出：①肺结核疫情地区间差异显著，西部地区传染性肺结核患病率约为中部地区的1.7倍和东部地区的2.4倍；农村地区患病率约为城镇地区的1.6倍。②肺结核患者耐药率为6.8%，与其他国家相比仍十分严重。③肺结核患者中有症状者就诊比例仅为47%，患者重视程度不够。④已经发现的患者规则服药率仅为59%，服药依从性有待提高。⑤公众结核病防治知识知晓率仅为57%，需要全社会共同参与结核病防治健康教育工作。

2. 对病因作初步假设

横断面研究可用来为定群研究及病例对照研究提供病因线索，但不能做因果联系分析。在大型调查中可把研究对象分为病例与非病例，从而比较两者的某些特征。

例 3.5 为了解当地肥胖、高血压、冠心病及糖尿病的患病率及体质量与这些疾病的关系。某高校对当地 45 岁及以上男性知识分子进行了不同体质量指数的测量，并调查这些人群的高血压、冠心病及糖尿病的患病率。研究结果提示肥胖、高血压、冠心病及糖尿病的患病率和体质量与这些疾病之间存在着某种关系，但由于该研究只收集同一时间断面上疾病状态和某些因素的资料，故不易确定因素和疾病的时间顺序关系，也就不能确定因素和疾病之间的因果关系。

表 3-6 某市 45 岁以上男性知识分子体质量指数与高血压、冠心病及糖尿病的患病率

体质量指数	调查人数	高血压		冠心病		糖尿病	
		患病数	患病率（%）	患病数	患病率（%）	患病数	患病率（%）
<20	106	8	7.55	5	4.27	2	1.89
20 ~	371	55	14.82	30	8.09	19	5.12
24 ~	232	47	20.26	23	9.91	14	6.03
26 ~	159	39	24.53	19	11.95	22	13.84
28 ~	103	38	36.89	17	16.50	7	6.80
合计	971	187	19.26	94	9.68	64	6.59

第七节 病例对照研究设计

一、病例对照研究的概念

病例对照研究（case-control study）又称回顾性调查，其基本原理是选择患有某特定疾病的患者作为病例，以不患有该病但具有可比性的个体作为对照，通过询问、实验室检查或复查病史，搜集他们发病前对某个（些）因素的暴露情况，比较两组中暴露率和暴露水平的差异，研究该疾病与这个（些）因素的关系。这里暴露是指研究对象曾经接触过某些因素，或具备某些特征，或处于某种状态，这些因素或状态即为暴露因素，它可以是有害的，也可以是有益的，也叫研究变量。病例对照研究基本模式见图 3-2。

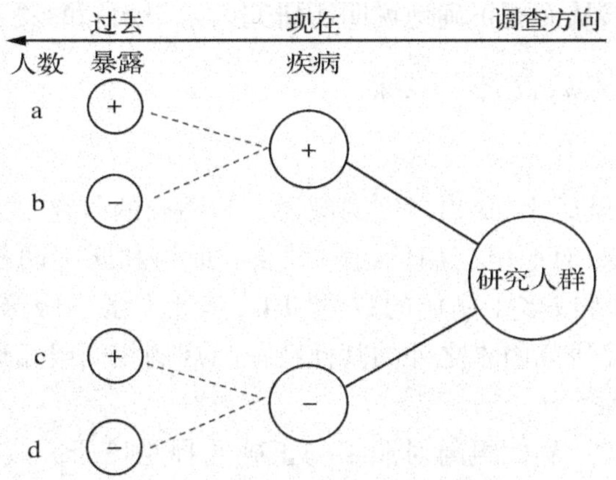

图 3-2　病例对照研究模式示意图

（一）病例对照研究的主要用途

1. 初步检验病因假设

在有病因假设的前提下，病例对照研究将可疑病因作为研究因素，其研究结果可以初步检验病因是否成立。

2. 提出病因线索

病例对照研究可以广泛筛选有关因素，经过分析提出病因线索，不过在没有任何病因线索的情况下，往往不首先使用回顾性调查，而是使用前述的横断面研究，只有当确定的寻找范围很局限时可以直接采用病例对照研究。如食物中毒的致病因素仅在发病前几餐食物中寻找就能得到结果，这时可以比较病例与非病例某段时间内进食的差别，从进食中逐一找到致病食物。

3. 评价疾病防治策略和措施的效果

在病例和对照之间比较接受某措施者所占的比例，若病例组接受某预防措施者明显少于对照组，或病例组中根本就没有人接受过该预防措施者，则可提示措施的效果是明显的。尤其对于发生率很低的疾病/事件，难以用随机对照试验（RCT）时较为适用。

（二）病例对照研究的类型

1. 成组病例对照研究

成组病例对照研究亦称成组比较法，按与病例组可比的原则，根据样本的大小，选择一定数量的对照，数量不需成严格的比例关系，但对照的数量应等于或多于病例。此外没有其他任何限制与规定。

2. 匹配病例对照研究

要求对照在某些因素或特征上与病例保持一致，目的是对两组进行比较时排除匹配因素的干扰。如以年龄作匹配因素，在分析比较两组资料时，可免除由于两组年龄构成的差别对于疾病和因素的影响,从而更正确地说明所研究因素与疾病的关系。

二、病例对照研究的设计与实施

1. 提出假设

在广泛查阅文献的基础上,提出研究的假设。有明确的研究目的,选择适宜的对照形式也是很重要的,一般说来,对照组与病例组的对照有成组和匹配两种形式,前者只要求对照的数量与病例的数量相等或多于病例的数量即可,其他因素不做严格要求。如果对照形式是匹配时,则要求对照除研究因素之外的其他特征与病例相同或相近,以增加可比性。

2. 病例的来源与选择

进行病例对照研究时,病例组与对照组的正确选择是该研究成败的关键。病例组足以代表人群中所有的某病病例,而对照组则能代表其所出自的总体(代表性)。病例的选择以社区来源为优,代表性较强,但是实际工作中不易得到。使用医院为来源的病例,可节省费用,容易获得,合作好,信息较完整、准确,但容易发生选择性偏倚。

(1) 选择医院患者　从某一所或若干所医院选择某时期内就诊或住院的某种病的全部患者作为病例,病例应符合统一的、明确的诊断标准。最好是新发生的(新诊断的)病例。因为一种病的全部病例不大可能都有进入某一所或几所医院的同等机会,能进入的只是其中符合条件(如病情的轻重、经济条件和特殊职业等因素)的那一部分,所以不要求能代表某时某地的全部病例,但应要求能代表产生病例的人群,即该人群只要发生该种病例均可能进入该院。这样,结果的普遍性虽受限,但真实性不受影响,而真实性是普遍性的前提。

(2) 选择某特定人群　以符合某一明确规定的人群在某时期内(一年或几年,视病例发生多少而定)的全部病例或当病例数过多时以其中的一个随机样本作为研究对象,其优点是选择偏倚比前一种来源的小,结论推及该人群的可信程度较高。

3. 对照的来源和选择

设立对照的目的在于估计病例与暴露的联系,如果存在联系时则病例组的暴露率可能会比对照组高,也就是设立对照是为比较疾病与暴露是否有联系提供一个基准水平。对照组选择的一般原则:① 不患所研究的疾病,但有暴露于研究因素的可能;②不患与研究因素有关的其他疾病,如研究吸烟与肺癌的关系时,不能以慢性支气管炎患者为对照,因为吸烟同时是这两种病的可能病因;③能以与病例相同的方法获取暴露资料;④干扰因素要与病例组具有可比性,如性别、年龄、居住地等;⑤尽可能设立多种对照。因此可以选择对照的来源一般为:

(1) 研究的总体人群或抽样人群中有代表性的非病例。

(2) 医院中患其他疾病的患者,其特点是代表性较差,但容易选择且有书面资料可供查阅;调查对象比较合作而且询问调查时对照者的心理状态与病例基本一致。实际工作中经常采用这类对照。为避免偏倚,应选择多科室多病种的患者作对照。如能选择多个医院,则偏倚更小。

（3）亲属、邻居、同事、同学等，代表性也较差，优点是对照者一般都比较合作。应注意此类对照者在某些环境和遗传因素方面可能与病例相似。病例的邻居、同事、亲属等作为对照，各种不同来源的对照要解决的问题不同，都各有其局限性。例如，邻居对照可控制社会经济地位的混淆作用，兄弟姊妹对照是考虑控制早期环境的影响和遗传因素的混淆作用（极端要求为用同卵双生子），配偶对照是主要考虑成年期环境的影响。

在实际工作中最常采用的方式是对照和病例都选自同一医院，因为理论上他们都来自该医院所服务的同一人群，而且对两者都可在相同的环境中进行调查，也易于合作。但是由于不同病种的患者入院的机会不同，有可能使本来与某病无关的特征在医院病例中表现出虚假的联系。为了减少这种偏倚发生的可能性，应该选取多种类型疾病而不是一种疾病的患者作对照。

4. 样本含量的估计

研究一种暴露与疾病的关系需要多大一个样本，也就是需要多少个病例和多少个对照，取决于 4 个因素：人群中暴露者的比例；假定暴露造成的相对危险度；要求的显著性水平 α；要求的检验效能（$1-\beta$）。

近似公式：

$$n=\frac{\left[u_{\alpha}\times\sqrt{2\,\overline{P}(1-\overline{P})}+u_{\beta}\sqrt{P_1(1-P_1)+P_0(1-P_0)}\right]^2}{(P_1-P_0)^2} \qquad \text{（式 3-8）}$$

当 α 取 0.05 时，$u_{\alpha}=1.96$；当检验效能取 90%，即 β 取 0.1 时，$u_{\beta}=1.28$。此时可用近似计算公式：

$$n=\frac{(1.96+1.28)^2\times\overline{P}(1-\overline{P})}{(P_1-P_0)^2} \qquad \text{（式 3-9）}$$

式中，P_0为研究因素在对照组中的暴露率，P_1为研究因素在病例组中的暴露率，$\overline{P}$为研究因素在病例组和对照组的平均暴露率。

例 3.6　通过大量调查已知一般人群中吸烟率为 48%，有研究表明吸烟与肺癌的相对危险度为 3.0，欲研究吸烟与肺癌关系，试估计成组病例-对照研究的最少样本量。

$P_0=48\%$，　$Q_0=1-P_0=52\%$，　$RR\approx 3.0$　$\alpha=0.05$，　$\beta=0.10$，

$u_{0.05}=1.96$，　$u_{0.1}=1.28$

$$P_1=\frac{P_0RR}{1+P_0(RR-1)}=\frac{0.48\times 3.0}{1+0.48(3.0-1)}=0.7347$$

$$\overline{P}=\frac{1}{2}(P_1+P_0)=\frac{1}{2}(0.7347+0.48)=0.6073$$

采用式 3-9 近似公式计算：

$$n=\frac{(1.96+1.28)^2\times\overline{P}(1-\overline{P})}{(P_1-P_0)^2}$$

$$=\frac{(1.96+1.28)^2\times0.6\,073(1-0.6\,073)}{(0.7\,347-0.48)^2}\approx41$$

5. 资料的收集

问卷调查、采样化验、实地查看、查阅档案等是调查研究资料获取的重要来源。通过设计调查表获取被调查人群的暴露与疾病的资料。我们以英国学者 Doll 和 Hill 进行的吸烟与肺癌的关系研究作为范例介绍如何进行回顾性调查收集资料、整理资料和分析资料。

例 3.7 Doll 和 Hill 于 1948 年 4 月至 1952 年 2 月,以伦敦及附近 20 所医院(后来又增加了一些医院)诊断为肺癌的住院患者为调查对象,在 4 年期间,凡上述医院新收入肺癌及胃癌、肠癌等患者时,即派调查员前往医院调查。每调查 1 例肺癌患者,同时配 1 例同医院同期住院的其他肿瘤患者作对照。吸烟与肺癌关系调查示意表如表 3-7 所示。

表 3-7 吸烟与肺癌关系调查示意表

编号________

一、一般情况

1. 年龄:________岁 □□
2. 性别:①男 ②女 □
3. 职业:①工人 ②农民 ③行政干部 ④医生或教师
   ⑤工程技术人员 ⑥经商或私营业主 ⑦其他 □
4. 文化程度:①小学以下 ②初中 ③高中或中专 ④大专以上 □
5. 民族:①汉族 ②少数民族 □

二、病史及诊断

1. 你曾否患肺癌:①有 ②无 □
2. 你曾否患其他癌症:①有 ②无 □
3. 诊断患癌部位:________
4. 医学确诊依据:①临床 ②X 线 ③手术 ④病理 □

三、吸烟史

1. 你有过吸烟史吗? ①有 ②无 □
2. 你吸烟多长时间?________年 □□
3. 你每天的吸烟支数:①<5 ②5~ ③15~ ④25~ ⑤50~ □
4. 你开始经常吸烟时年龄:________岁。 □
5. 你吸滤嘴烟吗? ①吸 ②不吸 □
6. 你吸烟到现在有多少年?________年。 □□
7. 你爱人是否吸烟? ①吸 ②不吸 □

调查者________ 调查日期____年____月____日

病例对照的调查应用统一的调查表，调查的项目完全相同。由专人进行调查，调查对照时应与病例一样力求详细准确，收集的资料用配对调查资料整理的方法进行统计分析，在资料分析之前或分组以后要测定对比病例组和对照组的均衡性，可分层测定，包括年龄、性别、职业、社会阶层、居住地区等，两组不应有显著差异。只有均衡性的两组才有可比性，如性别和年龄的均衡性测定见表 3-8。

表 3-8　肺癌组与对照组年龄、性别均衡性比较

年龄（岁）	肺癌组		对照组	
	男	女	男	女
25 ~	17	3	18	3
35 ~	116	15	113	13
45 ~	493	38	463	35
55 ~	545	34	526	31
65 ~ 74	186	18	177	17
合计	1 357	108	1 297	99

三、数据资料的整理与分析

流行病学统计学分析内容偏重于因素的效应估计与因果关联的分析。其中心内容是比较病例与对照中暴露的比例，由此估计暴露与疾病的联系程度，并估计差别与联系由随机误差造成的可能性有多大，特别要排除由于混淆变量未被控制而造成虚假联系或差异的可能，进一步还可计算暴露与疾病的剂量反应关系，各因子的交互作用等。病例对照研究的数据资料整理如表 3-9。

表 3-9　病例对照研究资料整理表

暴露或特征	病例	对照	合计
有	a	b	$a+b=n_1$
无	c	d	$c+d=n_0$
合计	$a+c=m_1$	$b+d=m_0$	$a+b+c+d=n$

（一）统计描述

病例对照研究描述了不同性别肺癌死亡与每日吸烟量（支/天）之间的关系（见表 3-10）。不同吸烟量人群在不同年龄组的肺癌患者死亡率可以用复式条图来表示（见图 3-3 和图 3-4）。

表 3-10 10 年内各年龄组平均每日吸烟量(支/天)与每年肺癌死亡率(‰)

性别	年龄(岁)	不吸烟	<5	5 ~	15 ~	25 ~	50 ~	调查人数
男	25 ~	0	0.03	0.13	0.12	0.17	0.52	61
	45 ~	0.14	0.59	1.35	1.67	2.95	4.74	539
	65 ~ 74	0	2.38	2.66	3.88	6.95	10.24	130
女	25 ~	0.006	0.04	0.03	0.13		–	9
	45 ~	0.09	0.06	0.34	1.19		–	39
	65 ~ 74	0.32	0.7	0.59	2.37		–	13

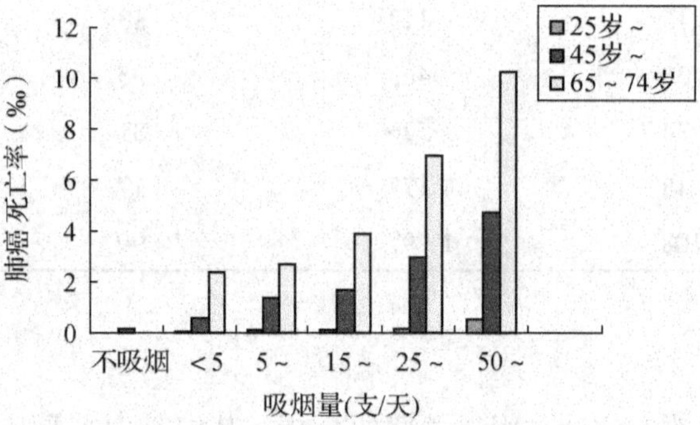

图 3-3 男性每日平均吸烟量与死亡率(‰)

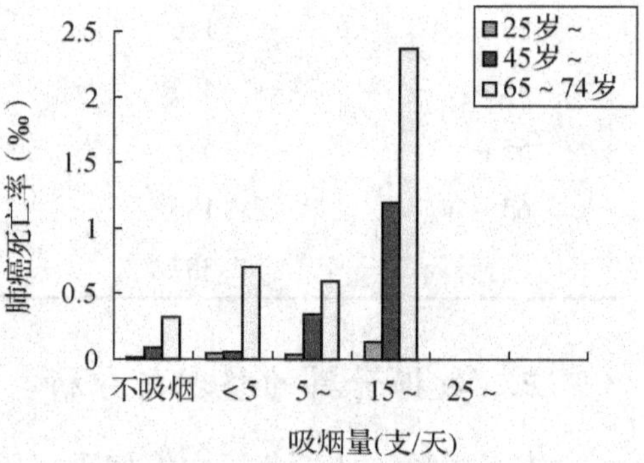

图 3-4 女性每日平均吸烟量与死亡率(‰)

(二)统计推断

每个暴露因素的发病与否可以整理成如表 3-9 四格表形式后再进行各种统计学分析。

表 3-11 吸烟与肺癌关系的病例对照研究

吸烟史	肺癌	对照	合计
有	688	650	1 338
无	21	59	80
合计	709	709	1 418

1. 进行 χ^2 检验

分析病例组与对照组两组的暴露率的差异有无统计学意义。若无统计学意义($P>0.05$),至此结束;若有统计学意义,并不表示暴露与结局间的联系强度。本例 $\chi^2=19.13$,$P<0.01$,有高度统计学意义。

2. 计算暴露与结局(疾病)的联系强度

病例对照研究由于不能直接计算出“率”,故不能计算相对危险度,用比数比(odds ratio,

OR)来表示暴露与结局(疾病)的联系强度,其意义等同于相对危险度 *RR*(参见本章第八节)。比数比是两个比数之比。比数(odds)是表示一个事件发生机会大小的一种指标。病例对照研究中可以计算暴露比数,在病例组是 a/b,在对照组是 c/d。两组比数之比称为比数比。

$$OR=\frac{a/c}{b/d}=\frac{ad}{bc}=\frac{688\times 59}{650\times 21}=2.97$$

$OR=1$ 说明疾病与所研究的暴露因素无关,暴露与疾病之间为“无”关联;

$OR>1$ 说明疾病的危险度因暴露而增加,暴露与疾病之间为“正”关联;

$OR<1$ 说明疾病的危险度因暴露而减少,暴露与疾病之间为“负”关联。

3. 计算总体 *OR* 的可信区间

OR 是用来估计总体暴露与疾病的联系程度,即暴露作用强度的一个点估计值(0 ~ ∞),但因为估计这个值受抽样误差的影响,最好同时算出可能包括真值(参数)的一个取值范围,表示以一定程度的正确性估计参数值所在的范围称为可信限或可信区间(confidence interval, CI),见式 3-10。如果总体 *OR* 的可信区间包括了无效值($OR=1.0$),说明该联系无统计学意义,现资料计算结果如下:

$$OR_L, OR_U = OR^{(1\pm 1.96/\sqrt{\chi^2})}$$

$$OR_L=2.97^{(1+1.96/\sqrt{19.13})}=1.83 \qquad (式 3\text{-}10)$$

$$OR_U=2.97^{(1+1.96/\sqrt{19.13})}=4.90$$

吸烟与肺癌关系的总体 *OR* 95% 可信区间为 1.83 ~ 4.90,因可信区间的上下限均大于 1,说明吸烟对肺癌具有危险性,至于说其危险程度有多高,可以参照表 3-12 判断标准。

表 3-12　*OR* 值大小的判断标准

OR 值的范围	联系性质和强度
0 ~ 0.3	强保护作用
0.4 ~ 0.5	中度保护作用
0.6 ~ 0.8	弱保护作用
0.9 ~ 1.1	无作用
1.2 ~ 1.6	轻度危害作用
1.7 ~ 2.5	中度危害作用
>2.5	强危害作用

4. 分层分析

病例对照研究在设计阶段可采用的控制混淆因素的方法有限制与匹配。限制是指对采用研究对象的范围加以限制,如混淆因素为列名变量(离散变量)可限定只采用某一类或几类对象(例如性别、职业、地区等),如为连续变量可限定只采用某一范围内(例如年龄组、段)的对象,就是为得到比较匀质的研究对象。如果一个因素在各对象间无差别或差别很小,它就不可能起到混淆作用,也就是得到了控制。可在分析阶段采用的控制混淆因素的方法有分层、标准化和多元分析。其中以分层分析最常用。分层分析是把人群根据某特征分为不同层次,如按性别可分为男、女,按年龄可分为 20~39 岁、40~59 岁及 60 岁及以上等,然后分别分析各层中暴露与疾病的关联。分层的因素是可能的混杂因素,通过分层可以调整这些因素的干扰。分层资料的整理如表 3-13。

表 3-13 病例对照研究分层资料整理表

暴露特征	i 层的发病情况		合计
	病例	对照	
有	a_i	b_i	n_{1i}
无	c_i	d_i	n_{0i}
合计	m_{1i}	m_{0i}	n_i

计算总的即各层 OR 的合并 OR。因其方法系 Mantel 与 Haenszel 两人所开发,所以通常记作 OR_{MH}。因在同一层内作为分层标志的因子对病例组与对照组的作用都是相同的,所以对所研究的暴露与疾病的联系便不会发生混淆作用。

(1) 按归纳表整理资料,先不分层,计算 χ^2 和 OR

(2) 按估计的混杂因素分层,计算 χ^2_{MH} 和 OR_{MH}

$$\chi^2_{MH} = \frac{[\sum a_i - \sum E(a_i)]^2}{\sum V(a_i)} \qquad \text{(式 3-11)}$$

式中,a_i 为各层四格表中的实际例数,$\sum E(a_i)$ 为各层四格表中的理论例数,$\sum V(a_i)$ 为各层四格表中的实际例数的方差值。

$$\sum E(a_i) = \sum m_{1i} n_{1i} / n_i$$

$$\sum V(a_i) = \sum (m_{1i} n_{1i} m_{0i} n_{0i}) / [n_i^2 (n_i - 1)]$$

$$OR_{MH} = \frac{\sum (a_i d_i / n_i)}{\sum (b_i c_i / n_i)}$$

(3) 判断有无混杂及其性质

OR(分层前)$\approx OR_{MH}$　无混杂存在,分层因素不是混杂因素

OR(分层前)$> OR_{MH}$　存在混杂且为正关联

OR(分层前)$< OR_{MH}$　存在混杂且为负关联

(4) 计算总体 OR_{MH} 的 95% 的可信区间

$$OR_L, OR_U = OR_{MH}^{(1 \pm 1.96/\sqrt{\chi^2_{MH}})}$$

(5) 注意事项　多个混淆因子如用分层法同时控制多个混淆因子,则分成的层数将很多(如年龄分5组,性别分2组,吸烟与否2组,一共就有20层)。在样本含量不是特别大的情况下,每层的人数将剧减,而且各层中病例数与对照数或与未暴露者数目的比例波动很大,可能出现只有病例而无对照或相反以及人数为零的层,以致统计效率降低,信息丢失。这时应采用多元分析法解决问题。现在借助电子计算机及软件包能使过去用手工计算很难进行的几种方法成为普及。多元分析法在样本不是极大的情况下可同时控制多个变量的作用而不影响研究效率。现在应用十分广泛的是多元 logistic 回归分析。

例 3.8　某地进行了一次食管癌病因的病例对照研究,共调查食管癌病例200例,人群对照776例。现分析其中饮酒与食管癌的联系,结果如表3-14。

表 3-14　饮酒与食管癌的联系整理表

饮酒史	病例	对照	合计
饮　酒	171	381	552
不饮酒	29	395	424
合计	200	776	976

$$\chi^2=\frac{(171\times395-381\times29)^2\times976}{552\times424\times200\times776}=85.76,(P<0.001)\qquad OR=\frac{171\times395}{381\times29}=6.11$$

可见饮酒与食管癌有很强的联系,但已知吸烟与食管癌也具有较强联系。为了分析饮酒与食管癌显示出的强联系是否可能与吸烟有关,或吸烟是否可能是一个混淆因子,可采用分层分析:按是否吸烟分为两组,再分析饮酒与食管癌的联系,结果见表3-15。

表 3-15　饮酒与食管癌在吸烟与不吸烟者的分层分析

吸烟者($i=1$)				不吸烟者($i=2$)			
饮酒史	病例	对照	合计	饮酒史	病例	对照	合计
饮　酒	102	190	292	饮　酒	69	191	260
不饮酒	20	138	158	不饮酒	9	257	266
合计	122	328	450	合计	78	448	526

(1) 先计算各层的 OR 及 χ^2

$$OR_{吸烟者}=\frac{102\times138}{190\times20}=3.70\qquad \chi^2_{吸烟者}=\frac{(102\times138-190\times20)^2\times450}{292\times158\times122\times328}=25.74$$

$$OR_{不吸烟者}=\frac{69\times257}{191\times9}=10.32\qquad \chi^2_{不吸烟者}=\frac{(69\times257-191\times9)^2\times526}{260\times266\times78\times448}=55.82$$

(2) 进行 χ^2 分层分析

$$\sum a_i=69+102=171$$

$$\sum E(a_i)=\frac{78\times260}{526}+\frac{122\times292}{450}=117.72$$

$$\sum V(a_i)=\frac{260\times266\times78\times448}{526^2(526-1)}+\frac{292\times158\times122\times328}{450^2(450-1)}=36.94$$

$$\chi^2_{\mathrm{MH}}=\frac{[171-117.72]^2}{36.94}=76.85$$

通过χ^2 检验可以判断 $P<0.001$,有高度统计学意义。

(3) 计算 OR_{MH}

$$OR_{\mathrm{MH}}=\frac{(69\times257)/526+(102\times138)/450}{(9\times191)/526+(20\times190)/450}=5.55$$

判断:由于分层前的 $OR>OR_{\mathrm{MH}}$,故可认为吸烟为该研究中的混杂因素,其干扰作用属于正关联。

(4) 计算 OR_{MH}的 95% 可信区间

$$OR_L=5.55^{(1-1.96/\sqrt{76.85})}=3.78$$

$$OR_U=5.55^{(1+1.96/\sqrt{76.85})}=8.14$$

由于 OR_{MH}的 95% 可信区间中不包括 1.0,说明分层分析后总 OR_{MH}值具有统计学意义。既使各因素间存在交互作用,去除吸烟这样的混杂因素后饮酒与食管癌之间还是存在着很强的联系。

四、病例对照研究中常见的偏倚及其防止

病例对照研究是一种回顾性观察研究,比较容易产生偏倚。这些偏倚可以通过严谨的设计和细致的分析识别、减少和控制。常见的偏倚有选择偏倚、信息偏倚和混杂偏倚。

1. 选择偏倚

选择偏倚是由于选入的研究对象与未选入的研究对象在某些特征上存在差异而引起的误差。这种偏倚常发生于研究的设计阶段。最常见的选择偏倚是伯格森偏倚(Berkson's bias),又称入院率偏倚。

控制选择偏倚的方法,主要是合理地选择病例与对照。若不能从整个总体人群中选择所有或绝大多数符合诊断标准的病例,则应尽可能地从各类医院中选取病例,从多科室多病种选择对照。

2. 信息偏倚

主要有回忆偏倚,其是病例对照研究的主要弱点,很难避免。但某些方法可在一定程度上检验回忆偏倚的大小。例如对同一个被调查者可前后多次询问,或者由不同的调查员询问,然后比较其结果。

3. 混杂偏倚

病例对照研究常遇到很多混杂因素,其可能掩盖或夸大研究因素与疾病之间的联系,从而使两者间的真正联系被错误的估计。控制的方法有 3 种:①用匹配法进行研究,将混杂因

素作为匹配因素;②分析时用分层分析法,按混杂因素进行分层;③进行多因素分析,如 logistic 回归分析等。

五、病例对照研究的优缺点

1. 优点

病例对照研究所需样本量小,病例易获取,因此工作量相对小,所需人力、物力较少,易于进行,出结果快;可以同时对一种疾病的多种病因进行研究;适合于对病因复杂、发病率低、潜伏期长的疾病进行研究;在某些情况下,还可以对治疗措施的疗效与不良反应做出初步的评价。

2. 缺点

病例对照研究易出现回忆偏倚;外部变量的控制可能不完全,混杂因素不好控制;选择对象时易出现选择性偏倚;暴露与疾病的时间先后难以判断;没有办法确定暴露组与非暴露组疾病的发病率;不适于研究人群中暴露比例很低的因素,因为需要很大的样本量。此外,病例对照研究不能计算暴露与无暴露人群的发病率,只能计算 *OR*。

第八节　队列研究设计

队列研究(cohort study)也称前瞻性调查(prospective study),是选定暴露及未暴露于某因素的两种人群,追踪其各自的发病结局,比较两者发病结局的差异,从而判定暴露因子与发病有无因果联系的一种观察研究方法。其研究模式如图 3-5 所示。

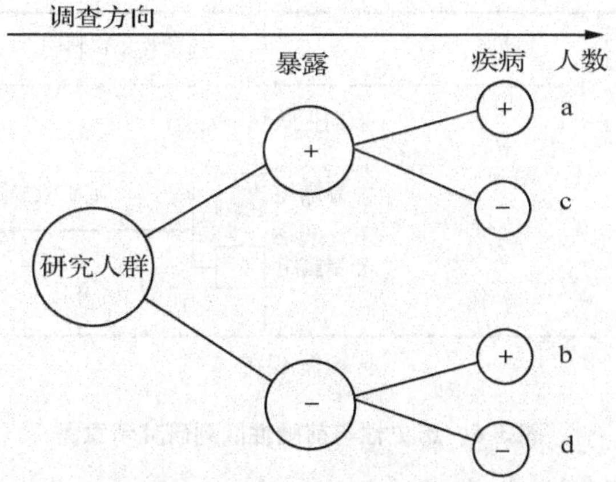

图 3-5　队列研究模式示意图

一、队列研究的基本概念

队列研究与病例对照研究方法是分析流行病学中的两种重要方法，它与病例对照研究一样，主要用于检验病因假设。使用这种方法可以直接观察到人群暴露于可疑病因因素后疾病的变化规律及其结局，通过比较暴露和非暴露人群发病率和死亡率的差别来确定危险因素与疾病的关系。队列研究的用途如下：

1. 检验病因假设

队列研究用来研究一种暴露与一种疾病的关联，但它也可同时观察某种暴露因素对人群健康的多方面影响，检验多个假说。

2. 描述疾病自然史

队列研究可观察到疾病的自然史，即疾病从易感期、潜伏期、临床前期、临床期到结局的整个自然发展过程。

3. 预防、治疗及预后研究

有时在随访人群中研究对象可能受各种因素的影响而自行采取一种与暴露致病作用相反的措施，出现预防效果，这种现象称为“人群的自然实验”。此外，队列研究还可研究某种疾病的长期变动趋势，为制订新的预防规划、治疗方案或康复措施提供依据。

二、队列研究的类型

根据怎样取得资料，队列研究可分为 3 种。3 种方法的示意图见图 3-6。

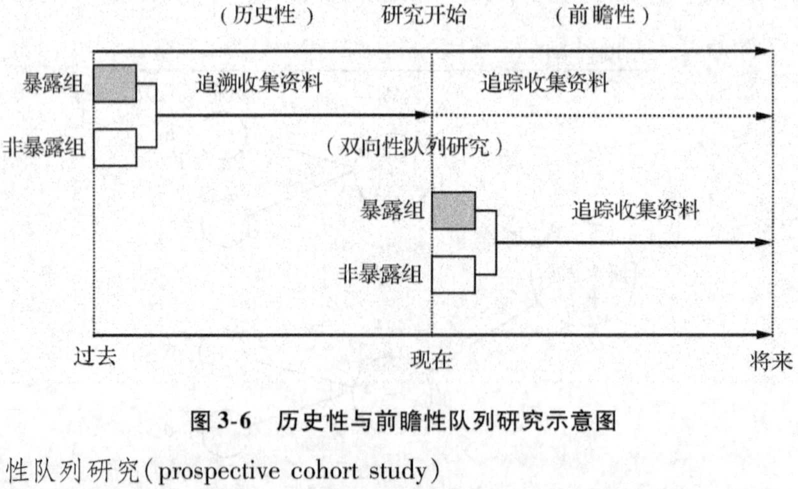

图 3-6　历史性与前瞻性队列研究示意图

1. 前瞻性队列研究（prospective cohort study）

研究开始时暴露因素已经存在，但疾病尚未发生，研究的结局要前瞻一段时间才能得到，这种设计模式称为前瞻性队列研究，它所需观察的时间往往很长，要对研究对象进行定期随访。这是队列研究的基本形式。

前瞻性队列研究最大的优点在于不论暴露或结局资料,研究者都可以亲自监督获得一手资料,偏倚较小,而且可根据在随访期间暴露的变动情况选用适当的新的检测方法和观察指标。这种研究设计类似于干预试验,在因果关系推断上作用较大,不过与干预试验相比较有两个区别:

(1) 干预试验严格执行随机分组的原则将研究人群分成试验组与对照组,队列研究的暴露组与非暴露组对象是在完全"自然的状态下"进行的研究。

(2) 干预试验对试验组对象人为施加了不同剂量的可疑因素以观察实验效应,而队列研究强调"自然的状态",研究者只是通过观察记录暴露剂量和发病结果。尽管如此前瞻性队列研究还是属于规模巨大的研究,需要观察大量人群并长期随访以获得相对稳定的发病率,经费开支巨大,整个研究的组织与后勤工作非常复杂。

2. 历史性队列研究(retrospective cohort study)

研究开始时暴露和疾病均已发生,即研究的结局在研究开始时已从历史资料中获得,研究对象的确定与分组的根据是研究开始已掌握的历史资料,这种设计模式即为历史性队列研究。这种研究方法无需等待疾病的发生,暴露和结局资料可在短时间内搜集完,并且可以同时进行,但应注意其观察性质仍属前瞻观察。

历史性队列研究在研究开始时,暴露和疾病均已发生,可迅速得到研究结果,大大节省了时间、人力和物力。因此这种研究适宜于诱导期长和长潜伏期的疾病,并且也常用于具有特殊暴露的职业人群的研究。但因资料积累时未受到研究者的控制,内容未必符合要求,所以历史性队列研究仅在具备详细、准确而可靠的文字资料的条件下才适用。比如具备医院的病历、出生记录、工厂的档案和车间的工作记录等资料。

3. 双向性队列研究(ambispective cohort study)

双向性队列研究也称混合性队列研究,即在历史性队列研究之后,继续进行一段时间的前瞻性队列研究。这种研究方法兼有上述两种方法的优点,在一定程度上弥补了二者的不足,但需完整的历史数据支持,在实际工作中可缩短研究时间。

三、队列研究的设计与实施

(一) 研究指征

队列研究能证实疾病的因果联系,但实施起来较为复杂,难度较大,因此应事先周密考虑一些问题,以提高工作质量和效率。

(1) 是否有明确的假设供检验,暴露因素是否已找准。

(2) 所研究疾病的发病率或死亡率是否不很低,如不低于5‰。

(3) 是否明确规定了暴露因素,有无把握获得观察人群的暴露资料。

(4) 是否明确规定了结局变量,如发病或死亡,有无确定结局的简便而可靠的手段。

(5) 有无把握获得足够的观察人群并将其清楚地分成暴露组与非暴露组。

(6) 观察人群能否大部分被长期随访下去并取得完整可靠的资料。有无足够的人、财物力支持此长期工作。

除上述前6点外,还应考虑是否有足够数量的完整可靠的记录或档案材料。对于一些不符合要求的记录,有无办法进行弥补或补充。

(二) 暴露的定义

队列研究是根据是否暴露于危险因素而对研究对象进行分组的,因此弄清楚暴露的含义才能准确把握队列研究。在流行病学研究中,暴露是指研究对象接触过某种致病因素或具备某种特征或行为。

暴露因素是泛指各种会影响人体健康的具体的物理、化学和生物因素。通常把导致疾病事件增加的暴露因素称为危险因素(或致病因素),把导致疾病事件降低的暴露因素称为保护因素。暴露因素的含义是相对的,它既可以是某种疾病的致病因素或保护因素,也可以是另一暴露因素的后果即疾病。例如,高血压是脑血管病的暴露因素,但它也可能是遗传或营养等其他暴露因素所产生的疾病事件。这种暴露因素的相对性取决于研究目的和研究者对暴露因素的认识水平。因此,在研究开始前应详细了解所要研究的暴露因素,并给予明确定义,定义越具体越好。例如,成年人高血压的标准是年龄大于等于18岁,舒张压大于95 mmHg(12.7 kPa)或收缩压大于等于150 mmHg(20 kPa)连续半年。总之,暴露因素须有明确的规定,包括暴露因素的性质、暴露的时间、频率、强度等。若将暴露因素定量,则应明确其单位。如不易获得准确的定量资料,可将暴露水平粗略地分级。

(三) 研究对象的选择

队列研究根据受暴露与否,将研究对象分为暴露组与对照组。研究对象的选择是关键步骤,要根据一定的原则进行。

1. 暴露人群的选择

(1) 一般人群 即一个范围明确的地区的全体人群或其样本,由具有不同暴露因素的个体组成。适用于同时观察多种暴露和多种疾病间的关系,若着眼于研究一般人群的发病情况,或暴露因素和疾病在人群中常见,不需要或没有特殊暴露人群,就可以选择一般人群作为暴露人群。如Framingham地区心脏病研究,该研究的主要目的是在一般人群中前瞻性的观察冠心病的发病率及年龄、性别、家族史、职业、文化水平、国籍、血压、血脂、体力活动、吸烟、饮酒等因素在冠心病发生发展中的作用。实际工作中,常选择有组织的人群团体,如机关、团体、学校或详细可靠的人群资料作为一般人群的特殊形式,提高收集随访资料的效率。

(2) 职业人群 某些职业中常存在特殊暴露因子,使职业人群的发病或死亡率远远高于一般人群,选择职业人群进行研究,便于证实暴露与疾病的联系。如研究联苯胺的致癌作用,选择染料厂工人;研究石棉致肺癌的作用,选择石棉作业工人等。

（3）特殊暴露人群　指具有特殊暴露经历的人群。如研究电离辐射的危险性选择原子弹爆炸后的存活者、铀矿工人或医疗过程中的暴露者（放疗后的人），特别是2011年日本大地震后受到福岛核电站核泄漏照射的工人及平民可以作为电离辐射的特殊暴露人群。

2. 对照人群的选择

队列研究结果的真实性依赖于是否正确选择了对照人群。选择对照组的基本要求是尽可能高的可比性，即对照人群除未暴露于所研究的因素外，其余各因素的影响或人群特征（年龄、性别、职业、民族、文化程度等）都应尽可能与暴露组相同，这称为齐同。对照人群大致可分为4种：

（1）内对照　在同一研究人群中的非暴露人群或具有最低暴露剂量的人群即为内对照。如研究某人群中吸烟与疾病的关系，不吸烟者或少吸烟者就是内对照。这是最理想的对照，除暴露因素本身外，其他因素可比性较强，研究偏倚较小。

（2）外对照　选择人口学特征与暴露组相似的另一个非暴露人群作对照，称为外对照。在以职业人群或特殊暴露人群为暴露组时，常需选择外对照。如以放射科医生为研究射线致病作用的暴露对象时，可以不接触或极少接触射线的五官科医生为外对照。

（3）总人口对照　用暴露人群所在地区的一般人群的发病率、死亡率或其他结局与暴露组相比较。这种对照统计资料容易得到，但比较粗糙，有时暴露与疾病的联系会被低估。实际应用时，常采用间接标化比（即用暴露组发病或死亡数与用总人口率算出的期望发病或死亡数求标化比）来代替两组率的直接比较。

（4）多重对照　即用上述两种或两种以上的形式同时作对照，以减少只用一种对照所带来的偏倚。

（四）样本大小的确定

与病例对照研究一样，队列研究的样本大小也取决于4个因素，即非暴露人群发病率P_0，暴露人群发病率P_1，显著性检验水平α，要求的检验效能（$1-\beta$）。

$$n=\frac{\left[u_\alpha \times \sqrt{2\overline{P}(1-\overline{P})}+u_\beta \sqrt{P_1(1-P_1)+P_0(1-P_0)}\right]^2}{(P_1-P_0)^2}$$

式中，$\overline{P}$为暴露人群与非暴露人群平均发病率。

例3.11　某队列研究欲分析放射线（暴露）与白血病的关系。已知一般人群白血病发病率是万分之一，放射线暴露者发病率为千分之一。设$\alpha=0.05$（双侧），$\beta=0.10$（单侧），求样本量。

已知：$P_1=1‰, P_0=1/10^4$　$\overline{P}=(P_1+P_0)/2=0.55‰$

$$n=\frac{(1.96\sqrt{2\times 0.000\,55\times 0.999\,45}+1.28\sqrt{0.000\,1\times 0.999\,9+0.001\times 0.999})^2}{(0.001-0.000\,1)^2}$$

$=14\,246.9\approx 14\,247$ 人

即暴露组和非暴露组各需观察 14 247 人，共 28 494 人。

在样本量确定时应注意：

1. 抽样方法

队列研究往往要从实际人群中抽取一定数量的样本。抽样方法与以前介绍的方法相同，即单纯随机抽样、系统抽样、分层抽样、整群抽样。要根据样本估计值和实际情况选择恰当的抽样方法，以提高样本的代表性。

2. 暴露组与非暴露组的样本比例

二者等量还是对照多于暴露，何者为优尚无定论，通常采用等量的做法。一般说来，对照组样本含量不宜少于暴露组。

3. 失访率

由于队列研究观察随访时间长，研究对象的失访在所难免。因此计算样本量时，应预先估计一下失访率，以扩大样本量，防止在研究后期因样本量不足而影响结果的分析。通常按 10% 来估计失访率。以计算出来的样本量再加 10% 作为实用样本量。上例中实用样本量应为 14 247/0.9 = 15 830。

（五）队列研究基本信息的收集

在队列研究开始实施阶段，必须获得三方面充分细致的基本信息，即与暴露有关的信息、与结局（疾病或死亡）有关的终点材料和与产生混杂作用有关的因素，为研究对象的分组、研究结局的判定以及各项资料的分析比较打下基础。获取这三方面基本信息的方式主要有：

（1）查阅记录或档案　如医院的病案，工厂的工作档案、工作日志等。

（2）访问研究对象或其他能够提供信息的人　了解对象的暴露史和疾病史及其他有关资料。

（3）对研究对象进行测定或检查　如测血压、尿糖、血脂，或做体格检查和结局疾病的检查等，后者是为了剔除已患结局疾病的不合格对象。

（4）有时需对环境做调查与检测　目的是确证一项暴露，如对水质进行化验，环境污染的检测，及食物成分的测定等。

（六）随访

队列研究资料的收集包括两个主要方面，即基础资料的收集和随访。随访期间由于种种原因某些研究对象脱离了观察，研究者无法继续随访他们，这种现象叫失访。失访会对研究结果产生影响。当失访率大于 10% 时，应采取措施对其可能产生的影响做进一步估计。若失访过多，如失访率达 20% 以上，则研究的真实性会受到严重怀疑。因此保证随访成功是队列研究成功的关键之一。

1. 随访的目的

（1）确定研究对象是否仍处于观察之中；

（2）确定研究人群中的各种疾病事件；

（3）进一步收集有关暴露和混杂因素的资料。

由此可见，随访的对象是所有研究对象；随访内容应与取得基本信息时的完全一样，其具体项目可视研究目的与设计而不同。

由于涉及人时数和发病密度的计算，每个研究对象开始随访和终止随访的日期都应明确规定。随访期的确定应以暴露因素作用于人体至产生疾病结局的一般潜隐期为依据。在随访中会碰到两种情况：①某研究对象出现了预期的结果（称为观察终点），此时就不再对该对象继续随访；②有的研究对象没有出现结局疾病，则对其坚持随访，直到规定的观察期结束（观察终止时间）。另一个应该确定的指标是随访的间隔。如果观察时间较短，在观察终止时一次搜索资料即可。反之需多次随访，其间隔与次数视具体情况而定，如 Framingham 地区冠心病随访研究每两年随访一次，历时 24 年。英国以医生为对象进行的吸烟与肺癌的队列研究，历时 20 余年，分别于 1957，1966 和 1972 年进行 3 次随访。

2. 随访的方法

（1）利用常规登记的人群和疾病资料随访。在某些发达国家，每个公民都有一个全国计算机联网的个人识别号，可查到有关就业、医疗、死亡等情况。在我国，可利用职工人事登记资料、肿瘤及传染病报告卡、死亡证明等。

（2）进行特殊安排的随访，如定期家庭访视、电话访问或信访等。必要时也可以进行健康检查、采样检测。随访人员应经过严格培训和考核。

（七）资料的整理与分析

由于队列研究观察时间较长，观察人数常处于变动中（例如迁移、失访或不合作、死亡等），有时研究对象进入队列的时间也不一致，因此，我们常需根据不同情况，将资料整理成不同的形式。

1. 累积发病率

当研究时间不长，研究人群的数量较多，人口比较稳定，资料比较整齐时，可用固定人口作分母来计算发病率，称之为累积发病率（cumulative incidence）。如从某年 1 月 1 日开始观察至该年底 12 月 31 日截止，全年内某疾病发病的累积总数除以该研究人群数，即得出某病的年累积发病率。当我们以累积发病率为指标来分析资料时，其资料整理模式见表 3-16。

表 3-16　累积发病率资料整理表

组别	发病	未发病	合计	发病率
暴露组	a	b	$a+b=n_1$	a/n_1
非暴露组	c	d	$c+d=n_0$	c/n_0
合计	$a+c=m_1$	$b+d=m_0$	$a+b+c+d=n$	

2. 发病密度

如果观察时间较长，难以做到人口稳定，如观察对象进入队列的时间不一致，由于迁移、死亡或其他原因造成失访等，则应以人时为单位来计算发病率。以人时为单位计算出来的率带有瞬时频率的性质，因此区别于累积发病率而称之为发病密度(incidence density)。对于应计算发病密度的队列研究资料，其资料整理和率的计算，除了将每个观察对象折算成"人时数"以代替"人数"，其余均与累积发病率相同，其资料整理模式如表3-17。

表3-17　发病密度资料整理表

组别	发病数	人时数(人年/月)	发病密度
暴露组	a	n_1	a/n_1
非暴露组	b	n_0	b/n_0
合计	$a+b=m$	$n_1+n_0=n$	

人时数的计算方法："人时"是观察人数与观察时间的综合指标。它是研究人群中所有个体暴露于所研究因素的时间的总和，即人数×每人暴露时间=人时数，时间可以是日、月、年中任何一种单位，通常多用人年。计算人时的方法很多，步骤也比较复杂，这里只介绍以个人为单位计算人年的方法。该方法较精确，但费时间，如样本不太大时，可用此法计算。

表3-18　3个研究对象的出生日期与进出研究时间资料

对象编号	出生日期	进入研究时间	退出研究时间
1	1927.03.21	1966.07.19	1977.09.14(迁居外地)
2	1935.04.09	1961.11.11	1973.12.01(死亡)
3	1942.11.12	1970.02.01	1981.01.01(观察结束时健在)

表3-19　3例人年的计算

年龄组(岁)	对象1 1927年3月21日出生	对象2 1935年4月9日出生	对象3 1942年11月12日出生	暴露人年
25～		61.11.11～65.04.08共3年4个月27天即3.41人年	70.20.01～72.11.11共2年9个月10天即2.78人年	6.19
30～		65.04.09～70.04.08共5.0人年	72.11.12～77.11.11共5.0人年	10.0
35～	66.07.19～67.03.20共8个月即0.67人年	70.04.09～73.12.01共3年7个月22天即3.65人年	77.11.12～81.01.01共3年1个月20天即3.14人年	7.46
40～	67.03.21～72.03.20共5.0人年			5.0

续表

年龄组（岁）	对象 1 1927 年 3 月 21 日出生	对象 2 1935 年 4 月 9 日出生	对象 3 1942 年 11 月 12 日出生	暴露人年
45 ~	72. 03. 21 ~ 77. 03. 20 共 5. 0 人年			5. 0
50 ~ 54	77. 03. 21 ~ 77. 09. 14 共 5 个月 24 天即 0. 48 人年			0. 48
累计	66. 07. 19 ~ 77. 09. 14 共 11. 15 人年	61. 11. 11 ~ 73. 12. 01 共 12. 06 人年	70. 02. 01 ~ 81. 01. 01 共 10. 92 人年	34. 13

3. 标化(发病)死亡比

队列研究最基本的测量指标是疾病发病或死亡率。直接用病例数与总人时数相除得到的粗发病率反映的是随访人群实际的疾病频度。但由于暴露组和对照组人群在人口构成(特别是年龄构成)上的差别,不能直接比较粗率,必须对其标准化。

在队列研究中通常是用标准化的发病或死亡的比值来代替率,即以标准年龄发病率或死亡率计算该观察人群的理论发病(死亡)数,再求实际发病(死亡)数与此预期数的比值,即得标化发病比或标化死亡比(standard morbidity ratio ,SMR)。当研究对象数目较少,发病率较低时,无论观察时间长短,都不宜计算率,而以 *SMR* 来代替。

$$SMR = \frac{\sum O_i}{\sum E_i} = \frac{\text{观察人群发病(或死亡)数}}{\text{标准人口预期发病(或死亡)数}}$$

式中,$\sum O_i$ 是观察人群各年龄组发病(或死亡)总数;$\sum E_i = \sum$[观察人群各年龄组人数 $N_i \times$ 一般人群的各年龄组发病率(死亡率)P_i]

例 3.9　计算某地研究人群发病率资料。

表 3-20　某地按不同年龄分布的研究人群发病率资料

年龄组	类型	一般社会人群	A 组观察人群	B 组观察人群
青年	病例	50	50	5
	人年数	100 000	10 000	1 000
	发病率(‰)	0. 5	5	5
老年	病例	400	4	40
	人年数	20 000	1 000	10 000
	发病率(‰)	2	4	4

(1) A 组观察人群(青年并老年)*SMR* 为

$$SMR_{(A)} = \frac{50 + 4}{10\ 000 \times 0.5‰ + 1\ 000 \times 2‰} = 54/7 = 7.71$$

(2) B组观察人群(青年并老年)*SMR* 为

$$SMR_{(B)}=\frac{5+40}{1\ 000\times 0.5‰+10\ 000\times 2‰}=45/20.5=2.20$$

应该指出,本例中A,B两组 *SMR* 值相差很大,并不是因为A组暴露因素的作用要比B组因素大(两组人群的青年发病率均为5‰,两组人群的老年发病率均为4‰),而是因为A组青年观察人群的构成比例远大于B组;B组老年观察人群的构成比例远大于A组;加上青年人群的发病率高于老年人所致。所以,若要比较不同暴露人群的发病率或死亡率应用直接标化法,而不能直接比较 *SMR*,这是该指标的一个局限性。

4. 两组资料的比较

检验暴露组与对照组的发病(死亡)率差别是否有统计学意义,可按四格表资料来处理,常用卡方检验。

例3.10 Cornfild应用队列研究方法,观察研究血清胆固醇水平对冠心病的影响。作者根据血清胆固醇水平,将1 329名40~59岁的男性人群分为两组。胆固醇水平等于或高于220 mg/dL为暴露组756人,胆固醇水平低于220 mg/dL为非暴露组573人。对两组人群随访观察6年,并记录该期间内两组人群冠心病发病人数结果如下:

表3-21 冠心病与血清胆固醇关系

血清胆固醇(暴露)	发病	未发病	合计
≥220 mg/dL(有)	72 (a)	684 (b)	756
<220 mg/dL(无)	20 (c)	553 (d)	573
合 计	92	1 237	1 329

$\chi^2=18.41(P<0.001)$,两组冠心病发病率差异具有高度统计学意义。

5. 暴露与结局(疾病)关联强度的测量

队列研究的最大特点在于可确证暴露与疾病的因果联系。通常用以下几个指标来表示这种联系的强度。首先,将资料整理成表3-16的模式,然后计算下列指标。

(1) 相对危险度(relative risk,RR) RR是用以说明暴露与疾病关联的强度及其在病因学上意义大小的指标。设 $I_e=a/n_1$ 为暴露组的发病率(死亡率),$I_0=c/n_0$ 则为非暴露组的发病率(死亡率)。

$$RR=\frac{I_e}{I_0}=\frac{a/n_1}{c/n_0}$$

RR 表明暴露组发病或死亡的危险是非暴露组的多少倍。*RR* 值的大小反映关联强度应根据的标准,可参考表3-22,工作中仍需根据实际情况 *RR* 值的可信区间来判断其意义。

表 3-22　相对危险度与关联的强度

相对危险度		关联的强度
0.9～1.0	1.0～1.1	无
0.7～0.8	1.2～1.4	弱
0.4～0.6	1.5～2.9	中等
0.1～0.3	3.0～9.9	强
<0.1	10～	很强

相对危险度是估价暴露与疾病关联的一个点估计值，用它直接估计关联强度大小误差较大。总体 *RR* 的 95% 可信区间计算公式为

$$RR_L, RR_U = RR^{(1 \pm 1.96/\sqrt{\chi^2})}$$

计算例 3.10 资料中相对危险度 *RR* 为

$$RR = \frac{a/n_1}{c/n_0} = \frac{72/756}{20/573} = 2.73$$

说明暴露组发生冠心病的危险度是非暴露组的 2.73 倍。

$$RR_L, RR_U = 2.73^{(1 \pm 1.96/\sqrt{18.41})} = 1.73, 4.32$$

RR 的 95% 可信区间的上限为 4.32，下限为 1.73。由于 *RR* 的 95% 可信区间中不包括 1.0，说明血清高胆固醇确实是冠心病患病的危险因素。

（2）归因危险度（attributable risk，AR）　AR 又叫特异危险度，表明暴露组与对照组发病危险相差的绝对值，即暴露者单纯由于暴露而增加的发病概率。如计算例 3.10 资料中特异危险度 *AR*。

$$AR = I_e - I_0 = \frac{a}{n_1} - \frac{c}{n_2} \text{或} AR = I_0(RR - 1)$$

$$AR = \frac{a}{n_1} - \frac{c}{n_2} = 9.52\% - 3.49\% = 6.03\%$$

说明高血清胆固醇组人群冠心病的患病率比低血清胆固醇组高出 6.03%。

RR 与 *AR* 同为估计危险度的指标，但其公共卫生意义不同。*RR* 说明暴露使个体比未暴露情况下增加相应疾病的危险程度，*RR* 是比值。*AR* 则是暴露人群比未暴露人群增加超额疾病的数量。如果暴露因素消除就可以减少患这个疾病的人群数量。下面以表 3-23 为例说明二者的区别。

表 3-23　吸烟者与非吸烟者死于不同疾病的 *RR* 与 *AR*

疾病	吸烟者 (1/10^5 人年)	非吸烟者 (1/10^5 人年)	*RR*	*AR* (1/10^5 人年)
肺　癌	48.33	4.49	10.8	43.84
心血管疾病	294.67	169.54	1.7	125.13

它说明吸烟对每个受害者来说，患肺癌的危险性比患心血管病的危险大得多，但就整个人群来看，吸烟引起心血管病的死亡率却比肺癌高。前者具有病因学意义，后者更有疾病预防和公共卫生上的意义。

6. 剂量反应关系的分析

队列研究可以取得某暴露不同等级的资料，可以用来说明疾病和暴露的剂量反应关系，能检验暴露作用效果趋势的一致性，以增加判断因果关系的依据（略）。

四、队列研究中的偏倚及控制

偏倚是影响流行病学研究真实性的重要问题。与其他类型的研究一样，队列研究也会由于研究设计的失误、资料获取的失真或分析推断不当而造成所获结论系统地偏离其真实值，即产生偏倚，从而错误地描述暴露与疾病之间的联系。因此，如果对偏倚的来源和产生原因有比较全面而深刻的认识，就有可能最大限度地减少偏倚的发生，提高研究的价值。

（一）常见的偏倚种类

1. 选择偏倚

由于选择研究对象的条件受限制或选择对象的方法有问题，而使研究人群中某个或某些非研究因素的分布与目标人群中该因素的分布不一致，造成研究结果偏离真实情况，就是产生了选择偏倚。选择偏倚发生的原因：最初选定参加研究的对象中有人拒绝参加；进行历史性队列研究时，有些人的档案丢失或记录不全；研究对象由志愿者组成，他们往往是较健康或具有某种特殊倾向或习惯的；早期患者，在研究开始时未能发现，如肿瘤早期；暴露与疾病的规定不明确，有时是执行得不严格等。在进行职业流行病学研究时，由于被选择作为暴露组的工人的健康状况优于一般人群，导致暴露组的发病率或死亡率低于一般人群，即发生了所谓的健康工人效应（health worker effect）。发生这种选择偏倚的研究常会低估暴露与疾病的联系。

2. 失访偏倚

队列研究的研究方法决定了它不可避免地要发生失访偏倚，因为在一个较长的随访观察期内，总会有对象迁移、外出、死于非终点疾病或拒绝继续参加观察而退出队列。这种偏倚实质上与选择偏倚相同，即使研究人群与目标人群的人群特征发生了偏差，但它是在追踪随访过程中出现的。一般而言，一项研究的失访率最好不超过 10%，否则其结论的真实性值得怀疑。

3．信息偏倚

在收集和整理有关暴露和疾病的资料时所出现的系统误差称为信息偏倚。它主要取决于调查的内容、受调查者的素质和合作程度，以及资料收集过程中的质量控制好坏。引起信息偏倚最常见的情况有：测量仪器不精确，检验技术不熟练；被调查者故意谎答或不应答；医生诊断偏严或偏松；调查者询问技术不当而诱使被调查者做某一倾向性的回答；长期随访时，使用的调查方法或诊断标准不一致，从而导致错误分类偏倚。

4．混杂偏倚

在对某病的病因学研究中，当对所关心的某种暴露因素与这种疾病之间的联系定量估计时，由于其他外部因素的影响，致使暴露与疾病之间联系的真实性被歪曲，联系强度被放大或缩小，这种歪曲联系强度的作用被称为混杂作用（confounding effect）。产生混杂作用的外部因素称为混杂因子（confounder 或 confounding factor）。混杂作用是在研究的设计阶段未对混杂因子加以控制或分析资料时未能进行正确校正所致，混杂偏倚在研究中可以避免和控制。混杂因子既是疾病的危险因素，又与所研究的暴露因素之间存在统计学联系，且它不是暴露因素与疾病因果关系链上的中间变量。混杂偏倚正是由于混杂因子、暴露因素和疾病三者之间的内在关系造成的，当混杂因子在暴露组与对照组中的分布不均衡时就会产生混杂偏倚。性别、年龄和吸烟是最常见的三个混杂因子。

（二）偏倚的控制

控制、避免偏倚的发生是研究各种偏倚的最终目的。根据偏倚产生的不同原因可采用相应的办法加以控制。

1．选择偏倚的控制

严格按规定的标准选择对象，尽量使暴露组与对照组的人群特征相近，尽量使用敏感的疾病早期检查技术。

2．失访偏倚的控制

主要靠提高研究对象的依从性。在尽量减少失访的基础上，对失访者和已随访者的特征做比较分析，从各种途径了解失访者最后的结局，并与已随访者的最后观察结果做比较，有助于正确估计研究结果的正确性。

3．信息偏倚的控制

依靠精确的测量，同等地对待每个研究对象，提高调查诊断技术，明确各项标准，严格按规定执行，可有效地减少信息偏倚的发生。

4．混杂偏倚的控制

在研究者有能力识别混杂因子的前提下，研究设计阶段可采用限制研究对象的选择条件和匹配的方法来控制；分析资料阶段利用分层分析、标准化和多因素分析对混杂偏倚加以控制。

五、队列研究的优点和局限性

1. 优点

（1）研究人群定义明确，选择性偏倚较小。

（2）由于是前瞻性的，有可能使测量暴露的方法标准化，以减少观察者、对象和技术变异而引起的误差，又由于事先不知道谁将发病，信息偏倚较小。

（3）可以直接计算暴露组和非暴露组的率，从而计算出 *RR* 和 *AR* 等反映疾病危险关联的指标，可以充分而直接地分析病因的作用。

（4）有可能观察到暴露和疾病在时间上的先后顺序。

（5）有助于了解人群疾病的自然史。有时还可能获得多种预计以外的疾病的结局资料。

（6）可按暴露水平分级，从而有可能观察到剂量反应关系。

2. 缺点

（1）不适于发病率很低的疾病的病因研究，因所需对象数量很大，难以达到。即使是研究常见病，仍需大量对象，才能获得暴露组与对照组之间有意义的差异。

（2）需要长期随访，对象不易保持依从性，容易产生各种失访偏倚。

（3）研究费时间、人力、物力，其组织与后勤工作相当艰巨。

（4）研究者虽然可预先根据暴露与否进行分组，但有时难以控制暴露以外的其他特征在两组中的分布，而造成混杂偏倚。

几种观察性研究设计方法的优缺点比较见表 3-24。

表 3-24　几种观察性研究设计方法的优缺点比较

方法学特点	横断面研究	病例对照研究	队列研究
样本组成	暴露者、现患者或存活者	确诊的病例与非病例	无病个体
分组标准	患病与暴露	患病或未患病	暴露或未暴露
时间顺序	横断面	回顾性（从果推因）	前瞻性（从因到果）
比较内容	暴露者的患病情况或患病者的暴露情况	病例与对照过去的暴露情况	暴露者与未暴露者发病或死亡情况
计算指标	患病率、暴露率	暴露百分比、*OR*	发病率或死亡率、*RR*、*AR*、*PAR* 等
优点	获得结果迅速；获得基线资料	样本小、获得结果快；费用低；无失访；可同时研究一种 *D* 和多种 *E* 的关系；可用于少见病研究	暴露资料较正确；可计算发病率和 *RR*；可同时研究一种 *E* 和多种 *D* 的关联
缺点	因果时间顺序不易确定；不适用于病程短、死亡快的疾病和少见病	样本代表性差，对照选择不易得当；多回忆方便，仅能计算 *OR*	需要大样本和长期随访；费用高；失访问题多；不适用少见病

（孙　蓉）

第四章　临床试验

第一节　临床试验概述

临床试验(clinical trial)是一种医学研究的方法,属于临床流行病学实验研究的范畴。通过成功的临床试验能科学地评价药物、疗法和预防性干预措施的效果及不良反应,并使试验结果外推到总体患者或总体人群。临床试验是在研究者与研究对象(患者或非患者)密切配合下进行的,而研究对象所具有的临床特点、病情、病程、心理状态、经济地位和周围环境等因素各不相同,构成了不同疾病或同一疾病在不同患者中的临床状况的复杂性。临床资料的来源是患者的病史、体征、症状、实验报告及某些特殊检查的结果。这些资料是否真实可靠呢？这直接关系到临床研究和诊治的质量。

狭义的临床试验是指药物,尤其是新药在人体进行的Ⅰ期到Ⅳ期新药临床研究,目的是获得新药在人体的药代动力学参数及评价新药临床应用的疗效、适应证和安全性。医学科学领域首次引入观察性临床研究见于希波克拉底的著述,提出不仅要依靠合理的理论,也要依靠综合推理的经验,动物实验结果并不能证实在人体的效果,因此药物实验应当在人体进行。1898 年丹麦医生 Fibiger 发表了著名的血清治疗白喉的半随机对照临床试验。1948 年,在英国医学研究会领导下开展了世界上第一个临床随机对照试验(Randomized Controlled Trial, RCT),肯定了链霉素治疗肺结核的疗效。至此 RCT 在临床各学科迅速展开应用,根据临床研究依据来处理患者的观念已经形成,大样本、多中心的 RCT 取代了以往分散、个别的观察性研究和临床经验总结。

一、临床试验发展史

第一个时期,20 世纪初至 60 年代,药品从无管理状态到药品临床试验管理体系逐步形成。标志是 60 年代发生了一起震惊世界的反应停(thalidomide tragedy)事件。反应停是一种镇静药物,被广泛用于治疗妊娠引起的呕吐,但实际上这一药品严重阻碍胎儿四肢的发育,导致婴儿出生时严重形体缺陷,被称为海豹肢畸形。由于当时欧洲各国对药品临床试验没有严格的要求和管理,所以该药未经临床试验就在欧洲和一些国家上市并被广泛使用。

数千名服用这种药品的怀孕妇女生出相同的畸形胎儿时仍未能引起注意,致使 20 多个国家上万个这样的畸形胎儿出生。这一震惊世界的惨案,使世界各国政府充分认识到必须通过立法来要求药品上市前必须经过评价安全性和有效性的临床试验,并赋予药品监督管理部门审批新药的权力和行使强制性监督检查职能的重要性。

第二个时期,20 世纪 70 年代至 80 年代,各国药品临床试验规范化和法制化管理逐步形成。这一时期,世界各国已十分重视药品上市前的临床试验,要求生产者提交药品安全性及有效性的证据,并赋予药品监督管理部门进行新药审评的权力。通过实施药品安全性和有效性临床试验,由药品监督管理部门对药品申报进行审核,世界上一些发达国家逐步发现了药品临床试验中的方法科学性、数据可靠性及伦理道德等方面存在的各种问题。世界各国均先后制定和颁布了各自的药物临床试验管理规范。这些管理规范原则一致,但具体细节不尽相同。

第三个时期,20 世纪 90 年代至今,药品临床试验管理国际统一标准逐步形成。世界卫生组织根据各国药品临床试验管理规范,制定了适用于各成员国的《WHO 药品临床试验规范指导原则》,并于 1993 年颁布。我国药品监督管理局 2007 年 10 月 1 日开始执行的《药品注册管理办法》中规定,除了应按规定进行动物药理试验、毒性试验等基础试验外,还必须进行 4 期人体试验。药物的临床试验(包括生物等效性试验)必须经过国家食品药品监督管理局批准,且必须执行《药物临床试验质量管理规范》。

二、临床试验的目的及适用范围

(一) 了解某种药或疗法的实际效果

在临床实际工作中,治疗同一种疾病往往有多种药物或多种疗法可供选择,临床医生总希望选择疗效高、不良反应小、患者容易接受的药物或治疗方法。临床试验可以通过严密的试验设计从而得出究竟哪种药物或疗法的实际效果较好,以及影响疗效的因素有哪些,从而得出科学的结论。

(二) 新药的临床试验

研究前期指实验室实验和临床前动物实验,即从这些动物实验和试管内利用器官、组织、细胞、亚细胞或分子作为受试对象的体外实验获得药效学、药代动力学和毒理学的初步信息,证明新药的有效性和可能适用于人类,确定大概剂量后,才进行新药开发,在人体进行临床研究。临床研究可以分为 4 期:

1. 临床Ⅰ期

临床药理学毒理学研究是解决药物对人的安全问题。试验一般在志愿者身上进行,观察人体对于新药的耐受程度和药物代谢动力学,受试对象一般不少于 20 ~ 30 例。实验目的是:

(1) 药代动力学(pharmacokinetics) 观察药物在人体内的作用机制,如药物在人体内的吸收速率和程度、在体内重要器官（如肝、肾、心血管、肠胃道、内分泌系统等）的分布和维持情况、代谢、排泄的速率和程度等及药效学、耐受性和安全性。

（2）最大耐受剂量（maximum tolerated dose）　最大的安全剂量，观察受试者接受各个不同剂量时的反应。

（3）生物利用度（bioavailability）　生物利用度是研究药物的活性成分被生物吸收进入血液循环的速度和程度，为制定给药方案提供依据。

2. 临床Ⅱ期

临床Ⅱ期是小规模的药物效果和安全性研究，受试人数较Ⅰ期多，一般不少于100例，但仍然是少量例数的临床前期试验。其目的是初步评价药物对目标适应证患者的治疗作用和安全性，这一期试验需要对每一个患者进行严密观察，观察最大耐受剂量以下的剂量范围，找出具最佳疗效、没有或可接受的不良反应的相应剂量范围，进而确定最佳剂量，以及评价效果。另一方面是考虑治疗可行性，例如疗效得益是否超过可能产生的不良反应或毒性；服用方法、开发成本等的细节安排。目的是筛选出有效药物，排除无效或毒性过大的药物，决定应否继续进行研究。

3. 临床Ⅲ期

临床Ⅲ期的目的是进一步验证药物对目标适应证患者的治疗作用和安全性，评价利益与风险关系，最终为药物注册申请获得批准提供充分的依据。该期试验为全面的疗效评价，采用多种形式，包括随机盲法对照临床试验，其研究设计更严格，一般都要设计盲法以减偏倚。目的和方法与Ⅱ期相似，确定研究药物的有效性和安全性、受益和相对危险度，扩大对照，除了设立安慰剂对照外，还与市面上公认的标准疗法作对照，比较两者疗效、不良反应发生率及严重程度。通常需要至少两个严格对照项目（除了用于癌症、艾滋病等）。要求样本含量一般不少于300例。选择需要接受治疗的患者，以确定临床效用。受试者还包括特殊人群，以观察普遍耐受性，例如老年人和儿童，他们的代谢率和排泄率均有所降低。

4. 临床Ⅳ期

本期试验是在新药上市后的实际应用过程中加强监测，是由申请人自主进行的应用研究阶段。其目的是考察在广泛、长期使用条件下药物的疗效和不良反应；评估其远期疗效；评价在普通或者特殊人群中使用的利益与风险关系，考察对患者的经济与生活质量的影响；改进给药剂量等。药物上市销售后的一般性广泛使用，可能出现从前没被发现的安全性问题。有些罕有、严重的潜在不良反应，要在很大的样本含量中才能被发现，或只影响某些特殊人群，也有些不良反应要在长期服用后，才慢慢显现。受试对象一般不少于2 000例。

（三）预后判断（详见第七章）

（四）病因学研究

通过临床试验，来发现特定疾病的病因。例如通过给坏血病患者补充维生素C使之症状得到改善，最终明确造成坏血病的病因是缺乏维生素（详见第五章）。

三、临床试验的特点

（一）以患者为研究对象

临床试验是以患者为研究对象，必须在保证患者安全的前提下进行试验；要获得患者的知情同意，满足医学伦理学的要求；同时还要求研究对象的诊断必须准确，从而减少偏倚。因此，临床试验设计要求非常严密，实施难度较大。

（二）随机化分组

1. 随机化目的　减少偏倚，使两组的其他干扰因素均衡可比；便于统计学处理。

2. 随机化原则　①患者和医生都不知道患者应进入哪一组；②患者和医生均不能以上一个患者已经被分到哪一组来推测下一个患者应进入哪一组；③患者进入试验的顺序是通过随机方法求出来的，有清楚的操作过程。

（三）人为给予干预措施

临床试验属于一种干预性研究，治疗措施本身就属于人为的干预性措施，治疗目的在于人为地干预疾病的自然病程，疗效评价就是评价干预的效果。干预措施的提出应有科学或实践的依据，必须保证人体的安全。做药物试验前，必须明确规定药物的药名、生产厂家、产品批号、含量、纯度、配制方式、用量、用法、有效期等。必须保证干预措施对研究对象的安全性。

（四）必须设立均衡可比的对照组

有比较才能有鉴别，这是临床试验的原则，也是科学研究的一项基本要求。临床试验要求在试验开始时，对照组与实验组两组在有关的观察指标和效应指标等必须相当近似或可比，及两组的基线（base-line）保持一致，从而保证可比性。也就是说，只有基线相同，这样结局变量在两组之间的差别才能归之于干预措施的效应。在试验中，如果不设对照组，就很难排除治疗措施以外的干扰因素对疗效判定的影响，如疾病的自然缓解、自愈倾向、安慰剂效应等，从而导致错误地估计治疗措施的效果。

（五）前瞻性研究

临床试验是给予干预措施后，对研究对象随访跟踪一段时间，前瞻性观察病人的结局，与前瞻性队列研究相似，但与普通队列研究相比，其设计要求更严格，试验观察过程更谨慎、细致，对影响干扰效应的因素控制也更严。进行临床试验时，由于患者几乎不可能同一时间进入，只能逐个进入试验组或对照组。但必须有一个明确的起点，使之进入研究时所处的状况尽可能保持一致。

第二节　临床试验设计与实施

临床试验的质量和水平的高低，一方面受其选题的限制，另一方面如何保证研究工作的可行性和科学性是成功的关键。这正是一个优秀的科研设计所要达到的要求。

一、确定研究目的

试验设计的意义在于用比较经济的人力、物力和时间，得到较为可靠的结果。试验研究的目的要求不同，人、地、时各种条件的差异，再加上在进行现场试验研究时，所遇的干扰因素比实验室中多，且不易控制。因此，要通过临床试验得到科学的、可靠的结论，就必须制订严密的试验设计方案。在设计方案中应包括试验各个阶段的评价方法，即对试验进行设计评价、实施过程评价以及结果评价。

临床试验的研究目的是根据临床实际工作的需要，确定是进行不同治疗措施的比较还是对某新药的疗效进行评价。临床试验的最终目的在于治疗疾病、减轻症状或是延长生命，属于三级预防的内容。试验的目的性需要非常明确，一次试验最好只有一个目的。目的不明确或太多会影响临床试验的精度。

二、试验对象的选择

在临床试验设计中选择研究对象是一个重要问题，应慎重对待。临床试验是选择某病患者作为研究对象，所以应规定明确的诊断标准以选择患者，避免将未患所研究疾病的人或患其他疾病者选入，有时将病情严重程度诊断错误，都会导致偏倚。

（一）诊断标准的确定

由于试验对象均为某病患者，因此，对该病必须有公认的明确的诊断标准和比较客观的诊断指标，尽可能按国际疾病分类标准（如 ICD10）或是全国性学术会议规定的诊断标准来选择患者，因为这些标准具有权威性，以便得出的结果能与他人的结果进行比较并推广应用。如果研究的疾病尚无公认的诊断标准，研究人员可自行拟订。此时应尽量采用客观指标，如病原学、实验室结果等，并且要对指标的灵敏度和特异度进行分析。

1. 纳入标准

符合诊断标准的患者也未必都选作研究对象，如患者年龄太大或过于体弱。应根据研究工作的目的，在诊断标准的基础上制订入选标准。此项标准应规定适当，如太高，将增加选择研究对象的困难，太低，又可影响研究工作的真实性。在制订纳入标准时应考虑：①研究对象具有代表性，在所选患者的年龄、性别、病型、病情方面要符合研究目的的要求。②所选研究对象对处理的反应较敏感，以利于实验容易取得预期的结果。在临床上，尽可能选择新发病例作为研究对象，一些老病例及重症患者对药物的疗效反应可能较差。③在医学研究中，研究对象应是自愿参加试验并签署知情同意书者，以减少伦理道德问题。

例如，在使用某一新型钙离子拮抗剂用以治疗冠心病心绞痛的疗效研究中，显然纳入的对象必须是冠心病伴有心绞痛的患者，但并不是所有的患者都符合研究目的的要求。例如规定纳入对象的标准为年龄在 65 岁以下，心电图有缺血型 ST-T 变化以及本人愿意参加试验等。

2. 排除标准

为了避免试验中的一些已知和未知的不良因素对研究对象的伤害，临床试验设计时还应规定排除标准，即有些患者虽符合诊断标准，但仍不能选作研究对象。如该患者同时患另一种可影响本试验效果的疾病时，就不宜选作研究对象。此外，选中的患者也不宜同时患其他病情险恶的疾病，因为这样的患者可在研究过程中死亡或因病情恶化而被迫退出。再者，已知研究对象对药物有不良反应时也不应将之选入，因此钙离子拮抗剂用以治疗冠心病心绞痛的疗效研究排除标准为心肌梗死性心绞痛，心功能Ⅲ级及Ⅲ级以上者，严重心律失常者以及血压水平低于 100/50 mmHg 者等。再如用呋喃唑酮治疗消化性溃疡做双盲对照研究时，规定了研究对象入选标准为"因上腹痛或上消化道出血就诊，并经胃镜证实为活动性溃疡"的患者。

（二）选择研究对象的注意事项

在临床试验设计时，试验对象的选择直接关系着试验结果的好坏。另外，在选择试验对象时，要注意科学性和可行性之间的矛盾，尽量同时满足二者的要求。

1. 入选的研究对象能从科研中受益

如评价药物的疗效，研究人员应清楚地掌握该药的作用机理、适应证、禁忌证或敏感菌株等资料。这样就可选入敏感菌株感染的患者，而使后者受益，从临床试验角度来说也可获得阳性结果。

有关选择新旧患者问题应具体分析。一般来说在常见病、多发病的研究中要尽可能选择新发病患者作为研究对象，因为陈旧患者难以充分反映药物的疗效。若检验或估计新药的特殊疗效，可选择经多种方法久治未愈的患者，这样可较易判断疗效，因其本身就是一个历史对象。至于罕见病，因新病例数较少，在临床试验中不得不选入一些陈旧患者。

2. 研究对象的代表性

从临床试验出发，要求选入的研究对象在病型、病情以及年龄、性别等方面具备某病的特征，即代表性强，这样试验获得的结论将具有明显的实用价值。若代表性差，科研结果的适用范围将受到限制。例如 1967 年美国退伍军人管理局的抗高血压治疗试验中，只包括那些充分合作并能坚持治疗到底的未患继发性高血压和尿毒症的男性患者，这项工作组织严密，结论获得公认，但它只说明抗高血压药在最好条件下治疗高血压是有益的，或许不适用于一般高血压患者，如女性高血压患者。

若一项治疗措施的机理目前尚难肯定，或其机理不是单一的，可引起多种效应，此时应选择多种类型的研究对象。如根据个人的具体情况进行体育锻炼降低冠心病发病率或死亡率的临床试验，其机理可能是增强心脏功能，减轻体质量，健全的意志或其他未知的作用所致。此时就要从不同性别、年龄、文化程度、职业和病型的患者中选择研究对象，否则就不能全面反映体育锻炼的效应。

3. 选择依从性好的患者

为了获得准确的结果,研究人员通过观察和谈话以了解患者的情况,从中选择那些能够服从试验安排并坚持合作的患者作研究对象,若不依从患者的数量较大,研究结果就会出现误差。

4. 志愿者问题

在各个国家中,很多人出于崇高的目的和为医学献身的精神愿意作为志愿者接受试验,但毕竟这部分人是少数,大部分志愿者是出于经济困难或自身患病求医心切等原因参加试验。这些人群作为试验对象可对研究结果产生影响,甚至可出现假阳性应答。由于志愿者代表性较差,多数学者对这样的结果持慎重态度。

5. 选择性偏倚

选择性偏倚是选择的患者不能代表总体而仅代表部分患者所产生的误差,其效应将受具有不同疾病特征的构成比例(或称为对效应敏感者的比例)的影响。

三、处理因素的设立

(一) 处理因素的性质

前已述及,处理因素(即研究因素)是研究人员人为施加给研究对象(患者)的,在临床试验过程中,处理通常就是治疗。广义地讲处理因素可以是生物学因素、理化因素,也可以是患者所具有的某些特征,如年龄、性别等也可作为研究因素。随着医学的进展和医学模式转向"生物-社会-心理医学模式",人们逐渐认识到除外界环境的物质因素外,病因尚包括人体内环境各种有害因素,如某些遗传因素,还包括体内外环境共同作用下产生的心理因素,如目前已有不少资料表明A型性格的人易患冠心病。因而,可以认为人的心理状态可能是某些疾病的发病因素。

(二) 处理因素的强度

任何性质的因素都有一个量的问题,在临床试验中称作研究因素的强度。研究人员在设计一项临床试验时必须慎重考虑这个问题,如在试验过程中试验药物的批号、剂量、疗程等应当一致,手术和操作的熟练程度,护理程序和内容也都应当自始至终保持稳定,否则会影响结果的准确性。在设计时要注意掌握研究因素的使用强度,过大则可使研究对象受到伤害或在临床实践上无法使用,过小则难以出现预期的效应。以观察药物疗效为例,使用的剂量应在最小有效剂量和最大不中毒剂量范围之内。

此外,在试验设计时还要充分考虑用药的途径,用药的时间间隔等。这些均可对药物(研究因素)的强度产生影响。

(三) 处理因素的实施

一般说来,经过阅读文献和开展小规模的预试验就可以找出使用研究因素的适宜强度,并在此基础上制订出使用常规和制度。在正式试验中一般不允许变动,称作标准化。这样可使研究因素的强度始终一致，获得的资料可比，对论证研究因素与出现效应之间的关联较为有利，但在临床实践中，由于病情的变化，使标准化方法有时难以实施。

在使用常规中，还应规定具体的使用方法。以化学药物为例，应规定药名、生产厂家、批号、有效期限等。由于中草药的情况复杂，在使用时要规定其种属、产地、收获季节、炮制方法、每日次数、每日剂量等。

临床试验实施过程中，拟订的标准化措施有时未被遵守，以至于试验无法进行。在疾病的症状有所缓解，体征有所改变或在试验的后期，上述情况容易出现，所以在设计中要规定及时发现和克服这种情况的方法。

四、效应指标

临床试验是通过研究因素在研究对象身上产生效应来验证或说明研究成果的。可以说临床试验基本的研究结果只有运用恰当的指标才能表现出来。

（一）制订效应指标的观察方法

试验设计阶段研究人员要制订效应指标具体的观察方法，如观察标准、观察次数、各次间隔和观察期限，还应制订记录表格和登记方法。

（二）效应指标的选择

1. 指标的关联性

选用的指标需与临床试验所要回答的主要问题有密切的关系，即所选用的指标是否能客观地反映干预措施的临床效应，与本次试验的目的有本质上的联系，称作指标的关联性。试验的目的不同，选用的指标亦不同。例如某次临床试验目的是要考核某药物有无预防冠心病的作用，从专业理论上可知高血脂是发生冠心病的危险因素，降低血脂可以减少冠心病发病的危险。因此血脂作为评价预防冠心病效应指标在专业上是可行的，但是如果临床试验目的是评价冠心病患者有无治疗效果，用血脂作指标就不合适了，因为血脂的高低与冠心病的预后并无必然的联系。

2. 指标的客观性

指标的客观性是指那些不易受主观因素影响的，并能客观记录的指标，如实验室结果、放射诊断结果等。主观指标是靠研究对象回答或研究人员自行判断的指标，如研究对象陈述某些症状（如疼痛、不适等）或研究人员通过观察获得的结果。这些指标易受主观因素的影响，其可靠性较差。另外，尽管有些指标虽是客观指标，但主观因素却可影响试验效应，所以必须采用盲法设计来避免。在临床试验设计中，应尽量少用主观指标，多用客观指标。

3. 指标的可行性

在考虑到上述选择临床试验指标的几点要求外还要注意选择的经济性和指标的可行性，如在评价输卵管堵塞病人复通术的效果时，为了解术后输卵管的通畅情况，可选用输卵管子宫碘油造影或腹腔镜下通美蓝。这两种方法的灵敏度和特异度均较高，但前者较为经济且操作相对简单而且对患者造成的创伤小，所以临床试验中应该优先考虑。

4. 指标的灵敏度和特异性

灵敏度和特异性在很大程度上取决于指标的检测方法和手段。指标的灵敏性是指能如实地反映研究对象效应变化。指标的特异性是指检测的专一性。指标的关联性和特异性是性质不同的两个概念，但两者密切相关，有关联性的指标并不一定是特异的。事实上临床实践中有不少指标就不是特异的，如胎儿血清甲种球蛋白在诊断原发性肝癌上有较大的价值，但它并不是一个特异指标。

（三）效应指标的测量

1. 效应指标的类型

根据指标的测量方法，效应指标分为 3 种类型，即定量指标、半定量指标和定性指标。一般而言，定量指标是用客观的测量方法获得的定量数据，产生观察性偏倚较小；定性指标是用定性的方法获得的，若依靠主观判断来定性计数，则易产生偏倚；半定量指标则介于两者之间，表现为等级资料。

2. 效应指标的数量

一项临床试验中究竟要使用多少个效应指标没有具体规定。这要根据研究工作的目的以及目前医学发展水平而定。由于人是一个复杂的有机体，患病后既有生物学上的改变，又有心理和社会学等方面的变化，效应可从不同方面表现出来。从这个意义来说，效应指标可有多种，但并非使用的指标越多越好。如果测试指标选择过多会增加假阳性错误的概率，有时也会影响疗效测试的真实性。因此选择指标应尽量做到少而精。

3. 效应指标的实际意义

选择临床效应指标时，还应考虑到测量的经济成本、损伤性和可接受性等问题。在选择效应指标时要注意无效指标。在对人类免疫缺陷病毒阳性患者的检测中，通过观察 CD4 细胞计数来监测艾滋病的进程。CONCORDE 试验是比较 HIV 阳性但无临床症状的患者早期和晚期使用齐多夫定治疗的疗效的一项随机对照试验。以前的研究显示，早期开始治疗可使 CD4 细胞计数下降缓慢（已经有证据表明 CD4 细胞计数随 AIDS 病程的进展而下降）。据信，较高 CD4 细胞计数可以反映出生存机会的改善。然而，CONCORDE 试验显示尽管治疗组 CD4 细胞计数下降更缓慢，但两组 3 年生存率相同。这个结果证实了怀疑这种替代终点指标有效性的学者们以前发出的警告。在该领域随后进行的研究试图找到一个与真正治疗价值有关的替代终点指标，即延迟从无症状 HIV 感染到临床 AIDS 的进展，以及延长发病后的生存时间的指标。应用多元回归分析，美国研究者发现几项指标的结合如 CD4/C29 细胞百分比、疲劳程度、年龄、血红蛋白浓度才是预示病程的最好方法。

近些年来，在评价疗效时倾向于使用多项指标进行综合评价，以减少单一指标可能带来的偏倚，但指标不能过多，否则会增加工作量，易出现测量错误导致的偏倚。

4. 注意测量偏倚和测量顺序

测量偏倚亦称为信息偏倚(information bias),指由于诊断标准和效应指标评价的定义不明确,或测量不准确而产生的误差,无论是临床症状、体征的观察还是临床实验室检查,其测量的可靠程度都将影响效应。另外,在试验组和对照组标本的测量顺序上应有相同的机会(随机化,见后述)。

五、干扰因素

临床试验的效应,除了受研究因素影响之外,还受到混杂因素的影响。干扰因素在试验过程中也会起作用,有时会掩盖处理因素对效应的真实情况。研究只希望观察真实的处理因素效应,因此,对于混杂的控制,是研究人员必须要考虑的问题。常见的控制方法:一是设计时加以控制,如对照的设立,随机化的实施等;二是用统计学分析手段控制。

六、设立对照组

临床试验要解决的问题是有无疗效及新药和新的疗法是否安全,试验要想得到这样的结论只有将某种治疗措施与其他治疗方法比较,才能了解其优劣。因此设置对照是科学地评价一项治疗措施的首要原则。

(一) 设置对照的意义

1. 区分处理因素与干扰因素的效应

效应不一定是处理因素引起的,有可能是干扰因素的影响。对照的基本要求是除了对处理因素做有计划的变化外,试验组与对照组的其他条件应尽量保持一致,以减少混杂因素的干扰和影响(使两组的影响相互抵消),便于正确地评价实验因素的效应。例如某些急性自限性疾病,像上呼吸道感染或胃肠炎等,患者即使不治疗也可因其自然转归,症状消失而自愈。在慢性非自限性疾病中,其自然史也会出现缓解、复发、缓解和活动的交替过程,如系统性红斑狼疮,在用药物治疗该病时,若未设对照组,则极易将疾病的缓解误认为是药物的疗效。

2. 消除霍桑效应和安慰剂效应

(1) 霍桑效应(Hawthorne effect) 多在一些对新药或新疗法的临床试验中产生。由于研究对象在试验过程中受到许多特别的关注,而他本身对新药或新疗法也充满希望,从而过多地报告治疗反应好的结果,而实际疗效并非如此,这种由于受到别人的关注而导致的人为夸大客观效果的现象称为霍桑效应。只有设立对照组,使不采用新药的对照者也受到同样的关注和重视,最终通过比较来消除此效应。

(2) 安慰剂效应(placebo effect) 安慰剂是指与试验药物在外形、颜色和气味等方面相同但不含有效成分,也无不良效应的制剂。在患者信任的情况下给予安慰剂,由于患者的心理作用变化,可以使近 1/3 的人感到原有的不适症状有所减轻,这就是所谓的安慰剂效应。

曾经有人用安慰剂作为止痛药给患者服用,有效率达70%左右。只有通过设立对照,才能消除这种非特异性的安慰剂作用,从而将真正的药物特异性的治疗作用显现出来。

3. 克服效应向均数回归(regression to the mean)现象

患者的某些效应指标在初试时或初次就诊时往往处于较高的异常水平,在未给予医学干预的条件下也可能回复到正常水平,这属于一种自然回归现象。如果这些患者在首次发现异常后,即给予治疗,而且按随后的测量值评价疗效,那么即使治疗无效果,也可能表现为病情好转,这就是向均数回归现象所导致的误差。如果有对照组,则可克服这种误差。

4. 确定治疗的毒副反应

在评价药物临床试验中,部分患者出现不同程度的异常反应是常见的。临床医师应能正确地判断上述反应是疾病本身的表现还是药物的毒副反应,这只有与对照组比较才能做到。国外学者曾开展一项研究以观察安妥明、烟酰胺等降脂药对冠心病患者的长期疗效。服药过程中一部分患者出现心律失常,因未同时设置对照,研究人员仅根据上述资料无法判断异常症状是疾病的自然现象,还是药物的不良反应,设置后则发现服上述两种降脂药组与对照药组心律失常发生率分别为33.3%,32.7%和28.2%。经统计学处理显示前两种药心律失常发生率与对照组的差异无统计学意义。这样就可以排除安妥明、烟酰胺等降脂药有明显心律失常发生的不良反应。

5. 研究偏倚效应(bias effect)

在临床试验中以下几种人为造成的偏倚可以使真实、客观的效应扭曲。偏倚包括选择偏倚、测量偏倚和混杂偏倚。临床试验中,除研究因素外,研究对象所具备的其他因素如年龄、性别、疾病类型、病程、严重程度和治疗经历等均可作为混杂因子影响疗效。为了尽可能控制混杂因子对效应指标的影响,得到真实可靠的结果,常采用配对试验设计方法,使某些混杂因子在试验组与对照组达到基本均衡。某些观察性研究不能用配对设计方法,可选用其他设计方法。如多因素设计方法加以处理,以估计每个处理因素与重要的混杂因子各自对效应指标的独立作用或交互作用。

混杂因子非常复杂,有些是已知的,有些是未知的,有些是可测量的,有些是不可测量的,要想人为地完全控制它们几乎是不可能的。人体疾病的发生发展趋势与转归,不仅受机体的生理、心理和疾病的自然因素的作用,而且还受社会因素的影响。

无论对照组,还是试验组的受试对象,都需确立观察指标或测量指标的统一标准,疾病的诊断、观察时间或随访时间、记录方法都须有统一标准。干预措施仅对试验组的效应指标产生作用,而上述各种非处理因素所产生的影响对对照组和试验组都是平等、均衡的。可想而知,如果不设置对照组,就根本无法确定干预措施在试验组的效应中所占的分量,因而仅凭试验组中计算出来的这些评价指标是不够的,也是不可信的。

（二）对照的种类

1. 同期随机对照（concurrent randomized control）

同期随机对照即对试验组和对照组的试验效应同时进行。此种对照可以有效地排除时间因素对试验结果的影响。按随机化方法将研究对象分为研究组和对照组，同时分别给他们试验治疗措施和安慰剂（安慰剂对照）或不给予任何措施（空白对照）或者给予目前认为是已知的标准疗法（标准对照）。观察一定期限后，比较试验和对照两组的疗效以便做出正确的结论。

这种对照类型的优点是研究组和对照组除了接受的研究因素外，其他因素如临床特征、预后在两组间基本一致。其次是能消除研究人员或患者在患者分组上的主观因素，即减小了选择偏倚，使研究结果具有说服力。

2. 非随机同期对照（non-randomized concurrent control）

这种类型的临床试验设计是由主管的医师实施分配，或在协作科研中按不同医院加以分组，即一所医院作为对照组，依然实施现行疗法，而另一所医院作为试验组推行新疗法，经过一段时间后比较两组的疗效。这种设置对照的方法简便易行，也易为患者和医师接受。主要缺点是不同医院收治的患者在基本临床特征与主要预后因素分布上不均衡，缺乏可比性，致使临床试验的结论会产生偏倚。该类型的试验并非真正意义上的实验性研究，称为类实验研究。

在国外，有学者组织 22 所医院对长期争论未决的抗凝剂能否降低急性心肌梗死病死率问题进行研究，共有 2 330 名患者参加研究。根据医师的临床判断将患者分为接受和不接受抗凝剂治疗组，研究人员发现前者病死率较后者低，即 8.3% 比 27.3%（$P<0.001$）。说明抗凝剂治疗有效。后经查阅研究资料，发现未接受抗凝剂治疗对照组的患者年龄较大，60 岁以上的患者占该组的 65%，而试验组中高龄患者仅为 43%；对照组未接受抗凝剂患者住院后 48 小时病死率高（12.2% 比 1.9%），说明对照组患者可能在病情预后因素上与试验组存在系统误差，运用非随机同期对照去除类似的系统误差后仍然得到抗凝剂可以降低心肌梗死病死率就提高了这一结论的正确性。

3. 历史性对照（historical control）

该对照是一组患者（研究组）接受新疗法，将其疗效与以前某个时间用某种方法治疗的同类型患者（对照组）的疗效加以比较，这是一种非随机、非同期的对照研究。如某病于一段时间内，自然病程、诊断方法、诊断标准和治疗水平比较稳定或变化不大，并注意两组患者在临床特征、预后等因素差别较小，对照的资料来自文献和医院历年来的资料（不同个体间比较），也可以是试验对象本人以往治疗的效果（自身对照）。

该对照的优点：①易为患者接受，也符合医德；②省钱、省时间。其缺点：①不少文献资料缺乏研究对象有关特征的记载，有的医院病历资料残缺不全，难以判断对比两组是否可比；②由于科学的进展，诊断手段的改进，使得一些轻型或不典型患者得到早期诊断，再加上医学技术的进步,使得对比两组疗效上的差别并不完全反映不同疗法的差异,从而使研究结论不正确。因此对自然病程非常了解的疾病用此型对照较为合适。此外所用的历史性对照资料与当前研究工作的时间间隔越久,可靠性就越差。例如评价心血管疾病监护室(CCU)在治疗急重型心血管疾病中的作用,把监护室建立以前的急性心梗患者病死率(约25%)同CCU建立以后急性心梗患者病死率(15%)相比较,将其病死率下降全归功于CCU的设置结果,这显然是不完全恰当的。因为除CCU建立外,心血管疾病治疗的各方面情况都发生了日新月异的变化和进步,如血清酶测定、冠状动脉造影诊断、核素扫描和连续心电图监测、新疗法的应用、降低胸痛患者入院标准等。由于这些改变,病死率下降也应考虑其分母中增加了轻型患者及新的疗法的进步,而不只单纯是从其分子中减少了死亡者计算的病死率。

(三)良好对照的标准

1. 同步

同步是指试验组与对照组同时进行(相同的时间),还包括如果两所医院合作研究,甲院的患者按照随机化方案分到试验组和对照组,乙院的患者按照相同的随机化方案分到试验组和对照组,这是多中心临床试验的基本要求。

2. 均衡

均衡是指除了研究因素(处理因素)之外,影响效应指标的主要干扰因素(混杂因素)在试验组和对照组间要达到均衡,具有可比性,也称为基线可比。

七、随机化

随机化就是机会均等,包括随机抽样、随机分组和随机测量等3个方面。设计中随机化所起的作用避免主观因素的参与;打破原来实验对象排列的系统性,以控制系统误差;对于实验中一些意想不到的因素起平衡作用;它是统计推断的基础。本章重点讨论临床试验的随机分组如何实现。临床试验中应用的随机化方法通常有以下几种:

1. 单纯随机化分组(simple randomization)

可将研究对象以个人为单位用掷硬币(正、反两面分别指定为试验组和对照组)、抽签、使用随机数字表等方法进行分组,也可采用系统随机化法,即用现成的数据(如研究对象顺序号、身份证号、病历卡号、工号、学号等)交替随机分配到试验组和对照组中去。随机分组后,当样本较大时,每组不完全相等,一般可进行试验研究,当样本量较小时,每组内个体数量相差较大,则需要再重新随机分组,直至达到预定的均衡要求。

例4.1　将20例患者随机分为试验组和对照组,每组10例。先将实验对象编号,如将20名患者编成1,2,3,…,20;再从随机数字表上抄写20个数字,本例以附表2第2行的"19"为起点,向右连续抄取20个数,如表4-1第2行所示。事先规定将随机数小的10个归为试验组(甲),随机数大的10个归为对照组(乙)。即第1,2,3,6,9,11,13,15,18,19号患者归为试验组,其余患者归为对照组。

表 4-1 20 名患者单纯随机法分组

患者编号	1	2	3	4	5	6	7	8	9	10	11	12	13	14	15	16	17	18	19	20
随机数字	19	36	27	59	46	13	79	93	37	55	39	77	32	77	09	85	52	05	30	62
分组	甲	甲	甲	乙	乙	甲	乙	乙	甲	乙	甲	乙	甲	乙	甲	乙	乙	甲	甲	乙

2. 区组随机化(block randomization)

比较适合临床科研中入选患者分散就诊的特点。根据研究对象进入试验时间顺序,将全部病例分为数目相同的若干区组,每一区组内病例随机分配到各研究组,以避免两组间人数差异过大。

例 4.2 在以 4 人为一区组的随机化分配中,试验组(T)和对照组(C)可以有以下 6 种排列,即 TTCC,CCTT,CTCT,TCTC,TCCT,CTTC。假设 T 为奇数,C 为隅数,通过随机数字表附表 2 第 9 行,如查到第 1 个数字为 15(T),第 2 个数字为 39(T),第 3 个数字为 25,第 4 个数字为 70(第 3、第 4 不需要使用,第 3、第 4 例只能是对照了),则该组排列为 TTCC。第二组查随机数字表第 10 行,第 1 个数字为 58(C),第 2 个数字为 71(T),第 3 个数字为 96(C),第四个数字为 30(不需要使用,第 4 例只能是试验组了),这组排列为 CTCT。再查第 11 行,第 1、第 2 个数字分别为 57 和 35,第 3、第 4 不需要使用(第 3、第 4 例只能是试验组了),则该组为 TTCC。以 TCCT 以此类推,根据所需要样本数,可以得出一系列 4 个字母为一组的排列,将它们连起来,在本例中排列为 TTCC,CTCT,TTCC……根据此序列给药物编号,即 1 号为试验组,2 号为试验组,3 号为对照组,4 号为对照组……(见表 4-2)

表 4-2 区组随机化法分组(4 例为一区组)

药物编号	1	2	3	4	5	6	7	8	9	10	11	12
随机数字	15	39	无需	无需	58	71	96	无需	16	76	无需	无需
分组	T	T	C	C	C	T	C	T	T	T	C	C

区组随机化的优点:①有利于保持组间例数的均等;②有利于保持组间的可比性。区组随机化的缺点:如果不是双盲试验,同时研究者又知道区组的含量大小,则很容易事先知道每一区组最后一名患者的分组去向,而导致选择性偏倚或期望性偏倚。

3. 分层随机化(stratified randomization)

为了减少重要的干扰因素可能在两组分布不均匀,对可能产生混杂的因素进行分层(如年龄、性别、职业等),然后在每一层内进行随机分组,这样每一层内的同质性比较好。在实际工作中只能选出几个(最好是 2~3 个)对治疗效果(效应)影响较大的特征(干扰因素),如性别、年龄、病情、临床类型等,然后按这几个特征把所有研究对象分成若干层,再在各层内分别进行单纯化随机分配。

4. 整群随机分组(cluster randomization)

按社区或团体分配,即以一个家庭、一个学校、一个医院、一个村庄或居民区等为单位随机分组。这种方法比较方便,但必须保证两组资料的可比性。该方法一般应用于社区干预试验。

八、足够的样本含量

样本的大小体现了设计所要求的重复原则,即一种疗法仅对个别患者有效并不足以证实该疗法对大多数患者有效,只有当样本量达到一定数量时,其研究结果才具有推广意义。

由于个体间差异的存在,只要是用样本反映总体,则不可避免地存在抽样误差,样本数愈大,误差可愈小;但样本数过大,病例不易获得,且使工作量太大,工作不易细致,甚至造成不必要的浪费。所以在研究开始前应确定一个适中的样本大小。

(一)决定样本大小的因素

1. 试验组和对照组预期的率,或预期的均数及标准差,如治愈率、血压下降值等,可从以往研究结果或预试验中估计。两组的差异越大,则所需样本量越小,反之,则所需样本量越大。这些数据可以根据以往的研究结果或者是预试验(pilot study)的结果来估计。

2. 临床试验设计要求的精确度。要求的精确度越高,样本量就越多,反之就可少些。

3. 检验的显著性水平(第一类错误),即出现假阳性错误的概率 α。α 水平由研究者自行确定,通常要求 α 等于 0.05,有时也可要求等于 0.01。取 0.01 时,所需观察的人数比 0.05 时为多,即要求的显著性水平越高,所需样本量就越大。

4. 把握度($1-\beta$)(β 为第二类错误),即检验效力,如果两总体之间有差异,研究者有($1-\beta$)的把握得到有差异的结论。把握度定得越高,所需的样本量越大。

5. 单侧检验或双侧检验

单侧检验比双侧检验所需样本量小。如果肯定试验组的效果好于对照组或只检验试验组效果是否优于对照组时,就用单侧检验;当不能肯定试验组与对照组哪一组效果好时,即可能试验组优于对照组,也可能对照组优于试验组时,用双侧检验。

(二)临床试验估计样本含量

1. 样本均数与总体均数的比较(或配对比较)

若效应指标为定量资料,其设计为配对设计或单样本设计,进行 t 检验比较所需样本量配对有多种形式,最常用的是将患者按其特点的相似性配成对子或同一患者试验前后做配对,即自身对照。这种配对比较可比性好、偏倚小和所需样本量较小,样本含量按式 4-1 计算。

$$n=\left[\frac{(u_\alpha+u_\beta)\sigma}{\delta}\right]^2 \qquad \text{(式 4-1)}$$

式中 n 为所需样本含量;σ 为总体标准差,可用样本标准差作为估计值;δ 为研究者预期达到试验前后某指标的变化差值；u_α 和 u_β 是标准正态离差。当 $\alpha=0.05$ 时，$u_{0.05(双侧)}=1.96$；$u_{0.05(单侧)}=1.645$；$\beta=0.1$ 时，一般都做单侧取值，$u_{0.1(单侧)}=1.282$。表 4-3 列出不同 α 和 β 水平时常用的几个标准正态离差值。

表 4-3　不同 α 和 β 水平时标准正态离差值

α 或 β	u_α		u_β
	单侧	双侧	单侧
0.01	2.326	2.576	2.326
0.05	1.645	1.96	1.645
0.1	1.282	1.645	1.282
0.2	0.842	1.282	0.842

例 4.3　某医师研究某种增加白细胞新药的疗效，在预试验时选择 9 例白细胞低下的患者使用该药，结果计算出用药前后白细胞差值的标准差 $S_d=1.9964\times10^9/L$，现在准备进行正式的临床试验，且要求白细胞平均上升 $1.0\times10^9/L$ 才算该药达到实际临床有效。问需要多少患者进行正式临床试验？

本例 $\alpha=0.05$ 时，单侧检验的 $u_{0.05(单侧)}=1.645$；$\beta=0.1$ 时，$u_{0.1(单侧)}=1.282$，代入式 4-1得：

$$n=\left[\frac{(1.645+1.282)\times1.9964}{1.0}\right]^2=34.15\approx35$$

用 35 例患者做临床试验，可以使该药使用前后患者的白细胞平均增加 $1.0\times10^9/L$，药物前后的差异具有统计学意义，而且检验效能达到 90%。

2. 两样本均数比较

若效应指标为定量资料，其设计为 RCT（下述），进行 t 检验按公式 4-2 计算样本含量。

$$n=2\left[\frac{(u_\alpha+u_\beta)S_c}{\delta}\right]^2 \qquad (式 4\text{-}2)$$

式中，n 为所需样本含量；S_c 为两样本合并标准差作为估计值，通常两样本的例数相等时统计效率最高，δ 为两样本均数的差值或试验设计者所期望试验组与对照组测定值之间的差值；u_α 和 u_β 是标准正态离差，当 α 和 β 一定时，u_α 和 u_β 为常数（查表 4-3）。

例 4.4　某医院对某新药与对照药物的降压作用做预试验，已知新药可以平均降低舒张压 25 mmHg，对照药物可以平均降低舒张压 19 mmHg。若要得到两种药物降压有差别的结论，各组需要多少高血压患者做临床试验？

本例 $\delta=25-19=6.0$ mmHg，$S_c=6.5$ mmHg，$\alpha=0.05$ 时 $u_{0.05(双侧)}=1.96$；$\beta=0.1$ 时，$u_{0.1(单侧)}=1.282$，代入式 4-2 得：

$$n=2\left[\frac{(1.96+1.282)\times 6.5}{6.0}\right]^2=24.7\approx 25$$

可以认为每组需25名高血压患者作为临床试验对象。

式4-1和式4-2中样本含量的计算方法都是基于资料为正态分布的原理而计算得到的，但实际工作中所调查的资料只能近似于正态分布甚至不符合正态分布的情况，所以我们一般在计算结果的基础上应该适当增加2~3例的样本量。（具体样本含量大小估计也可以参照附表3）

3. 两样本率的比较

若效应指标为定性资料，其设计为RCT，可以按式4-3计算样本含量。

$$n=\frac{\left[u_\alpha\sqrt{2P(1-P)}+u_\beta\sqrt{P_1(1-P_1)+P_2(1-P_2)}\right]^2}{(P_1-P_2)^2} \qquad \text{（式 4-3）}$$

式中，n为两样本分别所需例数；P_1和P_2为试验组及对照组两总体率的估计值；P为两样本合并率，$P=(P_1+P_2)/2$；$u_\alpha=1.96$，$u_\beta=1.282$。

例4.5 研究两种抗菌素（其中一种作为对照药物）对感染性疾病的治疗效果，经预试验试验药物的有效率为80%，对照药物的有效率为60%，如果进行正式的临床试验应该需要多少例患者？（设$\alpha=0.05$，$\beta=0.1$）。

已知$P_1=80\%$，$P_2=60\%$，$P=(80\%+60\%)/2=70\%$

$$n=\frac{\left[1.96\times\sqrt{2\times 0.7(1-0.7)}+1.282\times\sqrt{0.8(1-0.8)+0.6(1-0.6)}\right]^2}{(0.8-0.6)^2}=108.27\approx 109$$

同样，计数资料的临床试验中多半也要丢失些病例，故样本率比较时在计算样本含量的基础上可以再加10%的量。在无偏倚因素干扰的情况下，各组样本量越大，获得的结果越接近真值。由于时间、人力和财力的限制，并不是样本量越大越好，但样本不足又容易得出假阴性的错误结论，导致否定有价值的研究成果。在这种情况下，要正确估计Ⅱ型错误的水平及检验效能大小，如Ⅱ型错误过大，则应该结合临床意义的判断，考虑扩大样本再做试验，以避免样本量不足而造成错误的研究结论。由于单侧检验和双侧检验总成本含量不同，可以参照附表4和附表5，查阅样本含量。

九、盲法观察

（一）设立盲法的意义

在临床试验中，如果试验的研究者或受试者都不知道试验对象分配所在组，接受的是试验措施还是对照措施，这种试验方法称为盲法试验。盲法试验是纠正偏倚的一个重要措施，患者对干预措施的反应不完全是某种研究措施的作用，还可能包含患者机体、生理和心理状态、环境条件及社会因素的影响。患者的心理影响，不仅来源于患者本身，也来源于研究者和患者周围的人员。这些因素可能会使患者的症状和病情得到改善或恶化或出现不良反应，一般表现为疼痛、紧张、失眠、食欲减退、血压升高等非特异性反应，其中患者的心理偏性的影响既严重且非常复杂。有许多疾病与心理因素有密切关系，如癔病、精神病、原发性高血压、神经官能症、医源性疾病等。除了以上患者本身的心理因素外，研究者、医护人员、检验人员等凡参与研究的人员都希望自己的研究得出理想的阳性结果。此外，在执行研究程序时，在询问患者时自觉或不自觉地暗示患者，而患者为迎合医师的意图也会"谎报军情"。以上这些效应指标多少掺入了医患双方或多方的可疑成分而变得不可信。因此，为了消除临床试验的各种偏倚，在试验设计时尽可能采用盲法。盲法又可分为单盲、双盲、三盲设计法。

（二）盲法的种类

1. 单盲法(single blind)

单盲法试验是指受试对象不知道干预措施的性质，也不知道自己被分配在试验组还是对照组，但医师和研究者是知道的。单盲法由于药物外观有区别，医护人员无法设盲，因而不能排除医护人员的主观偏倚(bias)。单盲法的缺点是只能避免来自受试者单向的偏倚，不能避免研究者或执行者的倾向性。

2. 双盲法(double blind)

受试对象与执行者均不知道受试对象的分组情况，只有研究者或者研究者指定的人知道分组情况。在药物测试中经常使用双盲法。患者被随机编入对照组及试验组。对照组给予安慰剂，试验组给予真正药物。无论是患者还是观察患者的实验人员都不知道谁得到了真正的药物，直至研究结束为止。安慰剂与双盲法的配合使用是临床完全随机化实验过程的重要手段。

有的文献还谈到三盲法(triple blind)，指的是受试对象、执行者和资料分析评价人员都不知道受试对象的分组情况，这样使研究结果可获得客观的评价。本质上三盲就是双盲的另一种表达而已。盲法一般要有一套完善的掩盖真相的代号制度，全部受试对象都要有代号，所有记录、化验单等都使用代号，使用的安慰剂及各种装药的容器也要使用代号。要防止泄露密码，保密是盲法试验的关键。否则，一旦泄密，将前功尽弃。

在临床试验中，只要可以采用盲法，就应利用盲法进行试验。盲法的具体分类与上章相同，且应用范围也相似。但是在临床试验中，患者的病情可能会发生紧急情况，在这个时候，就应该采取破盲。破盲是为了在紧急情况下医师能知道患者所用药物以便进行抢救。在进行盲法试验时，应该对患者的分组情况进行记录，但记录保密，紧急时要调用此记录。常用的方法是准备一个有患者编号的信封，内部有患者所用药物的详细说明，在情况紧急时，打开信封，就可以使医师了解患者的服药情况，这称为紧急破盲。在医生调用盲法记录时，必须注明调用的日期、签名和理由并立即通知研究者。

与盲法相对应的是开放试验(open trial)，即不采用盲法的试验。研究者和被研究者都知道试验的分组情况，试验公开进行。例如，改变生活习惯(包括饮食、锻炼、戒烟等)的预防效果评价。其优点:①易于设计和实施;②研究者了解分组情况,一旦出现意外情况,便于对研究对象及时做出处理。其缺点:容易产生偏倚,尤其有主观性评价指标时。

第三节 临床试验的基本类型

一、随机对照试验

(一)基本原理

随机对照试验(randomized control trial ,RCT),指真正按照随机化的原则,将符合标准的试验对象随机分成试验组与对照组,使干扰因素在试验组和对照组尽可能保持一致。试验组施加干预措施,对照组同时给予安慰剂或不予处理,观察两组的结果差异,以评价干预措施的效果,其模式如图 4-1 所示。

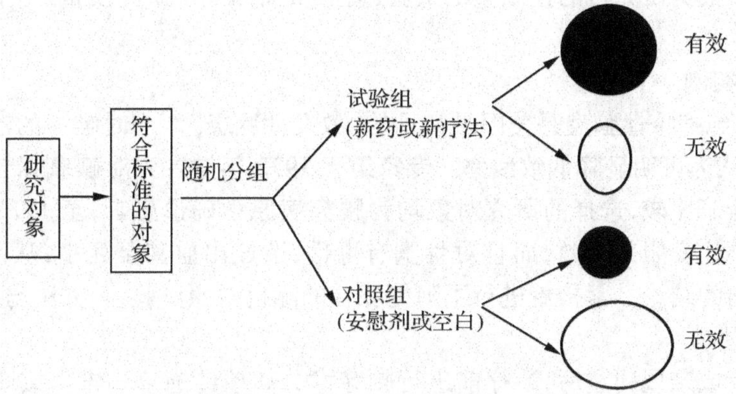

图 4-1 随机对照试验(RCT)的模式示意图

(二)应用范围

对各种治疗措施(药物、手术、化疗、放疗、理疗康复、心理治疗等)的效果的研究与评价是规范的、论证强度很高的一种临床试验。已在临床各科对各种疾病的治疗中广泛应用,在我国也得到逐渐普及,还可用于社区干预措施效果的评价与研究。

(三)注意事项

(1)试验组与对照组执行观察的统一:要同等地对待每一个组。

(2)试验观察指标与判断标准的统一:统一观察指标与判断标准;排除任何有意或无意的倾向性;应具有客观性、可重复性、可操作性。最好能够盲法测量(如不让检测人员知道标本来自试验组还是对照组,以避免倾向性)。

(3)试验期限的一致性:除非有特殊理由。

（4）试验期长短合适：RCT 研究某种治疗措施的效果，要有一段效应期才能观察到。试验期过短过长都不合适。过短，效应可能没有达到足够的强度；过长，往往没有太多必要。

（5）应注意近期疗效与远期疗效的关系，如降脂药物安妥明有确切的近期降脂效应，曾为临床广泛应用。但降脂治疗的目的，是为了预防动脉粥样硬化及其并发症的发生和发展，而安妥明的远期效应显示，其总体病死率反而高于安慰剂组，故失去了它的临床降脂治疗的实用价值。

（四）优缺点

RCT 是当前临床试验中论证强度最高的试验，由于其在试验设计时，严格按照临床试验的随机、对照、盲法原则进行，并且有严格的纳入和排除批准以及统一的观察指标及结果判定，所以其研究结果可比性好，可以有效消除选择偏倚，试验结果真实可靠、科学性高。本试验方法要求高，样本量较大，费时费人费钱；由于严格的纳入和排除标准，所以其研究结果的外推受到一定的限制；另在不给对照组任何措施的情况下，会导致一定的医德问题。总之，由于研究者可以根据研究目的控制整个试验过程，从而保证了研究质量、增加了研究结果的真实性。

（五）研究实例

例 4.6　单纯疱疹性脑炎是美国最常见的“散发性脑炎”。当时唯一的治疗是静注碘氧脲苷，Lerner 等认为可明显降低致残率。专家组于 1972 年初首先对碘氧脲苷和安慰剂的疗效用双盲法进行了比较，选择的研究对象均为腰穿病原学确诊患者，至 1973 年结束。结果表明碘氧脲苷不比安慰剂有效，而且对骨髓有毒性，造成出血甚至死亡，从而推翻了 Lerner 等多年经验得出的结论。紧接着进行了阿糖腺苷的随机对照试验，其方法与结果如下：

1. 研究方法

在征得患者或亲属同意后，治疗前进行腰穿术分离单纯疱疹病毒。按腰穿结果分为两个组：病毒阳性组（28 例）与阴性组（22 例）。两组均采用随机、双盲、安慰剂对照方法进行研究。阿糖腺苷和安慰剂由同一厂家提供。阿糖腺苷的治疗剂量：每日 15 mg/kg 体质量。腰穿阳性组阿糖腺苷和安慰剂治疗疗程为 10 天。腰穿阴性组为避免药物潜在的毒性作用，疗程为 5 天。

2. 研究结果

（1）基线可比性　两组在年龄、性别、主要病史与体征、合并细菌感染、脑水肿的对症治疗、腰穿时的麻醉时间长短和腰穿的大小等几十个因素均无显著性差异。

（2）疗效比较　从表 4-4 可以看出，阿糖腺苷可使病死率由 70% 下降到 28%（$P = 0.03$），而腰穿阴性的两个治疗组之间病死率差异无统计学意义（$P = 0.28$），从而证实阿糖腺苷的治疗作用。出于医德方面考虑，安慰剂对照试验当即被中止。根据研究结果，美国当局随即批准了阿糖腺苷的临床应用，从而大大地提高了疱疹性脑炎的疗效。

表 4-4　阿糖腺苷和安慰剂治疗的病死率比较

腰穿	阿糖腺苷			安慰剂		
	合计	病死数	病死率(%)	合计	病死数	病死率(%)
+	18	5	28	10	7	70
-	11	1	9	11	3	27
合计	29	6	21	21	10	48

二、交叉试验

(一) 基本原理

交叉设计(cross over design)属于 RCT 的特殊类型,设计分为两个阶段:先将研究对象随机分为试验组(A 组)和对照组(B 组),第一阶段研究组接受治疗,对照组接受安慰剂。此阶段结束后,两组患者均休息(洗脱,停药)一段时间之后再进入试验第二阶段,进行第二次试验,但两组在接受治疗措施上对调,A 组为对照组,B 组为试验组。交叉试验方法步骤如图 4-2 所示。

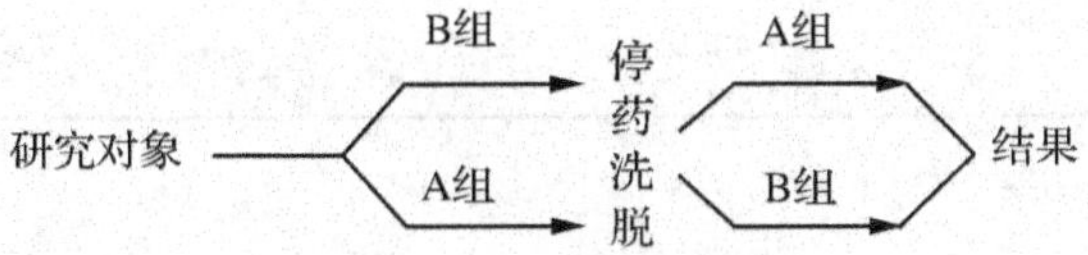

图 4-2　交叉试验示意图

在上述模式中,每个受试对象都接受了 A 和 B 两种处理因素,同时 A 和 B 先后试验的机会均等,平衡了试验的影响,而且还能够分别分析处理因素之间的差别与时间先后顺序的差别。例如为研究 A 和 B 两种治疗方案对白细胞减少症患者疗效的差别,用随机的方法让 50 名患者先以 A 方案治疗,间隔一段时间后再以 B 方案治疗,另外 50 名患者则先用 B 方案治疗,间隔同样时间再用 A 方案治疗,同时记录治疗后的白细胞数。这是临床试验中常见的完全随机交叉设计,它对每个受试对象做两次重复测量。重复测量数据具有两个水平的结构,即两种不同方法试验组水平与重复测量水平,故为双因素设计(两阶段和两种处理方法),也称为 2 ×2 交叉设计。

(二) 优缺点

交叉设计的优点:①易于被医患双方接受,每个患者都接受了两种措施,不仅有组间对照,而且有自身前后对照,这样可以节约样本含量;②能够控制个体差异和时间对处理因素的影响,从而降低了两组的结果误差,提高了评价疗效的效率;③在临床试验中,每个受试对象同时接受了处理因素和对照(如标准疗法和药物),因此均等考虑了每个受试对象的利益。交叉设计的缺点:①该设计只用于慢性复发性疾病的研究;②由于耗时较长,所以可能病情发生变化,导致前后基本情况不一致;③由于存在洗脱期,时间过长,会导致患者长期得不到治疗,存在医德问题,过短导致第一阶段的因素残留影响第二阶段效果;④有一定局限性;⑤耗时较长易导致研究对象失访、退出和依从性下降,会造成该阶段及其以后的数据缺失,增加统计分析的困难。

交叉设计在实施过程中如果试验之间时间间隔足够长并能严格遵循双盲法,两次试验产生的顺序效应和残留效应的影响就很小。效应指标是定量指标可采用交叉设计方差分析,如果效应指标是定性指标可采用 1∶1 配对设计的分析,即将资料整理成配对四格表,资料分析参照表 4-5。按配对研究资料分析计算 *OR* 值,即 $OR = b/c$。如果交叉设计两次试验产生的顺序效应和残留效应的影响较大时,其数据处理的统计方法则比较复杂,可以参考专业的统计学分析书籍和有关学术论文。

表 4-5　交叉设计的计数资料分析表

B 方案	A 方案		合计
	有效	无效	
有效	a	b	$a+b$
无效	c	d	$c+d$
合计	$a+c$	$b+d$	n

三、序贯试验

序贯试验可以避免由于不切实际地增加样本量或研究对象数量过小造成的缺陷。因此序贯试验是“边走边看”的一种实验方法,主要用于急性病或易显效的病症的疗效的研究,适合非常见病的疗效研究。

(一) 基本原理

上述各种设计方法首先是在确定样本含量后,获得试验结果再进行统计分析,属固定样本的试验。序贯试验(sequential trial)与一般临床试验不同,序贯试验设计可事前先不规定样本量,而是试验一个或一对研究对象后,即进行统计分析,决定下一步试验,到可以做出结论时即可停止试验。其特点是逐一试验逐一统计分析,一旦得出接受或拒绝原假设的结论,立即停止试验,属非固定样本的试验。

(二) 适用范围

(1) 适用于观察单指标或至少可将多指标综合成单指标的试验,如用于改善心律、降低血压、解热镇痛等单项对症处理药物效果评价或将对多项指标的改变综合成有效与无效等单一指标的试验。常用于药物评价或药物筛选。每试验一对患者及时进行分析,如果药物无效,就可及早避免以后的患者接受无效的药物,因此很适用于临床药物评价。

(2) 适用于疗程短、见效快的疾病，如心绞痛、大叶性肺炎、疼痛症等。

(3) 当试验某种少见病的药物疗效时，一对患者试验后，再试下一对可能会间隔一段时间，这时也符合序贯试验的要求。

(三) 优缺点

1. 优点

(1) 适合患者陆续就医的临床研究，无需预先凑足人数，即可进行试验。样本数取决于人群中的病例数和受试者进入试验的速率，在设计阶段把样本数看作变数比固定下来更合理。

(2) 及时下结论，判断结果简单，无效时可立即停止，避免对患者造成损害，更符合伦理学要求；当确实存在差异时，序贯分析可较早地得出结论，有效时可及时推广，使更多患者受益。

(3) 受试人数较少，节省样本含量。一般可减少 30% ~50% 的样本，节省人力物力，缩短研究周期。

2. 缺点

应用范围有限，见适用范围。

(四) 序贯试验类型

1. 开放型和闭锁型

预试验结果表明两药效应的差异较明显或差异较小时，以开放型为宜。因开放型比闭锁型较早得到结论，用开放型试验可节约样本。预试验结果模糊，宜选闭锁型，以避免迟迟得不到结论，使试验曲线拉得过长，样本数增大。

2. 单向和双向

与无效对照比较用单向，与有效对照比较用双向。

3. 质反应和量反应

计数资料为质反应，计量资料为量反应。

序贯试验也可配对以缩小误差，可自身前后配对，也可用条件相同的两个个体配对。在设计时还要在规定观察指标的有效和无效水平以及假阳性率和假阴性率后，查阅序贯试验边界系数表(附表 4-5)绘制序贯试验边界图，包括接受界限(U)和拒绝界限(L)。如开放型单向质反应试验计算公式 U:$Y = a + bn$，L:$Y = -a + bn$。试验开始后在边界图内游动，直至接触 U 界限时，表示接受试药，试验结束。若接触 L 界限时，表示拒绝试药，试验也结束。若实验线不接触 U 或 L 界限时，表示还不能得出确切的结论试验，尚需继续，如图 4-3 所示。

(五) 基本步骤

对接受 A 和 B 两种措施处理的受试者，制定统一的判定结果的标准，规定记录结果的方式，然后按下列步骤进行检验。

1. 规定检验标准

（1）有效标准：A 优于 B 或 B 优于 A。

（2）无效标准：A 和 B 无差异。

（3）假阳性率：即处理措施实际无效，错误地判为有效的概率，单向为 α，双向为 2α。假阴性率：即处理措施实际有效，错误地判为无效的概率，为 β。2α 和 β 的大小根据试验要求而定，2α 一般为 0.05，β 一般为 0.1。

上述标准可归纳为检验参数，质反应用 θ 表示，量反应用 δ 表示。

2. 利用公式或工具表求出确定边界的直线方程

3. 在方格坐标纸上绘出序贯试验边界图

4. 逐一将试验结果在图上绘成试验线

5. 根据试验线触及不同边界线的情况做出相应结论

（六）应用实例

以临床上最常用的质反应开放型单向配对序贯试验为例，说明序贯试验的应用。这类序贯试验主要用于评价一种药物治疗效果是否优于另一种药物（对照药或安慰剂）。

例 4.7 冠心宁与安慰剂做比较。有心绞痛患者分别服试验药与安慰剂各 2 周，次序随机，在服药期间发生心绞痛时，可服硝酸甘油。如果在 2 周内服试验药的患者心绞痛次数少于服对照药的患者，则试验结果为试验药优于对照药，记作 SF，相反则记作 FS。对于同一患者本试验很少会发生两药皆优（SS）或两药皆差（FF），即使发生属“结果相同对”，不能提供两药差异的信息，应舍去。

1. 规定检验标准

（1）有效标准：SF 数∶FS 数 = 2∶1　接受试验药（冠心宁优于安慰剂）

（2）无效标准：SF 数∶FS 数 = 1∶1　拒绝试验药（冠心宁不优于安慰剂）

（3）假阳性率（α）= 5%，假阴性率（β）= 5%

$$\text{检验参数}\ \gamma = \frac{SF\ \text{数}}{FS\ \text{数}} = 2$$

在临床试验中，如果已知对照药的有效率为 P_1，要求试验药的有效率至少为 P_2，可用公式 4-4 计算检验参数 γ。

$$\gamma = \frac{P_2(1-P_1)}{P_1(1-P_2)} \qquad \text{（式 4-4）}$$

2. 根据以上标准，求出确定边界的直线方程

接受界限（上限 U）$Y = a + bn$

拒绝界限（下限 L）$Y = -a + bn$

其中系数 a 和 b 可查附表 6 或按下列公式求出：

$$a=\frac{lg\left(\frac{1-\beta}{\alpha}\right)}{lg\gamma} \qquad (式4\text{-}5)$$

$$b=\frac{lg\left(\frac{1+\gamma}{2}\right)}{lg\gamma} \qquad (式4\text{-}6)$$

将 $\gamma=2,\alpha=\beta=0.05$ 代入,得 $a=4.2,b=0.58$

得方程　U: $Y=4.2+0.58n$

L: $Y=-4.2+0.58n$

3. 做序贯边界图

在方格纸上以 n(即 SF 数 + FS 数)为横坐标,以 Y(SF 数)为纵坐标,按直线方程绘出序贯试验边界图。

4. 标出试验线

凡 SF 向右上方斜画一格(一格代表 1 对),凡 FS 向下右方画水平线一格,前一线段之尾与下一线段起点相接(如图 4-3)。

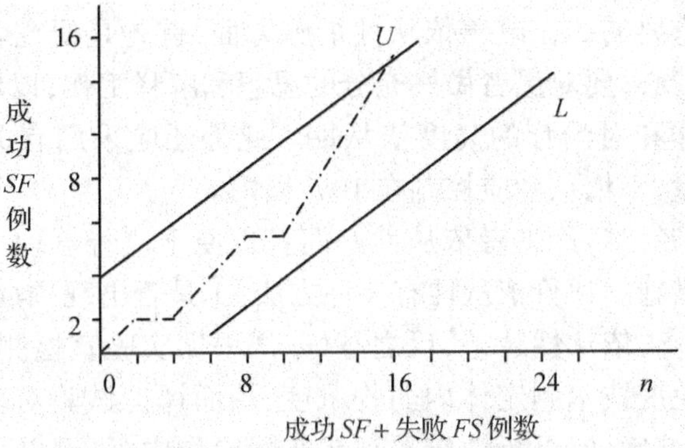

图 4-3　冠心宁对心绞痛疗效的序贯试验图

5. 做出结论

根据试验线与边界线相接触的情况做出结论。若试验线触及上限,接受试验药,若触及下限,拒绝试验药,未触及边界,则应继续试验。本例至第 15 对患者,实验线触及上限,结论为冠心宁优于安慰剂,做出这个结论的假阳性率不超过 5%。

四、类实验研究

(一) 历史性对照研究

将目前所用的药物或疗法的疗效作为试验组,将过去的其他药物或疗法的疗效作为对照组,进行两组之间的比较。该设计的优点是易于实施,易被研究对象接受,符合医德,省钱省时间。缺点是由于不是随机化设计,不是同期进行,试验组与对照组之间在各个方面都可能是不均衡的,所以可比性较差,易出现系统误差。应尽量少用此种方法。

(二)非随机同期对照研究

试验对象的分组是由主观决定,或是不同医院,或是不同地区、不同单位进行分组,如以一所医院的病例作为试验组,以另一所医院的病例作为对照组或某一地区的患者作为对照组。其优点是简便易行,易于被医患双方接受。缺点是由于试验组和对照组的患者来源不同,两组之间的基本特征之间的分布不一致导致结果出现偏倚。

第四节　临床试验注意事项

一、注意依从性对临床试验的影响

依从性(compliance)是指患者执行医嘱的程度,又称遵医行为。全面认真地执行医嘱,按规定的药物剂量和疗程接受治疗者,称为依从性好,反之,则是不依从或依从性不好。患者对治疗措施依从与否,直接影响药物疗效及研究质量。所以在治疗性试验中,维持与改善患者的依从性是十分重要的。在改善依从性措施方面,首先是研究者和医务人员对患者要有高度的责任心和同情心,要对患者做好充分的思想和解释工作,以取得患者及其家属对诊断和治疗的支持与合作和对治疗的高度依从性。此外还应采用有关方法测试患者的依从性。为了保证研究质量,不依从者应控制在10%以内。

一般来说,住院患者比门诊患者依从性好而且也便于监督管理。临床试验在设计时要制订出提高依从性的措施。评价依从性有3种方法:①是否出现预期效应;②剩余药量占处方药量的比例,比例越高,依从性越差,反之越好;③根据实验室检测结果来评价依从性,即用生物化学或是放射免疫技术测定体内药物浓度,从而评价试验对象的依从性。相对而言第三种方法比较客观、准确,但可行性较差。在实际操作中,还可以直接向患者询问服药的情况,但是往往结果受患者主观因素的影响。

提高患者的依从性可从以下几方面入手:在患者进入试验时对患者详细说明治疗方案及试验的意义,向患者解释从试验中有何受益,并且有什么不良反应,从而使患者能够充分合作;提高管理、医疗水平,使患者对医生产生信任感,从而得到合作;随访间隔要适当,间隔太长易失访,间隔太短则引起患者厌烦而不合作;治疗方案采用患者易于接受的剂量、剂型,服药与日常行为结合,使患者不易遗忘服药;在临床试验前,进行预试验,对患者的依从性进行评价,找出依从性不高的原因。

二、注意临床试验涉及的伦理学问题

临床试验中,如果治疗措施的效果还不十分清楚,或者对其安全性、不良反应仍有疑问,

给患者应用可能会产生无效或有害问题;另外在研究中需设对照组、使用安慰剂、利用盲法,这也存在对患者没有进行有效治疗的问题。因此,在临床试验中必须考虑伦理学问题。安慰剂对照是临床试验设置对照组常用的一种方法,这不是对研究对象的欺骗,而是真正负责任的做法。因为:①经研究证明,安慰剂虽然没有药理作用,但在临床观察中确有正面效果;②安慰剂对照一般是严格限制在不损害研究对象利益前提下进行的;③在人体试验前任何药物和疗法的效果只是一种估计,既然要进行临床试验,就意味着某种药物和疗法是否有效尚未定论,用随机安慰剂对照正是要科学地验证其有效性和安全性。这比把一种尚未肯定有效甚或有害的药物或疗法推广应用更符合道德准则。

1964 年赫尔辛基宣言(The Declaration Helsinki)要求研究人员要更加注重保护受试者的利益。临床试验应做到:研究计划应经过有关部门批准;试验结果应对人类有益;受试者必须知情同意;不得进行已知有伤残或死亡可能的试验;作为试验的空白对照、安慰剂对照的受试者,试验不会使其病情加重或者延误治疗,不会给其带来不良后果;设计时应制订中止标准,尽量避免对受试者的不良影响;所有研究人员应掌握有关的专业知识;要制订对受试者损害的赔偿办法。

在临床试验中,必须得到患者的同意,即所谓知情同意(Informed Consent),是指向受试者告知一项试验的各个方面情况后,受试者自愿确认其同意参加该项临床试验的过程,须以签名和注明日期的知情同意书作为文件证明。知情同意书(Informed Consent Form)是每位受试者表示自愿参加某一试验的文件证明。研究者必须以通俗易懂的语言向受试者说明试验性质、试验目的、可能的受益和危险、可供选用的其他治疗方法以及符合《赫尔辛基宣言》规定的受试者的权利和义务等,使受试者充分了解后表达其同意。如果医师认为有必要不征求患者同意,则在试验方案中应当写明理由。在当前,临床试验最好要得到医院伦理委员会的认可。

三、注意偏倚对结果的歪曲

前已述及,临床试验中存在选择偏倚、信息偏倚和混杂偏倚。选择偏倚可通过随机抽样和随机分组等方法加以控制;信息偏倚可通过盲法测量或采用客观指标进行控制;混杂偏倚可在设计时或者分析过程中加以控制。

四、注意沾染和干扰对结果的影响

沾染(contamination)是指对照组的患者额外地接受了试验组的药物,从而人为地造成一种夸大对照组疗效或缩小两组疗效差异的现象。干扰(co-intervention)是指试验组或对照组的患者额外地接受了类似药物的某种有效制剂,从而人为地造成一种夸大疗效的假象,如试验组的患者接受了“干扰”药物,造成疗效提高引起试验组与对照组疗效差异的增大;反之,如对照组的患者接受了“干扰”药物,则可引起对照组疗效增高而使组间差异减小。临床试验中应尽量避免此类现象的发生。

第五节　临床试验评价

关于临床试验类的研究和论文，评价有其特殊性。一篇优秀的临床试验方面的科研论文应该从以下几方面入手进行评价。

1. 详细介绍研究对象的情况

除介绍研究对象人口学特征外，还要介绍研究对象的临床情况，如症状、体征、轻重患者比例、病变部位和范围、疾病的分期、有无合并症、过去治疗史等。这样有利于他人评价疗效和推广。

2. 研究对象的诊断标准、纳入标准、排除标准是否合适

临床治疗研究应详细描述选择研究对象的诊断标准、纳入标准和排除标准，以及临床患者的各种特点，包括性别、年龄、种族、地区、疾病的类型和病情的轻重等，以便能在相似人群中重复此研究结果或应用此研究结果。

3. 研究对象是否真正随机化分组

只有随机对照试验，最后结果的真实性和可靠性才有保证，结论的论证力才会更强。

4. 试验过程中是否采用了盲法

在确定和判断最终结果时，是否采用盲法具有重要意义。盲法可以有效地排除主观偏倚，确保结果判断的真实与可靠。凡试验组与对照组中可施行盲法治疗而未施行者，其结论的论证强度必受影响；在治疗过程中不能用盲法的，如内科治疗与外科治疗比较，若采用盲法进行统计分析，可提高可信度。

5. 干预措施是否确实可行、可接受性如何

为使研究的结果能够重复验证，对治疗措施的内容及具体方法应详细描述，如有关药物治疗除应有剂型、剂量、给药途径外，还应详述具体的治疗措施等。同时，要记录用药指征和禁忌证、增加或减少剂量或中止治疗的指征、不良反应等，以利于在实际应用时考虑其可行性。

6. 结果是否包括了全部纳入病例，患者依从性如何

为判定临床试验研究结果的真实性，要求未完成规定治疗而中途丢失的病例不应超过总观察数的10%。一旦病例失访或退出超过20%，则全部结果将有很大可能失去真实性，临床意义及价值必将受到严重影响，甚至变得毫无意义。

7. 是否同时考虑了统计学意义和临床意义

临床试验是从临床意义和统计学意义来考虑研究组和对照组间出现疗效差异的。两组疗效的差异愈大，则临床意义愈佳，当然还应从药品的不良反应及价格等方面综合考虑。统计学的意义是指在研究组和对照组间出现疗效差异时，要考虑这种差异是防治措施的疗效还是因抽样误差所引起的。上述差异有统计学意义时，并不一定意味着有临床意义，而当具

有临床意义时可无统计学意义。

(1) 统计学意义 研究结果有临床意义:若 n 不够大,组间显示出临床差异,而无统计学意义,应计算Ⅱ类错误的概率 β,若 $\beta > 0.2$,应增加 n;如 n 很大,组间未显示出临床差异,即使有高度统计学意义,也无临床价值。无论 n 大小,当研究结果既无临床意义,也无统计学意义,自然下否定结论;有临床意义且有统计学意义,易下结论。

(2) 临床意义评价(正性效应指标)

① 相对危险降低率(relative risk reduction,RRR):其值越大,临床意义越大。

$$RRR = \frac{p_C - p_T}{p_C} \times 100\% \qquad (式4\text{-}7)$$

② 绝对危险降低率(absolute risk reduction,ARR):其值越大,临床意义越大。

$$ARR = p_C - p_T \qquad (式4\text{-}8)$$

③ 获得1例最佳效果需要治疗的病例数(number needed to treat, NNT):指用某种防治措施观察一定时间,需要处理多少例病例以获得1例最佳效果(NNT愈小临床意义愈大)。

$$NNT = \frac{1}{ARR} \qquad (式4\text{-}9)$$

(3) 临床意义评价(负性效应指标)

① 相对危险增高率(relative risk increase, RRI):其值越大,临床意义越小。

$$RRI = \frac{p_T - p_C}{p_C} \times 100\% \qquad (式4\text{-}10)$$

② 绝对危险增高率(absolute risk increase, ARI):其值越大,临床意义越小。

$$ARI = p_T - p_C \qquad (式4\text{-}11)$$

③ 获得1例不良结果需要治疗的病例数(number needed to hart, NNH):指试验组与对照组比较,试验组发生1例不良事件,需要治疗的病例数(NNH愈小临床意义愈差)。

$$NNH = \frac{1}{ARI} \qquad (式4\text{-}12)$$

8. 是否观察和报告了全部临床有关结果

在报道防治方法的论文中,作者要如实报告全部临床结果。既要报道疗效、患者用药后的症状、体征、主观感觉和生活质量的变化,还要如实报道患者用药后的不良反应。这样读者对该防治方法就会有个全面了解。如有的作者报道安妥明确有降低血脂的作用,还报道了安妥明治疗心律失常发生率高于对照组,这样对临床实践是非常有益的。

(孙 峰)

第五章　病因学研究

从医学的角度讲，人类发展的历史就是与疾病斗争的历史，在其斗争的过程中首先要了解疾病发生的原因。病因研究不仅与疾病的诊断有关，还直接关系到疾病的防治。因此，基础医学、临床医学和预防医学均非常重视病因学研究，其中流行病学在病因研究过程中形成的因果论、病因研究方法、病因推理方法和判断标准，对于指导疾病的病因学研究至关重要。

第一节　病因学研究概述

一、病因与病因学研究

（一）病因与病因学

狭义的病因（cause of disease）是指外界客观存在的（包括生物学的、物理的、化学的或社会学的）有害因素，或人体自身的心理或遗传缺陷，作用于人体，在一定的条件下，可以引起致病效应。这些因素也可称为致病因素。致病因素作用于人体引起疾病的过程相当复杂，研究疾病病因的科学则称为病因学（etiology）。

广义的病因是指一切与疾病发生发展有关的因素。美国约翰·霍普金斯大学流行病学教授 Lilienfeld（1980）从流行病学的角度出发，认为在群体中由于某种因素或多种因素的存在，使某种疾病的发病概率增高，而消除此因素，则该病的发病概率下降，这些与发病有关的因素均可称为疾病的病因，这是一种概率论的病因定义。哈佛大学教授 MacMahon 的因果关联定义是：事件或特征类别之间的一种关联，改变某一类别（X）的频率或特性，就会引起另一类别（Y）的频率或特性的改变，这样 X 就是 Y 的原因。

（二）病因学研究

自从有了人类，就有疾病的发生，就要去探索其发生的原因。随着科学的发展及人们对自然及社会认识水平的不断提高，人类认识病因经历了如下几个重要阶段。

1. 阴阳五行学说

最初由于生产力低下及对自然现象的认识不足，人们将疾病的发生归因于上帝和天意，觉得只有求神拜佛或祈求上帝的恩赐才能消病除灾。到了公元前 5 世纪现代医学之父希波克拉底(Hippocrates)在其著作《Airs, Water and Place》一书中认为:人所处的外部环境(地区、季节等)与疾病的发生有着密切的关系。我国祖先也创立了阴阳五行学说,将疾病的风、暑、湿、燥、寒的发生与外界环境中的物质——金、水、木、火、土联系起来。这就形成了朴素的唯物主义病因观。这种唯物主义病因概念可以用图5-1表示。

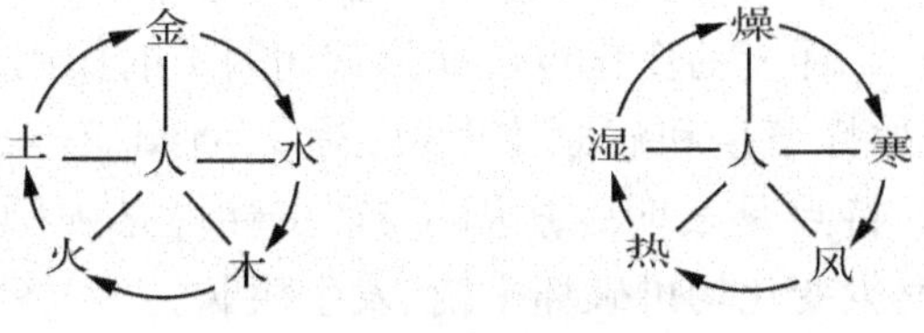

图5-1　阴阳五行病因学说

2. 特异性病因学说

在19世纪的最后二三十年,一个又一个引起人类和动物烈性传染病的罪魁祸首——细菌被相继发现,如霍乱弧菌及伤寒、炭疽、鼠疫、白喉和结核等杆菌。一些科学家研究发现炭疽热是由炭疽杆菌引起,肺结核病是由结核杆菌引起,痢疾是由痢疾杆菌引起,霍乱是由霍乱弧菌引起等。人们对疾病的病因有了新认识,于是形成了这样的概念:每一种疾病必定是由某一种特异的病原物所引起的,这就是"特异性病因学说"。Pasteur和Koch证实人和动物的某些疾病是由微生物引起的。在确定这些微生物是致病因子的过程中,Henle及Koch提出其疾病发生的判定原则:①该传染因子在每个病例均存在;②此微生物必须能够分离并生长从而得出纯培养;③将此微生物接种于易感动物,应当引起此种特异疾病;④由被接种的动物能够分离出此微生物并加以鉴定。这就是著名的Koch法则。第一个被证实符合该原则的疾病是炭疽,以后发现鼠疫、白喉等另一些传染病也符合该原则。但有些传染病不尽符合这4条原则,如某些传染病病情发展后,病原微生物可能从身体消失,而在患者体内不能发现此病原微生物。只有当此特异因子是一种强有力的传染因子,或者有足够数量时才符合这些原则。

Koch法则开创了生物性病原的研究,在推动医学科学的发展上曾起过重大的作用,成为医学观点的生物医学模式的组成部分。在单病因说的思想指导下,人们把病因归纳为:①生物因素,主要是各种病原微生物,包括细菌、病毒及其他微生物、寄生虫、动物和媒介节肢动物等。②物理因素,如声、热、光、电、放射线等超过正常范围后均可致病,此外还有损伤。③化学因素,如农药、化学药品、天然有毒动植物及各种营养要素等。

3. 流行病学三角模式

由于发现单上述病因因素常不足以引致疾病,人们认识到病因与宿主因素(如性别、年龄、遗传因素、免疫等)及环境因素(如自然环境、社会环境等)相互作用才能引起疾病的发生或流行。有学者将这三种因素的相互作用表示为:流行病学三角学说(Gordon)。Ront

(1982)、岡田搏(1982)分别用图 5-2 表示病原体、宿主、环境三者的关系。在正常情况下三者通过其相互作用保持平衡,人们呈健康状态。一旦三者中的一个要素发生变化,且强度超过了三者所能维持平衡的最高限度时,平衡即被打破,疾病就会发生。在环境因素不变的情况下,病因比重增加,如 A 型流感病毒发生变异出现新的亚型时,则平衡会遭受破坏可致流感流行。同样在环境因素不变的情况下,宿主状态发生变化,如老年人群中由于骨质疏松,所以骨折发生率大大上升。环境的变化也可加强致病因子的作用,使平衡破坏发生疾病,如夏季多雨气温高,有利于蚊蝇孳生和病原体繁殖,易发生肠道传染病及虫媒传染病,如乙型脑炎和疟疾等。该模式的特点是表明致病因子、宿主环境必须同时存在,否则疾病不会发生。三者任何一个要素发生变化均可破坏平衡、发生疾病。

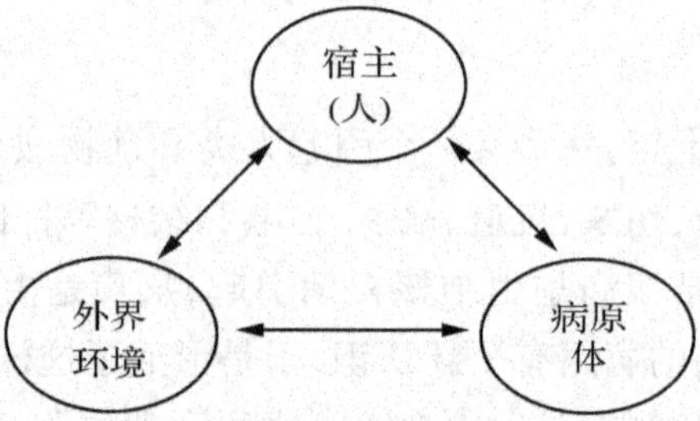

图 5-2　病因学三角模型示意图

4. 轮状模式

病因三角模式将病因、宿主和环境截然分开,并强调三者等量齐观,显然有明显的局限性。因此 20 世纪 80 年代,由 Susser(1973)为代表的学者提出用轮状模式表示三者的关系(见图 5-3)。该模式强调了环境与宿主的密切关系,机体占据了轮轴的中心位置,其中的遗传物质有重要作用,外围轮子表示环境,这包括生物、理化和社会环境,机体生活在环境中,而病因存在于机体和环境之中。这种模式显然比三角模式更接近于疾病发生的实际情况,有利于疾病病因的探讨及疾病的防治。轮状模式研究中除了将病因分为生物环境、理化环境外还包括社会环境,如社会制度、人口、经济、家庭、医疗、文化、职业、宗教、风俗等。宿主方面的病因最重要的是遗传因素。退行性病和恶性肿瘤与多基因遗传有关外,还与染色体异常、年龄、性别、发育、营养状态、行为心理、免疫状态等有关。随着科学的发展,人们逐渐认识到在疾病的发生、发展中,除生物因素外,社会因素、心理因素也起着重大作用,这种医学观点的发展,即现在被称为社会-心理-生物医学模式。

轮状模式的特点是轮状构成各部分的内涵具有伸缩性,不同成分的大小可根据拟考虑的不同疾病而异。对于以宿主的遗传背景为主要病因的疾病,如血友病、色盲和I型糖尿病等,遗传核可相对大些;而麻疹、疟疾等疾病与生物学环境和宿主的免疫状况有关,则相应的环境因素部分可大些。在群体中,由于某一因素或多个因素存在,可使有关疾病的发病率升高。

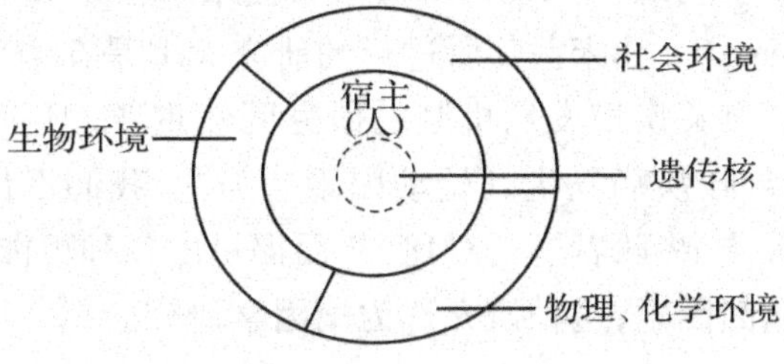

图 5-3　人与环境相互作用关系的轮状模式

5. 多病因学说

随着对病因知识的积累,人类认识到多种慢性病或非传染病,甚至急性疾病和传染病的病因并不是单一的。例如结核病,由于缺乏营养、居住拥挤、贫穷和遗传因素等使身体对结核杆菌的易感性增高。在这种情况下,暴露于结核杆菌,才会受到感染,此后结核杆菌侵袭组织发生结核病。霍乱弧菌引起霍乱的发生也类似。这两种传染病的发生都不仅仅是细菌这一个因素所能引起的。其他许多疾病则情况更加复杂,远非 Koch 法则所能概括。可以有许多因素作用而引起一种疾病(如吸烟、高血压、高胆固醇血症对于冠心病),也可以一种因素与多种疾病有关(如 EB 病毒与传染性单核细胞增多症、鼻咽癌、非洲儿童恶性淋巴瘤;吸烟与肺癌等多种癌症、冠心病等)。一些因素的作用对疾病的发生可能是直接的,也可能是间接的。各种因素的作用可以是独立的,相互协同的,也可以是相互拮抗的。各因素间也可以是互为因果的,从而导致疾病发生等多种形式。不同的致病因素与疾病之间构成不同的链接方式,即病因链(chain causation),不同的病因链相互联结、相互交错,即形成复杂而完整的病因关系路径,疾病由此而生。为了便于系统探索疾病的病因, MacMahon 和 lilienfeld 分别提出了“多病因说”或“多因多果病因说”。

多病因(A1,A2,A3……)对机体的作用,可以是分别作用均可发病,也可以是联合作用才能发病,也可能相继作用才能发病(见图 5-4),或者还可有其他作用方式。

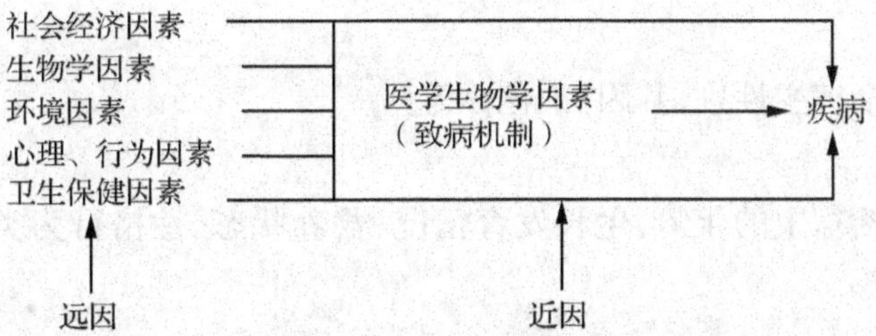

图 5-4　多病因学说模型

不管病因研究发生在何历史阶段,对疾病的自然史(natural history)的研究总是不可或缺的。疾病自然史是指在不给任何治疗或干预措施的情况下,疾病从发生、发展到结局的整个过程,分为 4 期:生物学发病期(biologic onset)、亚临床期(subclinical stage)、临床期(clinical stage)以及结局(outcome)。临床医师所进行的研究大多是在患者进入临床期进行的,更多的是发病机制的研究。有关疾病发病机制的研究固然重要,但往往不能满足医学对疾病更深层次的认识,特别是导致疾病发生的始动因素。为此,我们不仅需要研究患者,而且还需要同时研究一般健康人群,将两者进行对比,从而揭示出各种可能在疾病自然史的早期就已经影响到疾病发生的病因因素,这种研究称为病因学研究。

二、病因的基本特性

对于一个病因不明的疾病,在病因学研究的初始阶段,往往根据发病的临床及流行病学特点,提出可能的病因假设,当这种假设的因素被证明与疾病发生确有因果关系时,称之为病因。在病因学研究中,经过验证与疾病的发生有不同程度的因果关系,但不能肯定为病因者,则称之为发病的危险因素(risk factor),即可使疾病发生概率升高的因素。其特点是当这些危险因素存在时,相关疾病的发病率相应升高;而当这些危险因素被消除或减弱后,相关疾病的发病率就随之下降。例如高血压、高胆固醇血症就是冠心病发病的危险因素。危险因素的含义比传统意义上的病因含义更加广阔,特别适用于不明原因疾病的研究。

三、疾病发生的基本条件

对于疾病的发生,无论是传染性疾病还是慢性非传染性疾病,病因主要来自遗传和环境两个方面。有些疾病的发生,完全来自于遗传,环境不起作用,比如血友病是一种遗传性凝血因子(第八因子)缺乏症;有些疾病的发生则完全取决于环境,遗传不起任何作用,如外伤、中毒等;然而大多数疾病的发生,可能既取决于环境,同时又取决于遗传,只是两者的重要性不同而已。人们寻找病因大体上从宿主本身、生物学因素、理化因素以及社会学因素等展开。

(一)宿主本身

1. 先天性因素

先天性因素包括宿主性别、基因、染色体等。

2. 后天性因素

后天性因素包括宿主的年龄、生长发育情况、营养状态、性格行为类型、心理特征、免疫水平以及既往病史等。

(二)环境

病因来自环境,包括生物学因素、理化因素以及社会学因素等。

1. 生物学因素

生物学因素指病原体、感染动物、媒介昆虫、食入的动植物等。

2. 理化因素

物理因素指气象条件、地理(位置、地形、地质)、电离辐射、噪声、振动等;化学因素指营养素、化学药品、微量元素、重金属、有害化学物质等。

3. 社会学因素

社会学因素包括人口社会(人口密度、居室、流动、都市化、交通等)、经济(收入、财产、景气)、家庭(构成、婚姻、家庭沟通)、饮食习惯、嗜好兴趣(烟、酒、茶、运动、消遣)、教育文化、医疗保健、职业(种类、场所、条件、福利、劳保设施)、政治、宗教、风俗等。

针对病因的具体研究涉及遗传学、病原生物学(医学微生物学和寄生虫学)、病理学(病因如何起作用)、营养学、环境卫生学、劳动卫生学、行为(心理)医学和社会医学等。

四、病因与致病效应

根据各种病因模式的研究,现代流行病学的疾病病因观承认各事物之间的复杂关系。越来越多的研究证明,几乎所有的疾病的病因是多因素的,而且呈现出一因多病,一病多因,多因多病的复杂局面。现代逻辑学认为,任何效应都有必要条件和充分条件,借助这种抽象的逻辑思维方式,我们可以认为任何疾病的发生都应有相应的病因,主要分为必需病因(necessary cause)、充分病因(sufficient cause)和促成病因(component causes)。

(一)单病因与多病因

1. 一因一果

一因一果即一种病因引起一种疾病的效应,这是传统的病因观,也是因果特异性概念的根源。例如,结核病由接触结核杆菌引起。单一病因论是人们早期认识疾病的产物,存在片面性甚至错误的结论。实际上暴露于病原体不一定导致感染,感染了也不一定导致发病。

2. 一因多果

一因多果即一种病因引起多种疾病的效应。例如,吸烟可引起肺癌、慢性支气管炎和冠心病等。然而,这些疾病并非仅仅由单一病因所致,故单因多果仅仅从病因的多效应方面看是正确的。

3. 多因一果

多因一果即多种病因引起一种疾病。例如,高血压、高血脂、肥胖、糖耐量异常以及吸烟等都可引起急性心肌梗死。然而,这些病因并非仅仅导致一种疾病,故多因一果仅仅从疾病的多因性方面看是正确的。一因多果与多因一果各自反映了事物的某一正确方面。

4. 多因多果

多因多果即多个病因引起多种疾病。例如,高脂膳食、缺乏体力劳动、吸烟和饮酒等可引起脑血栓、心肌梗死和大肠癌等。多种疾病的多个病因,可以是完全相同也可以是部分相同。多因多果实际上是将一因多果与多因一果相结合,更全面地反映了事物的本来面目。

5. 病因链

病因1→病因2→……→病因k→疾病Y,即病因1导致病因2,最终引起疾病Y。这里,病因k称为直接病因,它与疾病Y之间没有中间病因;病因1等称为间接病因,它与疾病Y之间有一个或多个中间病因,反映了引发疾病的阶段性或中间过程。例如,静脉注射吸毒→共同使用注射器→注射器污染HIV→HIV感染→艾滋病。这里,HIV感染称为直接病因,而它以前的所有因素都称为间接病因。当然,HIV感染与艾滋病之间还可以插入CD_4^+ T细胞被破坏这个中间因素,那么HIV感染又成了间接病因。因此,直接与间接的区别是相对的。较直接的病因离疾病结果较近,又称近因,多指较微观的致病机制因素;较间接的病因离疾病结果较远,又称远因,多指较宏观的流行病学上的危险因素。直接与间接病因按时间先后顺序联接起来就构成一条病因链。多条病因链交错连结起来就形成一张病因网,它可以提供因果关系的完整路径。要对病因做系统探索,就必须建立病因网络,才能进行全局的观察而不失之于片面,使我们对疾病的认识得到深入发展。

(二)逻辑学关于病因的认知

1. 必需病因

必需病因指某疾病发生的必要因素,即缺乏该因素时疾病就不会(概率为100%)发生。例如没有结核杆菌感染就不会发生结核病。绝大多数传染病、地方病、职业病都有一个比较明确的必需病因,而大多数慢性非传染性疾病目前尚未发现他们的必需病因。

2. 充分病因

如果有某因素存在,随之必然(概率为100 %)有某病的发生,则某因素为该病的充分病因。充分病因是一个完整的病因机制,因此也可以将充分病因理解为:必然导致疾病发生的最低的一组因素。如结核杆菌是结核病的必需病因,但并非所有暴露于结核杆菌的人均会患结核病,其他因素如免疫状况、营养不良、过度疲劳、精神紧张、遗传背景等都可以影响该病的发生与否。结核病是由上述诸因素综合作用的结果,其中包括必需病因结核杆菌,诸因素就是充分病因。但必须明确:①对大多数疾病而言,充分病因的组成因素不是一个,而是一组。②目前大多数疾病,尤其是慢性非传染性疾病,其充分病因并未完全明了,一般只证实或初步证实充分病因中的一个或几个因素。③目前还认为,大多数慢性非传染性疾病,其充分病因不止一个,有的可能有多个充分病因,各充分病因的组成因素可能不同,而且可能没有必需病因。每个充分病因的综合中必然包含有必需病因,必需病因的作用在时间上必须在疾病发生之前。

传统因果观中充分且必要病因的情形几乎不存在;必需但不充分病因是很多情形下都可能存在的,如传染病病原体、Vit缺乏症的Vit不足等;充分但不必要病因在实际生活中也是罕见的,如致死量的毒物;当然不充分且不必需病因的因素最应该引起人们的重视。如吸烟对于肺癌,我们称之为“危险因素”。

3. 促成病因

促成病因指某因素的存在可能导致某病发生的概率增加，但该病的发生并非一定由该因素病因引起。促成病因可以是必需病因，也可以是非必需病因，可以在一个或多个充分病因中发挥作用。流行病学上把那些与疾病的发生有正联系，但其本身又不是充分病因的因子称“危险因素”。一种危险因素（如吸烟）可能和许多种疾病有联系，而一种疾病（如肺癌）又可能与许多危险因素有关。流行病学目前已可以测定每种危险因素在该疾病发生中作用的大小，以及消除一种危险因素后可使该病减少多少，在实施一些疾病预防规划中，危险因素是一项很有实际意义的概念。

例如图 5-5 肺癌的病因模型，设 V 为未被认识的促成病因，A 代表具有肺癌遗传易感性，B 代表吸烟，C 代表大气污染物，D 代表某种放射线，E 代表某种粉尘。图Ⅰ、图Ⅱ、图Ⅲ为肺癌 3 种类型的充分病因模型，每个充分病因含有不同的促成病因，每个充分病因中都有仍未被识别的促成病因 V。A 在 3 个充分病因中均存在，因此，A 可被认为是肺癌的必需病因，C 和 D 均分别在两个充分病因中发挥作用，而 B 和 E 则分别只在一个充分病因中发挥作用。

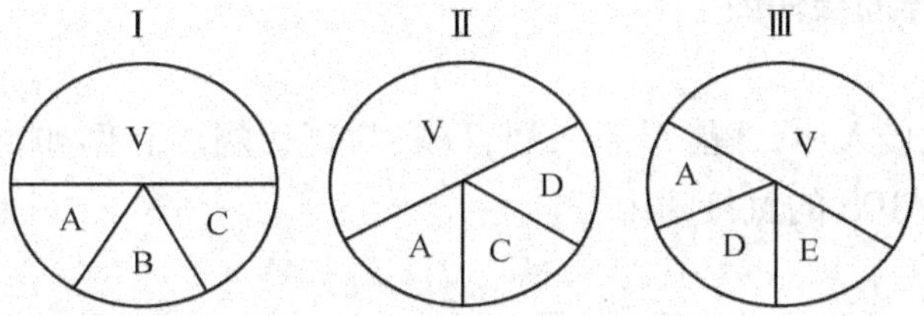

图 5-5　肺癌的病因模型图

流行病学从群体观点出发，从控制疾病、预防疾病的策略出发，认为当其他因素在某人群中不变时，某因素在该人群中增加或减少后，某病在该人群中的发生也增加或减少，则该因素可以被认为是该疾病的病因。这种认识在疾病防治上有很大的实际意义。随着吸烟率、吸烟量、吸烟年限的增、减，肺癌发病率即增、降。虽然吸烟这个因素尚不完全满足作为肺癌的必需病因及充分病因的条件，但流行病学可以认为吸烟是肺癌的病因，而且是肺癌已知病因中最重要的一个，是肺癌充分病因综合中一个最强有力的因素。即或肺癌充分病因综合中其他成分均不改变的情况下，停止吸烟就可使肺癌发病率明显下降。因此，不必等待把某种疾病的充分病因综合中的各成分均探讨清楚再进行防制，一旦清楚了某成分的病因作用（指流行病学角度，而非发病机制），即可针对该病因采取措施降低该病的发病率。比如，远在结核杆菌被发现前，针对结核病的其他病因成分采取措施，就使结核病死亡率明显下降；在霍乱弧菌被发现前 30 年，即采取改善饮水供应措施以控制霍乱流行。

从流行病学观点看，有 4 类因素在疾病病因中起作用。它们每种都可能是致病因素，但每种单独则很少是引起某种疾病或状态的充分病因。

（1）易患因素：如年龄、性别、过去的疾病可以形成对某病因的易感状态。

(2) 诱发因素：如缺乏营养、低收入、居住条件不良及医疗保健不宜等可促发疾病。相反的状况又有助于疾病恢复、维持健康。

(3) 速发因素：如暴露于某特异病原因子(agent)或有害因子能促进发病。

(4) 加强因素：屡次暴露于致病因子或做不适宜的重工作，可以加重已发生的疾病或状态。

4. 病因的相互作用(interaction)

当两种或多种病因共同起作用时，其作用大小有两种可能：一是几种病因分别作用的相加，二是更为常见的其大小高于这几种病因分别作用的相加。比如，冠心病的3个主要病因(吸烟、高血压、高脂血症)均具备时，冠心病的发病率远比仅具有一种病因的三项发病率之和为高。又例如，吸烟与暴露于石棉尘均是肺癌的病因，消除这两类因素时，肺癌死亡率为11/10万。仅吸烟者肺癌死亡率为123/10万，仅暴露于石棉尘者为58/10万，而既吸烟又暴露于石棉尘者则为602/10万(Hammond等，1979)，远远高于181/10万，即两因素相加时的危险程度(123 + 58)/10万。因此消除一种病因就可以大量减少发生该病的可能。

(三) 直接病因与间接病因

1. 直接病因

只有该病原体入侵人体，才能引起疾病，称之为直接病因。例如，结核菌是结核病的直接病因，HIV感染是AIDS的直接病因等。

2. 间接病因

与发病有关的间接因素，它们的存在，能促进发病，如居住条件差、营养不良、社会经济环境恶劣、心理精神刺激等。

3. 危险因素

某些疾病(如发病率低的、潜伏期长的、危险性小的、多病因的疾病)如果单从临床个体入手来研究病因十分困难，需从临床个体扩大到相应群体，从宏观方面来研究病因，于是提出危险因素的概念。在群体中，由于某一因素的存在，使有关疾病的发病率增高，而当其被消除后，可使该病的发病率下降，这种与发病率增高有关的因素，称之为危险因素。危险因素的确定要排除偏倚和混杂。

第二节　病因研究的基本方法

一、病因假设的提出

运用临床案例研究、基础实验研究以及描述流行病学研究，结合Mill准则，加上适当的归纳统计推理，形成病因假设。

（一）临床案例研究

不明病因的疾病一般是临床医师最先碰到，他们细致的临床检查和分析，往往能为病因研究提供非常有价值的线索。临床医师首先通过询问和初步检查获得病例的病史、症状和体征等有关信息，结合实验室检查结果对主要征候群列出可能的疾病，并逐个进行鉴别诊断。大多数情况下，经过上述步骤多数疾病可明确病因和诊断。但是，也有少数新的疾病，无法诊断为任何一种已知的疾病。有些疾病虽能明确诊断，但病因不明。细心的医师就会将这些同类疾病收集起来，将疾病的临床特征与患者的某些暴露特征结合起来，从中获得并提出病因线索。如临床医师发现许多肝癌患者曾患过乙型肝炎（求同法，下述），因此提出乙型肝炎病毒可能是肝癌病因的假设。

美国波士顿妇产科医生 AL Herbst 注意到 1966 ~ 1969 年在该市 Vincent 纪念医院诊断出 7 例 15 ~ 22 岁的女性阴道腺癌，这本是一种罕见的女性生殖系统癌症，发病年龄一般在 50 岁以上。现在这种明显的时间和地区的聚集性以及大为提早的发病年龄，引起了 Herbst 医生探究其病因的兴趣。Herbst 医生通过对 7 个病例与 32 个对照病例的对照研究得出结论，母亲在妊娠早期服用已烯雌酚可使其在子宫内受暴露的女儿以后发生阴道腺癌的危险性增加。

（二）基础实验研究

这里指的是基础医学实验研究，它是病因研究的重要方法之一。实验方法很多，一般可根据已提出的病因假设选择适宜的方法，大概可以分为：

1．生化实验

生化实验可对营养缺乏、代谢疾病、药物和毒物中毒进行鉴定，也可对因疾病导致的体内生化代谢异常进行诊断，如高血糖、高血压是心脑血管疾病发生的重要危险因素。

2．微生物学实验

当疑为传染性病原微生物致病时，可选微生物学实验，或辅以免疫学方法做病原诊断。结核菌素皮肤实验是最初用于诊断的免疫学诊断实验，主要用来了解被试者是否感染了结核分枝杆菌或作为有无结核病的辅助诊断依据。

3．分子生物学实验

分子生物学实验可从分子水平研究可疑病因及其致病机理，建立诊断方法，主要包括聚合酶联反应（PCR）、核酸探针（nuclear probe）杂交、DNA 序列测定（DNA se-quencing）、基因芯片（gene chip）、基因分型（gene type）等，如检查某癌基因判断肿瘤发生的可能性。

4．动物实验

许多病因假设可通过制作动物模型而得到证实。如对感染变形链球菌的大白鼠给予蔗糖为主的饮食即可诱发龋齿的病理模型，以此研究变形链球菌与儿童龋齿之间的关系。

（三）描述流行病学研究

流行病学在病因研究中起着举足轻重的作用，从假设的提出到最后论证的各个阶段，流行病学都有其独到之处。所谓“病因研究三步曲”，即描述性研究、分析性研究和干预性研究。

描述流行病学研究提出假设是病因研究的起点，流行病学往往以描述疾病“三间”分布的特征为基础，结合逻辑推理的 Mill 准则提出病因假设。

例如，1951—1961 年，在西欧诸国家，特别是西德和英国等国家，新生儿患短肢畸形明显增加。临床特点是四肢缺损，故称为“短肢畸形”或“海豹肢畸形”，还可发生无耳、无眼、缺肾、心脏畸形等。当时即引起医学界的关注。通过描述性研究（见表 5-1），可以发现反应停销售量与新生儿短肢畸形病例数存在一定的关系，提示反应停可能是导致新生儿短肢畸形的原因。

表 5-1　欧洲各国反应停销售量与短肢畸形例数的关系

国　家	反应停销售量（kg）	短肢畸形例数
奥地利	207	8
比利时	258	26
英　国	5 769	349
荷　兰	140	25
挪　威	60	11
葡萄牙	37	2
瑞　士	113	6
德　国	30 099	5 000

（四）Mill 准则

19 世纪英国唯心主义哲学家约翰 · 斯图亚特 · 穆勒（J. S. Mill）总结前人经验，在培根、赫舍尔和怀威尔等人学说的基础上提出求因果联系的 Mill 准则（Mill's canon）。根据上述线索，应用 Mill 准则和统计归纳推理形成病因假说。所谓 Mill 准则即科学推理 5 法：求同法、求异法、同异并用法、共变法和剩余法。值得注意的是，如果病因假设清单并没有包含真实的病因，Mill 准则就不能提供任何帮助，同时 Mill 准则原本是用于能控制干扰条件的实验类型，以及假定原因为确定性的必要或充分条件。因此，对于观察性研究或非确定性条件，Mill 准则应用的前提是控制混杂或做概率性推广。

1. 求同法（method of agreement）

求同法是辨别某类事件或属性的必要条件的方法，是指在相同事件（如患同种疾病）之间寻找共同点。例如在一次食物中毒的暴发调查中，发现所有中毒者均吃过某种食物，则该食物就可能是导致该次食物中毒的原因。在上海甲肝暴发调查中，用求同法发现许多年龄、性别、职业、饮用水水源都不完全相同的患者的共同特点是生食毛蚶；同理，用求同法也可发现许多非肝炎对象的共同特点是没有生食毛蚶。结果也表明生食毛蚶可能是甲肝病毒感染的影响因素。

设研究的事件特征为A,B,C,D,E,…,研究的暴露因素为a,b,c,d,e,…。研究事件具有共同的特征A(特定疾病),这些相同疾病的病例均有相同的特征A(特定疾病),而这些相同疾病的病例均有相同的研究因素(暴露)a,因此因素a是疾病的影响因素。推理形式如表5-2所示,所以a是A的必要条件。例如在全部肝癌病例(A)中或相当一部分病例中(统计地)发现有乙肝病毒感染标记(a),表明乙肝病毒是肝癌的必要条件或具有相当必要性的条件。

表5-2 求同法的推理形式

事件(病例,A)	←———	有关(暴露)因素
A, B, C		a, b, c
A, D, E		a, d, e
A, F, G		a, f, g

2. 求异法(method of difference)

求异法是辨别某类事件或属性的充分条件的方法,指在事件发生的不同情况之间(如发病率高和低之间,发病者与不发病者之间)寻找不同的线索。在上面甲肝暴发调查的例子中,发现许多年龄、性别、职业、饮用水水源都相同的人中,肝炎病人与非肝炎对象的差异是生食毛蚶,则表明生食毛蚶可能是甲肝病毒感染的影响因素。再如饮水中碘含量较低的地区,地方性甲状腺肿的发病率较高,而碘含量正常的地区则很少有该病发生,则饮水中碘含量与地方性甲状腺肿有关。

设研究的事件特征为A,B,C,D,E,…,研究的暴露因素为a,b,c,d,e,…。研究事件具有共同的特征A(特定疾病),而这些相同疾病的病例均无特征A(特定疾病),即为非病例(对照),而这些对象(对照)也没有研究因素(暴露)a,因此因素a是疾病A的影响因素。推理形式如表5-3所示,因此,a是A的充分条件。如在全部非肝癌个体(对照,非A)中或相当一部分个体中(统计地)发现无乙肝病毒感染标记(非a),表明乙肝病毒是肝癌的充分条件或具有相当充分性的条件。

表5-3 求异法的推理形式

事件(对照,非A)	←———	有关(暴露)因素
B, C		b, c (a未出现)
D, E		d, e (a未出现)
F, G		f, g (a未出现)

3. 同异并用法(joint method of agreement and difference)

同异并用法是辨别某类事件或属性的必要且充分条件的方法,推理形式是求同部分并求异部分。所以,a 是 A 的必要且充分条件。如在肝癌病例中发现均有或相当部分(统计地)有乙肝病毒感染标记,而在非肝癌个体(对照)中发现均无或相当部分(统计地)无乙肝病毒感染标记,表明乙肝病毒是肝癌的必要且充分条件或具有相当必要性和充分性的条件。同异并用法是比较性研究(设对照组)设计的逻辑学基础。

4. 共变法(method concomitant variation)

共变法可看成是求同法的扩展,当有关(暴露)因素不是分类的(有或无),而是等级或定量的,并与事件(结局)效应成量变关系(剂量 - 反应关系),才可以应用共变法,推理形式如表 5-4 所示。如在吸烟与肺癌的关系的研究中,随着吸烟剂量(等级)的增加,肺癌的优势比(OR)或相对危险度(RR)也随之增加,呈现出剂量 - 反应关系,更有力地支持吸烟为肺癌的病因的推理。

表 5-4　共变法的推理形式

事件(效应,A)	⟵	有关(暴露)因素
A_1, B, C		a_1, b, c
A_2, D, E		a_2, d, e
A_3, F, G		a_3, f, g

5. 剩余法(method of residues)

剩余法可看成是求异法的扩展,对于复合结局事件(A, B, C),已知它的有关(暴露)因素在特定的范围内(a, b, c),通过先前的归纳又知道 b 说明 B,c 说明 C,那么剩余的 a 必定说明 A,推理形式如表 5-5 所示。例如在肝癌的病因研究中,肝癌的发病率除了乙肝病毒感染和黄曲霉毒素能解释的部分,还有未能解释的部分,这部分就可归因于暴露因素范围内"剩余"的因素,如饮水中的藻类产生的毒素。

表 5-5　剩余法的推理形式

事件(结局)	⟵	有关(暴露)因素
A, B, C		a, b, c
B		b
C		c

上述 3 类病因研究方法是相互联系的,不能绝然分开。流行病学在研究疾病的病因时离不开临床研究和实验研究,而临床和实验研究的病因假设必须经流行病学研究才能最后成立,其关系及探索程序如图 5-6 所示。

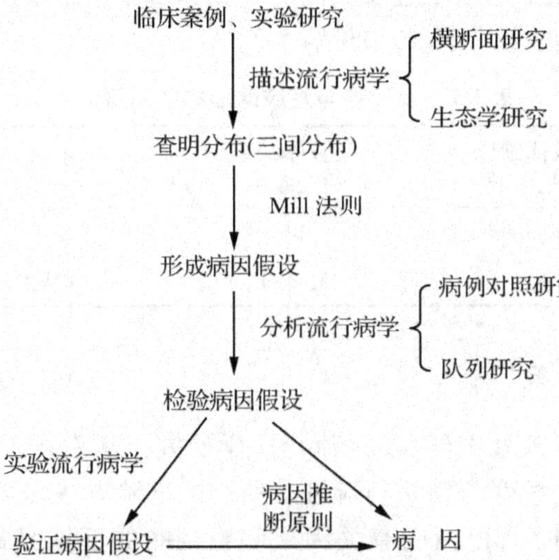

图 5-6　病因探索方法间的联系示意图

二、病因假设的检验

描述性研究结合 Mill 准则提出假设后，需经分析性研究检验假设。检验的步骤一般是先进行病例对照研究，然后进行队列研究。

（一）病例对照研究

根据病因不明疾病的特点，按照前面提出的可能致病因素假说，以病因不明的病例作为病例组，同时选择其他对照组（对照选择的原则见第四章）做病例对照研究，检验因果关系。例如，关于妊娠早期母亲服用反应停与与新生儿短肢畸形的病例对照研究，结果见表 5-6。

表 5-6　反应停与新生儿短肢畸形关系的病例对照研究

服用反应停史（暴露）	畸形儿的母亲（病例组）	对照组	合　计
有	34	2	36
无	16	88	104
合计	50	90	140

（二）队列研究

队列研究对病因或危险因素的研究有十分重要的价值，其真实性仅次于随机对照试验。按照病因假说所述的可能病因，将合格的研究对象分为暴露组（接触可能病因）和非暴露组（不接触可能病因），随访一段时间，比较两组之间待研究疾病的发病率的差异，并计算相对危险度（RR），来揭示暴露与待研究疾病是否有关联，以及关联的强弱，达到检验并验证因果关系的目的。例如,将妊娠早期服用过反应停的孕妇和未服用过反应停的孕妇分为两组,追踪观察其新生儿短肢畸形的发病率,结果见表 5-7。

表 5-7 反应停与短肢畸形的队列研究

孕妇使用反应停史(暴露)	患肢体缺陷的儿童数	无肢体缺陷的儿童数	合 计	肢体缺陷的儿童发病率(%)
妊娠早期用过	10	14	24	42
妊娠早期未用过	51	21 434	21 485	0.24

三、病因假设的验证

无论是通过临床医学、实验医学,还是流行病学研究方法获得的病因假设,最终还是需要回到人群中,用试验流行病学方法进行验证。所用的试验方法多数是干预试验或类试验。其中以随机对照试验(RCT)所得出的有关因果联系判断的证据是最佳、最能令人信服的。但由于医学伦理或可行性等问题,RCT 实施起来很困难,主要用于提供治疗和预防方面因果联系的证据。而研究病因,多采用去因试验,即通过干预消除某个可疑病因,看疾病的发生是否减少。一般来说,研究方法越背离随机化和对照原则,越容易受到各种偏倚的影响,因而所提供的关于因果联系的证据也越不可靠。一个好的对照要满足相同的时间、相同的空间以及干扰因素的均衡。总之,有可比性的对照,才是有效的对照。

四、病因推断原则

(一) 感染性疾病

Henle-Koch 原理作为病因推断标准的第一个里程碑,是由 Henle(1840)首先提出,Koch 后来扩展形成的。原始有 4 条:一是在相应疾病患者中总是能检出该病原体(必要病因);二是在其他疾病的患者中不能检出该病原体(效应特异性);三是能从相应疾病患者中分离到该病原体,传过几代的培养物能引起实验动物患相同疾病(充分病因);四是能从患该病动物中分离到相同病原体。有的文献表达为前 3 条。Koch 补充说:"即使某传染病不能传给动物,但只要病原体有规律的和排他性的存在(前两条),就能证实因果联系。"该原理应用于传染病(包括感染性疾病),虽然存在一定的局限性且不甚完备,但至今仍是适用的。

(二) 慢性非传染性疾病

1. 统计关联到因果关联

(1) 统计学关联

狭义的统计学关联(association)指分类变量间的相关(correlation),主要针对流行病学中较多的分类变量资料(如病例对照研究、队列研究等);广义的关联等同于相关分析。暴露 E(可能病因)与疾病 D 之间存在统计学关联,仅说明 E 与 D 的关联排除了偶然性(随机误差）的干扰，并不一定真的存在因果关联。要确定 E 与 D 间的因果关联，必须排除虚假的联系（如选择偏倚、信息偏倚和混杂偏倚等系统误差的干扰），同时能够确定暴露 E 与疾病 D 的时间先后顺序，即先因后果。在排除或控制了虚假联系后，若仍有统计学关联，或者统计学关联虽然有所改变（增强或减弱）但仍存在，就说明存在真实的关联，可以用因果判定标准进行综合评价，得出不同程度的因果关系结论，包括判断有无因果关系或存在因果关系的可能性。

（2）因果关联

根据概率论的因果观，所谓因果关系就是存在时间先后的相关关系，即暴露 E（病因，在先）与疾病 D（后发生）呈相关，或防治措施（先）与特定效应（后）呈相关。因此，统计学关联是判断因果关系的基础。由于统计学关联常常受到各种偏倚的干扰，要断定真实的统计学关联并非易事；另外，有时要确定关联的时间先后，也并非想象的那么简单。整个因果关联的判断进程如下：

暴露 E 与疾病 D	→	有统计学关联否？	→	有偏倚否？	→	有时间先后否？
（提出假设）		（排除偶然联系）		（排除虚假联系）		（前因后果）

2. 病因推断标准

（1）关联的时间顺序

如果怀疑病因 X 引起疾病 Y（X→Y），则 X 必须发生于 Y 之前，这就是前因后果的时间顺序。即使在不能明确断定 X 与 Y 的时间顺序时，也必须存在 X 先于 Y 发生的可能性。在确定前因后果的时间顺序上，实验研究和队列研究最好，病例对照研究和生态学研究次之。病例对照研究中的病因（暴露）信息来自于过去的记录或询问，它与疾病的时间关系不够准确。生态学时间序列研究中，例如伦敦烟雾事件后发生的呼吸道和心血管疾病死亡率上升，欧洲反应停大量上市后发生的胎儿海豹短肢畸形，都提示了时间前后关系。如果怀疑病因 X 与疾病 Y 在同一时点测量，X 与 Y 的时间顺序就难以确定，如某些横断面研究，或病例对照研究中对两组同时测定血液生化指标。对于慢性病，还需注意怀疑病因 X 与疾病 Y 的时间间隔。例如，石棉暴露到发生肺癌至少要 15 ~ 20 年，如石棉暴露 3 年后发生了肺癌，显然不能归因于石棉。

（2）关联的强度

一般而言，关联的强度越大，同弱关联相比，该关联为因果关联的可能性就越大。一个强关联如果为混杂因素所致，该混杂因素与疾病的关联将更强，因此这种混杂是容易被识别的。另一方面，弱的关联更可能是未识别的偏倚所致。当然，也存在少数特殊的例子，如吸烟与心血管疾病有弱关联但为因果关联，唐氏综合征与产次有强关联但为母亲年龄混杂所致。总之，有时间先后的统计学关联说明怀疑病因（暴露）可能为危险因素（流行病学层次的病因），而关联强度越大，是偏倚所致的可能性就越小。

关联强度的测定，根据资料的性质或来源可以有：

① 反映分类资料关联的指标:病例对照研究用比值比(OR),队列研究用相对危险度(RR)和归因危险度(AR),而实验研究(保护性干预研究)则用预防分数(preventable or prevented fraction,PF)等。

② 反映有序分类变量或数值变量资料:可描述其剂量-反应关系,测量指标包括等级OR或RR,等级相关系数以及积差相关系数等。

③ 生态学相关:利用群体资料计算的相关系数,反映分布的一致性。例如,各国(地区)人均脂肪摄入量与大肠癌死亡率的等级相关系数,各国(地区)纸烟销售量与当地的肺癌死亡率的等级相关系数,以及各地区乙肝病毒携带率与肝癌死亡率的等级相关系数等。需要注意生态学假象的干扰。

(3) 关联的再现性或可重复性

再现性指关联可以在不同人群、不同地区和不同时间再次观察到,除非有明确的理由来解释不同的结果。与观察性研究相比,实验性研究的再现性(reproduction)较好,这是因为实验性研究的控制条件要好得多。某些观察性研究结果之间的差异,有可能是背景条件(其他危险因素)的差异所致。多个研究的再现使因果关联的可能性增加,而少数或个别研究的不同甚至相反的结果并不能简单反驳因果假设,但需要仔细探究结果差异的原因。

(4) 关联的合理性

合理性包括两个方面:①对于关联的解释与现有理论知识不矛盾,符合疾病的自然史和生物学原理,相当于客观评价。例如,高脂血症与冠心病的因果关联,与冠状动脉粥样硬化的病理证据以及动物实验结果吻合。②研究者或评价者从自身的知识背景出发,支持因果假设的把握度,相当于主观评价,即科学家团体的意见。例如,吸烟与肺癌的因果关联,设想化学物质随烟雾吸入及沉积在呼吸系统的组织和细胞上,引起癌变不是没有道理的。当然,这种合理性的判断受到当时科技发展水平以及评价者知识背景和能力的局限。对于大多数研究来说,应当能够经受起这种“保守的”考验。“革命性的”因果假设或关联结果,刚开始也许是不合理的,后来有可能被确证为正确的,但毕竟是少数。

(5) 终止效应

当怀疑病因(暴露)减少或去除,使疾病发生率下降,就进一步支持因果关联。这种终止效应可以来自实验流行病学、自然实验或自发性改变(如个体自行戒烟)观察的资料。例如,乙肝病毒感染率自然下降(如在发达国家)或经预防接种疫苗后下降,随后出现肝癌死亡率的下降,可认为是肝癌病因的终止效应。这些资料由于医学伦理或可行性问题,一般不容易获得。由于终止效应的证据前因后果的时间关系明确,并且较少受到观察性研究中诸多偏倚的干扰,所以因果论证的强度较高。

(三) 因果关系判断的复杂性

在因果关系的判断中,并不一定要求满足全部标准,满足的条件越多,则其关系成立的可能性越大,误判的可能性就越小。但当满足的条件较少时,也不能因此排除因果联系。

另外,在因果关联的推论中,要认真考虑研究设计的科学性与合理性,以此判断研究结果的可靠性。当不同的研究结果出现矛盾时,尤其要考察其研究设计。一个较好的研究设计类型除了满足上述的时间顺序和可重复性,主要还能较好地控制各类偏倚的干扰,所获结论容易被后来的研究再现。一般而言,在因果论证强度上,实验性研究大于观察性研究(不同研究设计类型的因果论证强度排序见表5-8),有对照的研究大于无对照的研究,以个体为分析单位的研究大于以群组为分析单位(生态学)的研究。病因研究最好采用前瞻性队列研究,如果有去除病因的干预试验(终止效应的证据)则更好。

一个病因研究本身必须达到或部分达到第(1)、(2)条标准(前因后果,关联强度),如果符合第(5)条标准(终止效应)则更好;第(3)、(4)条标准(重复性,合理性)是该研究的外部评价,如果不吻合则因果关联的可信度降低。

第三节　病因学研究的评价原则

关于探索某一不明原因疾病的病因学研究文献很多,但各研究良莠不齐,其研究的水平和价值究竟如何,应该对其进行评价。评价主要从证据的真实性和证据的临床重要性两方面进行。

一、评价证据的真实性

(一)是否采用了论证强度高的研究设计方法

病因学研究常见的方法包括叙述性研究、横断面研究、病例对照研究、队列研究、随机对照试验等。病因学研究是否真正来源于人体试验,是指研究中是否将人体置于危险因素的暴露中,通过比较暴露组与非暴露组发病率的差别来判断暴露因素的致病效应。人体试验具有较强的论证强度。然而,如果为了研究病因,在健康人群中进行施加危险因素的病因研究,显然是不道德的,应该禁止。但采用干预试验的方式,将某可疑的暴露因素去除,以比较去因后的效应变化,即终止效应,则是可行的。表5-8显示了不同病因学研究的论证强度。

表5-8　不同病因学研究设计的论证强度

病因研究设计类型	研究的性质	可行性	论证强度
描述性研究	回顾性/前瞻性	好	-/+
横断面研究	时间断面	好	+
病例对照研究	回顾性	好	++
队列研究	前瞻性	较好	+++
随机对照试验	前瞻性	较差	++++

（二）是否考虑试验组与对照组间的混杂因素

在任何研究中，都有可能存在偏倚。病因学研究中，混杂偏倚对结果的影响最大，混杂因素可能是已知的也可能是未知的。因此，在病因学研究中，要评价是否存在混杂因素以及混杂因素的影响程度，同时要评价设计时已知的主要混杂因素是否均衡，是否采用了控制混杂因素的方法，或在分析资料时是否采用了分层分析等统计学手段。

（三）是否采用了盲法测量

测量偏倚会影响病因学研究的真实性，为保证各组效应测量的可比，除了客观测量工具或方法要保持一致，还应当注意主观测量的一致性以及避免测量中的主观干扰，后两者可以通过盲法测量来实现。

（四）研究结果是否交待了所有的研究对象

研究对象是否全部交待可看出作者研究的严谨性。同时，是否有失访，失访多少，会不会引起失访偏倚等都应该有所交待。

（五）致病因素的因果效应的时序性是否明确

在评价某一病因学研究（或治疗措施不良反应研究）时，如果能明确危险因素的出现早于疾病的发生，则研究结果的真实性高。但是，如果两种因素同时出现在一个人身上，则因、果的判断必须持慎重的态度，如高血压患者往往同时血清胆固醇水平较高，糖尿病患者往往有心血管疾病等，为此，对其因、果不能草率下结论。因果效应时间顺序的确定有赖于前瞻性研究。

（六）因果效应在不同的研究中是否反映出一致性

同一种疾病的病因在不同的人群、不同的地区和不同的时间是否能重复观察到，如出现不同的结果时，是否有明确的理由来解释。与观察性研究相比，实验性研究的可重复性较好，因为实验性研究的控制条件要好得多。某些观察性研究结果之间的差异，有可能是背景条件的差异所致。如果有多个设计可靠的同类研究，结果一致可使因果关联的可能性增加，而少数或个别研究的不同甚至相反的结果并不能简单反驳因果假设，需要仔细探究结果差异的原因。

（七）结果是否符合流行病学规律

疾病在人群中消长与相关病因或危险因素的消长应呈现出分布的一致性，当病因/危险因素存在时，该病的发生率较高，反之，该病的发生率应随之下降。

（八）致病因子的剂量-效应关系

假如随着对危险因素暴露的增加（剂量或时间增加），发生不良结局的危险（或严重程度）也增加，这样的剂量-效应关系将会强化关联的可信度。

（九）病因学的生物学依据如何

若暴露与疾病之间的关联有生物学意义（病理生理方面），则因果关联更可能存在。例如，关于钙拮抗剂与癌症的关系，有作者提出其机制可能是凋亡过程受阻。不过，这只是一种有合理成分的假设,真相尚待进一步的研究证实。

二、评价证据的临床重要性

关于不明原因疾病的病因学研究文献如果不能满足上述 9 条中的前 3 条,一般认为该研究的真实性较差,需继续寻找其他相关证据;反之,就应该进一步考查病因学因果关系的强度(如随机对照试验与队列研究中的相对危险度 RR,病例对照研究中的 OR 等)和精密性(用可计算 RR 或 OR 的 95% 可信区间表示),当其可信区间范围较窄,并且全部位于有临床重要性的危险度上限的范围里时,信度最高。

对于临床医生和患者而言,需危害人数(number needed to harm,NNH)显得更为直观和易理解,其意义是与对照相比,暴露某可疑因素下多少例可能会多产生 1 例受此因素危害致病(或被不良反应危害)的患者。NNH 值越小,说明该因素危险性越大。

对于队列研究和随机对照试验研究,其计算公式为

$$ARI = \text{暴露组的发病率} - \text{非暴露组的发病率}$$

然而,病例对照研究不能直接计算发病率,NNH 的计算公式如下

$$NNH = \frac{1 - \mathrm{PEER}(1 - \mathrm{OR})}{\mathrm{PEER}(1 - \mathrm{PEER})(1 - \mathrm{OR})}$$

其中,PEER(patient expected event rate)是未暴露于可能致病因素的研究对象不良事件的发生率,需要预测。相同的 OR 值下,PEER 对 NNH 的影响较大(见表 5-9 和表 5-10),可见在计算 NNH 时,估计患者的基线事件发生率是很重要的。

表 5-9　OR 小于 1 时 PEER 对 NNH 的影响

PEER	0.9	0.8	0.7	0.6	0.5	0.4	0.3
0.05	209	104	69	52	41	34	29
0.10	110	54	36	27	21	18	15
0.20	61	30	20	14	11	10	8
0.30	46	22	14	10	8	7	5
0.40	40	19	12	9	7	6	4
0.50	38	18	11	8	6	5	4
0.70	44	20	13	9	6	5	4
0.90	101	46	27	18	12	9	4

表 5-10　OR 大于 1 时 PEER 对 NNH 的影响

PEER	1.1	1.25	1.5	1.75	2	2.25	2.5
0.05	212	86	44	30	23	18	16
0.10	113	46	24	16	13	10	9
0.20	64	27	14	10	8	7	6
0.30	50	21	11	8	7	6	5
0.40	44	19	10	8	6	5	5
0.50	42	18	10	8	6	6	5
0.70	51	23	13	10	9	8	7
0.90	121	55	33	25	22	19	18

第四节　病因研究案例

一、幽门螺杆菌感染与十二指肠溃疡关系案例

幽门螺杆菌感染与十二指肠溃疡间的关系,原先一直存在争议,本节用该例子说明因果关联的判定。

1. 时间顺序的证据

队列研究显示,324 例幽门螺杆菌感染者(暴露),10 年中有 11% 发生十二指肠溃疡,而 133 例非感染者(未暴露)仅有 0.8% 发生十二指肠溃疡。RR > 10,且幽门螺杆菌感染在前,十二指肠溃疡发病在后。

2. 关联强度的证据

病例对照研究显示,90% ~100% 的十二指肠溃疡患者存在幽门螺杆菌感染,OR > 10;十二指肠溃疡患者的感染密度(每平方毫米胃黏膜)高于非患者;幽门螺杆菌感染率与卫生条件有关,在发展中国家较高(可达 50% 以上),这些国家的十二指肠溃疡的患病率亦较高;该病 19 世纪患病率达最高峰,而那时卫生条件较差,推测幽门螺杆菌感染率也较高;北澳大利亚某土著人群从未发现有幽门螺杆菌感染,也没有十二指肠溃疡发生;吸烟能增加幽门螺杆菌感染者发生该病的危险,但非感染者或已清除感染者的危险不增加;幽门螺杆菌感染无性别差异,十二指肠溃疡患病率在以前男高于女,但近些年来渐趋接近,这与女性吸烟率增加有关。

3. 可重复性证据

许多研究者重复得到相同结果。

4. 合理性证据

幽门螺杆菌结合部位在胃窦细胞。它可随着胃窦细胞进入十二指肠,引起炎症,削弱黏膜,使其易于遭受酸的损伤。

5. 终止效应的证据

清除幽门螺杆菌可使十二指肠溃疡愈合,其效果等同于组胺受体拮抗剂;用三联抗菌治疗清除该菌后,长期溃疡复发率为零,而用组胺受体拮抗剂治疗,复发率为60% ~80%。

从以上证据,可以判定幽门螺杆菌感染与十二指肠溃疡有因果关联。值得注意的是,某些胃溃疡患者甚至无症状健康人也发现有幽门螺杆菌感染,幽门螺杆菌感染与胃癌也有关联。这说明坚持"特异性"标准,是无助于病因学研究的。

二、不明原因脑炎原因探索案例

1. 脑炎的流行史与临床特征

20 世纪 70 年代初,我国出现了一类原因不明的脑炎,其临床表现不同于那些病因明确、表现典型的病毒性脑炎。病例遍布全国各地,散在发生,病例数逐年增多,1986 年全国报告病例数已逾 2 万。总结全国该类散发性脑炎的临床表现,具有下列 10 大特征:

(1) 急性或亚急性起病;

(2) 大多数患者的首发症状为头昏、乏力、呆滞、头痛、少数伴有发热;

(3) 早期精神障碍突出,表现为情感淡漠、行为呆滞、思维不连贯、记忆力和计算力锐减、定向障碍、昏睡或昏迷;

(4) 进展期有失语、脑神经麻痹、偏瘫或双侧瘫、双侧病理征(+)、平衡共济失调、癫痫发作、尿失禁、多汗等;

(5) 早期脑电图呈中度至高度弥漫性异常,异常率达 90% 以上;

(6) 脑脊液半数正常,或压力增高,轻度炎性改变伴有 IgG 增高;

(7) 脑部 CT 异常率达 85% 以上,多为大脑白质广泛片状或多灶性斑块状低密度影,少数累及灰质;

(8) 脑组织活检急性多灶性出血型或亚急性增生性硬化型;

(9) 急性期皮质激素有一定疗效,病死率 7.5%;

(10) 病程 3 ~ 6 个月以上,远期治愈率 78.0%,好转率 10%,病死率 4%,复发率 6%。

根据临床和病理特征,专家认为可能是一组多病因的脑炎综合征,病理涉及原发性病毒性脑炎和过敏反应性炎性脱髓鞘脑病,推测系病毒感染后诱发。

2. 脑炎的流行病学分布特征

(1) 时间分布　有两个发病高峰年段,它们分别是 1977—1982 年和 1985—1990 年;1983—1984 年有一个发病低谷年段;发病无季节性。

(2) 人群分布　15 ~ 44 岁的病例占总病例的 91.1 %;发病与性别、职业等无关。

（3）地区区分布　市区、郊区和农村均有散发，未见区域性流行，无家庭内传播；20 世纪 70 年代末，浙江医科大学朱雏雏等首先报告 2 例“脑炎”，患者病前服用过驱虫净（即四咪唑 tetramisole，TMS）。随后郑荣远等对温州的病例做了系列分析，发现病前相关事件的暴露率分别为服驱虫药 47.2%，病毒感染 22.8%，毒物接触 5.7%，精神刺激 4.9%。

3. 回顾性调查

1976—1988 年温州市驱虫药的年销售量和“脑炎”的年发病例数之间呈正相关关系（$r=0.994$），两者的具体关系见图 5-7。

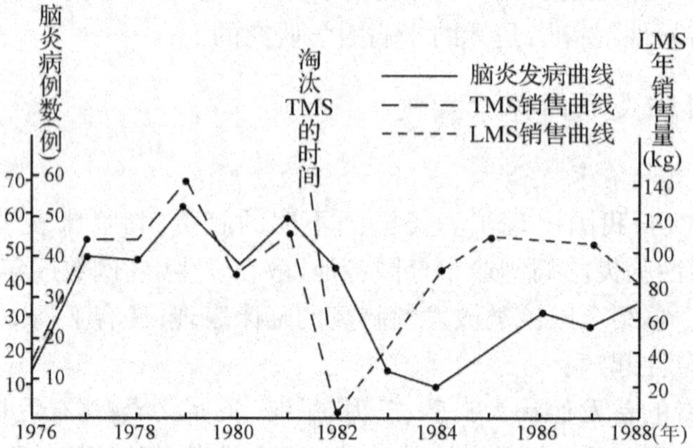

图 5-7　温州市咪唑类驱虫药年销售量与“脑炎”病例数的关系

（引自郑荣远，《药物流行病学杂志》，1993）

注：1982 年前为 TMS，1983 年以后为 LMS（左旋咪唑，levamisole），LMS 与 TMS 的化学结构、药理作用相似，用法用量相同。

4. 病例对照研究

选取自 1998 年 1 月—1987 年 12 月在温州医学院附属第一医院住院的符合“脑炎”诊断标准的 123 名病例，并以同期在该院住院或门诊的非神经系统疾病、并符合下列配比条件的 123 例重患者为对照：①居住同一县、区内；②性别、民族、职业相同；③年龄相差不超过 2 岁；④发病在同一星期内。分别调查两组发病前的危险因素暴露史，结果见表 5-11。

表 5-11　1∶1病例对照研究结果（$n=123$）

危险因素	病例 + *A* 对照 −	病例 − *B* 对照 +	比值比（*OR*）	0*R* 95% 可信区间	χ^2	*P* 值
感染史	28	16	1.75	0.91～3.38	3.27	>0.05
服驱虫药史	58	8	7.25	3.34～16.40	37.88	< 0.001
毒物接触史	7	3	2.33	0.55～11.35	0.90	>0.05
精神刺激史	6	2	3.00	0.55～21.45	1.13	>0.05

5. 类实验研究

1988 年 5—8 月，在浙江省南部农村选定 10 个乡为调查区域，其中 6 个乡进行肠道寄生虫病普查普治，给自愿接受驱蛔治疗者分发左旋咪唑（LMS），将接受治疗的 10 911 人列入暴露组（E），未接受治疗的 37 990 人列为非暴露的第一对照组（N_1），另外 4 个毗邻乡村的 43 445 人列为非暴露的第二对照组（N_2），追踪观察 3 个月，各组脑炎发病情况见表 5-12。

表 5-12 左旋咪唑与"脑炎"发病关系的研究结果

性别	暴露组(E)			对照组(N_1)			对照组(N_2)		
	普治人数	脑炎发生数	发病率($1/10^4$)	观察人数	脑炎发生数	发病率($1/10^4$)	观察人数	脑炎发生数	发病率($1/10^4$)
男性	5 582	0	0	19 855	0	0	22 658	0	0
女性	5 329	5	9.38	18 135	0	0	20 787	0	0
合计	10 911	5	4.58	37 990	0	0	43 445	0	0

E 与 N_1 比较 $P<0.001$；E 与 N_2 比较 $P<0.001$

另外，研究者跟踪随访 202 例已确认的"驱虫药性脑炎"病例，在首次发病治愈后，相隔若干年月，患者自行服药驱虫，无意识地再暴露于 TMS 或 LMS，结果再度激发第二次（16 例）和第三次（1 例）"脑炎"，再激发阳性率 100%。再发"脑炎"的临床特征与初发"脑炎"基本相似。

（孙 峰）

第六章　医学诊断试验研究

诊断试验(diagnostic test)是临床医学的重要内容之一,也是医学检验专业实际工作和科学研究中不可避免的主要内容。医学研究中,对于疾病的诊断、疗效的判断、预后的估计等均在一定程度上依赖于诊断试验。诊断试验研究的意义在于认识诊断试验的规律,科学研究和评价诊断,以提高诊断的效率和临床应用水平。

第一节　医学诊断试验研究概述

一、诊断试验的定义

诊断试验指应用物理学、生物化学、血清免疫学的检查,临床检查和医疗器械检查,对患者的疾病和健康状况做出诊断的试验。随着自然科学的发展,医学领域里的诊断方法也在不断更新。医学生物工程、单克隆抗体、CT、磁共振、气相色谱、免疫荧光、酶联免疫吸附测定以及计算机的普及应用等为诊断试验提供了许多新的微量、快速、精确、特异和敏感的方法。

二、研究诊断试验的意义

1. 寻求新的更准确的诊断方法

随着科学技术的发展,医学上一些新的诊断技术不断涌现,如何科学地认识这些新的诊断方法,是临床医学专家选择诊断技术的依据,最终目的是减少因诊断试验带来的漏诊和误诊。

2. 诊断试验的科学评价是正确认识其临床应用价值的重要方法

许多新的诊断试验在刚开始应用于临床时,由于缺乏科学的设计和评价,以致于不恰当地夸大了其临床价值。随着经验的积累,医师对这些试验逐渐有了比较正确的认识,甚至发现有些诊断试验并不理想。比如,癌胚抗原(CEA)开始应用于临床时,被认为对结肠癌的诊断有很高的价值,但以后发现其他恶性肿瘤也有该抗原,且在非肿瘤的吸烟者中也有近20%的人呈阳性。再如,中性粒细胞的四唑氮蓝试验(NBA)在开始应用于临床时,被认为对鉴别细菌性败血症与非感染性疾病、病毒性疾病有很大的临床价值,但随着时间的推移,发现该试验的以上应用并不理想。因此，不断研究新的、高水平的诊断试验，并科学地对其做出评价是提高临床诊断水平的重要途径，也是医学研究的重要内容。

3. 科学地评价诊断试验是提高诊断水平的基础

诊断试验主要应用于疾病诊断、疾病随访、疗效考核以及药物不良反应的监测。根据不同的目的选择适当的诊断试验。一般来说，临床医师经过一定期限的临床实践后，都积累了选择诊断试验的经验。但单凭经验难免不够稳妥，有时会耽误诊断，未能给患者及时有效的治疗，甚至造成不可弥补的损失。掌握科学的研究和评价诊断试验的方法可为其选择合理的诊断方法奠定基础，同时可避免单凭经验造成的错误。

有人对1985—1995年55种国内期刊发表的112篇评价诊断试验的论著进行分析，发现90%以上的论著设计不合理，其中18篇论著缺乏金标准，40篇仅有阳性率，而无敏感度、特异度等评价指标。几乎没有一篇论著采用LR和AUC^{ROC}（ROC曲线下的面积），多数论著的设计是选择1组病例，1组对照（其他患者或健康人），再应用新的诊断试验进行测定，然后对两组进行比较，了解其诊断价值。

第二节　诊断试验研究设计方法

对一个新诊断试验进行评价的基本方法是：将待评价的诊断试验与诊断该病的标准诊断方法进行盲法比较研究（配对设计），以评价该试验对疾病诊断的真实性、精密性和实用性。因此，诊断试验研究设计应从以下几个方面着手。

一、确立金标准（gold standard）

所谓诊断试验的金标准，是指当前临床医学界所公认的诊断某病最为可靠的方法。利用金标准能比较正确地区分某人属“有病”还是“无病”。临床诊断中常用的金标准包括病理学诊断（组织活检和尸体检查）、外科手术发现、特殊的影像学诊断（如用冠状动脉造影术诊断冠心病等）以及目前尚无特异诊断方法而采用的国际公认的综合诊断标准（如诊断风湿热的Johes标准等）。有时长期临床随访所获得的肯定诊断，也可作为金标准。

必须注意的是，如果金标准选择不妥，会造成如表6-1分类上的错误，从而影响诊断试验正确性的评价。例如以外科手术诊断胆结石作为标准诊断方法来评价超声图诊断胆结石的诊断价值时，可以得出结论，但若以胆囊造影作为标准方法进行比较时，就难以断定检出结果的真伪。在难以得到标准诊断方法时，医师们常将新推出的诊断试验与现有的诊断方法比较。此时若新试验比较灵敏，检出的病例就多一些，如以现有方法作为标准，则会将新试验多检出的病例错判为假阳性。同样，若新试验更特异，则错判为假阴性的病例将增加。

表 6-1 诊断试验评价用配对四格表

待评价诊断试验	金标准		合计
	有病(病例组)	无病(对照组)	
阳 性	a(真阳性)	b(假阳性)	$a+b$
阴 性	c(假阴性)	d(真阴性)	$c+d$
合 计	$a+c$	$b+d$	n

为了避免外界环境因素干扰评价工作,要求待评价的诊断试验与标准方法在同一时间和同一化验室内进行比较。此外,为了减少或避免偏倚,检验人员在评价时应实施盲法原则,即他们在不了解病例临床表现情况下进行比较。

二、选择研究对象

用于诊断试验评价的研究对象应包括病例组和对照组,其基本要求是研究对象的同质性和代表性,即代表试验检查对象的总体。

1. 病例组的研究对象

病例要确诊(同质的要求),同时要具备代表性,即要包括各临床型(轻、中、重型;有或无并发症者)病例。病例的代表性越好,对该诊断试验的评价越客观,实用性越强。

2. 对照组的研究对象

对照组应在性别、年龄、某些生理状态等方面与病例组保持均衡。对照不应只包括健康人,还应包括确实未患该病的其他病例以及确实未患该病但在临床上极易与该病混淆的其他病病例。这样选择的对照才具有临床意义,尤其是具有鉴别诊断方法的价值。

三、估计样本含量

影响诊断试验研究样本含量的基本因素有待评价诊断试验的灵敏度、特异度,检验水准以及允许误差。样本含量计算的公式为

$$n=\frac{u_{\alpha}^{2}p(1-p)}{\delta^{2}} \qquad (式 6\text{-}1)$$

式中,u_α 为标准正态分布中累积概率为 $\alpha/2$ 时的 u 值(如 $u_{0.05}=1.96$);δ 为允许误差,一般在 0.05~0.10 之间;p 为待评价诊断试验的灵敏度或特异度(可通过预实验或查阅文献获得其估计值),计算时用灵敏度估计值计算病例组所需的样本含量(表 6-1 中 $a+c$ 部分),而用特异度的估计值来计算对照组的样本含量(表 6-1 中 $b+d$ 部分)。

四、评价过程实行盲法原则

为了避免外界环境因素干扰评价工作,要求待评价的诊断试验与标准方法在同一时间

和同一实验室内进行比较。此外，为了减少或避免偏倚，参与该试验的操作者和报告者事先不应知道受试者属病例组，还是属对照组，实施盲法原则。

五、列表分析评价

诊断试验设计的本质是配对设计，只是效应指标是二分类变量，对于试验结果的整理应按表 6-1 的形式整理出配对四格表。

第三节　诊断试验的评价指标

医学诊断试验的评价主要从 3 个方面考虑，即准确性（accuracy）、精密性（precision）和实用性（practicality）。其中以试验本身的准确性最为重要，而反映试验准确性的指标又有很多，各种指标是从不同的侧面反映试验的准确性。

一、诊断试验准确性评价

诊断试验的准确性指该诊断试验结果真实与否（validity），即诊断试验结果与真实情况的符合程度。真实情况即金标准的结果反映了一项诊断试验具备能正确地鉴别某病例患和未患某病的能力。诊断试验的测量指标分为定量和定性指标。

（一）诊断试验指标为定量

准确度（accuracy）指测定值与真实值的接近程度，其大小主要由系统误差控制，但也受随机误差的影响。

由于在大多数情况下真实值难以或不能求得的，因而通常以回收量与加入量的百分比（回收率，recovery rate，R）来估计接近真实值的程度。

$$R(\%)=\frac{V_P-V_B}{V_A}\times 100\% \qquad \text{（式 6-2）}$$

式中，R 是回收率；V_A 代表加入标准量；V_B 代表未加标准量前的测定值；V_P 代表加入标准量后的测定值。式 6-1 分子部分就是回收量。

（二）诊断试验指标为定性

诊断试验指标为定性（阳性、阴性），其真实性包括灵敏度（sensitivity）和特异度（specificity）两个基本特征。前者指一项诊断试验能将实际患病的病例正确地判断为患某病的能力，后者指一项诊断试验能将实际未患某病的病例正确地判断为未患某病的能力。

1. 灵敏度与漏诊率

灵敏度亦称真阳性率（true positive rate），即实际有病者按待评价诊断试验能够正确地判为有病的概率。灵敏度只与病例组有关，理想的试验灵敏度应为 100%。

$$灵敏度(真阳性率)=\frac{a}{a+c}\times 100\% \qquad (式 6\text{-}3)$$

由于实际有病者共有$(a+c)$例,该诊断试验只正确地判断了 a 人,漏掉了 c 人,因此,该诊断试验的漏诊率为

$$漏诊率(假阴性率)=\frac{c}{a+c}\times 100\% \qquad (式 6\text{-}4)$$

理想的情景应是漏诊率为0%。它与灵敏度是互补的,两者之和为1。因此一个诊断试验的灵敏度越高,漏诊就越少。

2. 特异度与误诊率

特异度亦称真阴性率(true negative rate),即实际无病者按该诊断试验被正确地判为无病的概率。特异度只与非病例组有关,理想的试验特异度也应为100%。

$$特异度(真阴性率)=\frac{d}{b+d}\times 100\% \qquad (式 6\text{-}5)$$

由于实际无病者共有$(b+d)$例,该诊断试验只正确地判断了 d 人,误判了 b 人,因此,该诊断试验的误诊率为

$$误诊率(假阳性率)=\frac{b}{b+d}\times 100\% \qquad (式 6\text{-}6)$$

理想的情景应是误诊率为0%。它与特异度是互补的,两者之和为1。因此一个诊断试验的特异度越高,误诊就越少。

理论上讲,当试验方法和诊断标准固定时,每个诊断试验的灵敏度和特异度是恒定的。一般地,灵敏度越高,特异度越低;反之亦然。临床上应用时必须权衡漏诊和误诊所造成的后果。

灵敏度高的诊断试验适用于:①疾病漏诊可能会造成严重后果者;②在鉴别诊断时,为了及时排除某病;③筛检无症状的患者而该病的发病率又较低。因此当试验结果呈阴性时,灵敏度高的试验临床价值最大。特异性高的试验适用于:①误诊可能导致患者精神或肉体严重危害时;②在疾病鉴别诊断时,为了获得确诊。因此当试验结果呈阳性时,特异度高的试验临床价值最大。

3. 约登指数

约登指数(Youden's Index)是一个综合反映诊断价值的指标,亦称为正确指数。理想的诊断试验约登指数应为100%,其值越大越好。

$$J=1-(误诊率+漏诊率)=灵敏度+特异度-1 \qquad (式 6\text{-}7)$$

理论上,J 介于 -1 到 $+1$ 之间,J 值越大,临床诊断价值就越高;反之,价值越小。当 $J\leqslant 0$ 时,无任何临床价值。该指数常用于比较两个诊断试验。约登指数的标准误用式 6-8 计算。

$$S_J = \sqrt{\frac{bd}{(b+d)^3} + \frac{ac}{(a+c)^3}} \quad （式 6-8）$$

在进行两约登指数比较时，常用 u 检验。检验的无效假设为两诊断试验的总体约登指数相同。检验统计量用式 6-9 计算，$u \sim N(0,1)$。

$$u = \frac{J_1 - J_2}{\sqrt{S_{J_1}^2 + S_{J_2}^2}} \quad （式 6-9）$$

例 6.1　现以喉拭培养结果为标准诊断方法，评价仅凭临床观察诊断 β-溶血性链球菌感染的真实性，结果见表 6-2。

表 6-2　以喉拭培养法评价临床诊断的真实性

临床诊断	喉拭培养（金标准）		合计
	阳性	阴性	
阳性	27（真阳性）	35（假阳性）	62
阴性	10（假阴性）	77（真阴性）	87
合计	37	112	149

灵敏度 = (27/37) × 100% = 73%
特异度 = (77/112) × 100% = 69%
漏诊率（假阴性率） = (10/37) × 100% = 27%
误诊率（假阳性率） = (35/112) × 100% = 31%
约登指数 = (73% + 69%) − 100% = 42%

从表 6-2 还可看出，计算诊断试验的灵敏度或假阴性率只与患者数有关，而与非患者数无关；计算诊断试验的特异度或假阳性率只与非患者数有关，而与患者数无关。还要看到灵敏度与假阴性率之和为 1，特异度与假阳性率之和为 1。

在临床工作中，医师希望一项诊断试验的灵敏度和特异度均高，但实际上很难如愿。事实是若提高灵敏度必然以降低特异度为代价，反之亦然。这种关系在定量诊断指标中也容易见到。现以诊断青光眼为例说明上述现象。眼内压升高、视神经萎缩和视野的典型缺损是诊断青光眼的 3 个重要组成部分。正常人的眼内压水平在一天内有波动，而青光眼患者，其波动范围会更大，因而眼内压水平并非诊断青光眼的一个可靠指标。再者，眼内压水平相同的人，眼内病理改变并不一样。虽然眼内压水平高者患青光眼的可能性较低者大，但需作进一步检查才能做出诊断。

眼内压水平与是否患青光眼的关系见图 6-1。甲组为未患青光眼者，眼内压波动水平在 1.9 ~ 3.5 kPa（14 ~ 26 mmHg）之间。乙组为青光眼患者，其眼内压波动水平在 2.9 ~ 5.6 kPa（22 ~ 42 mmHg）之间。两组人眼内压水平在 2.9 ~ 3.5 kPa（22 ~ 26 mmHg）处有重叠。如欲

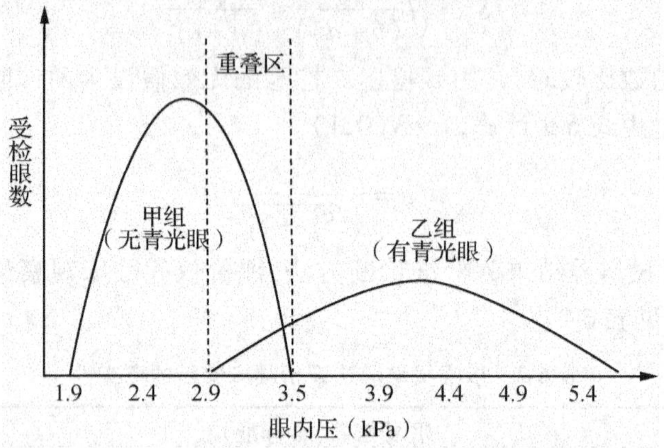

图 6-1 青光眼患者和正常人眼内压分布模式图

诊断出全部青光眼患者，即要求试验的灵敏度为 100%，则诊断值应定为 2.9 kPa（22 mmHg），但相当一部分眼内压水平在 2.9～3.5 kPa（22～26 mmHg）之间的未患青光眼的人也将诊断为阳性，造成误诊，即特异度差。若将诊断值规定为 3.5 kPa（26 mmHg），则所有未患青光眼者均为阴性，特异度为 100%，但眼内压水平在 2.9～3.5 kPa 之间的青光眼患者将诊断为阴性，造成漏诊，即灵敏度差。上述事例说明一项诊断试验要同时兼顾高灵敏度和高特异度是困难的。在临床实践中，是将诊断值定在 2.9～3.5 kPa 之间，即在重叠区的某处。具体确定阳性诊断值时，一般只能从临床需要出发，权衡利弊得失后再确定。若所研究的疾病病死率高，预后不佳，漏诊将带来严重后果或早期诊断可明显改善预后，则诊断试验的阳性界限可向左移。这样，试验的灵敏度高，阴性结果可排除疾病的存在，但同时假阳性增多。若现有的治疗措施不够理想，可将阳性界限右移以降低灵敏度，提高特异度。当为假阳性者进一步检查所需费用太高，或可使人心身遭受严重的痛苦时，高特异度尤为必要。

二、诊断试验精密性评价

可靠性（reliabiliy）、重复性（repeatability）或精密度（precision）是指一项诊断试验在完全相同的条件下，重复做时获得相同结果的稳定程度。在临床实践中，诊断指标是定量资料可用标准差和变异系数表示，是定性资料可用观察符合率及 Kappa 值表示。

（一）诊断试验指标为定量

精密性通常以变异系数（CV）来表示。在一般情况下，作为化学定量指标，CV 应控制在 1% 以下；作为免疫学及生物化学检验定量指标，CV 应控制在 5% 以下，不得超过 10%；作为生物学定量指标，CV 应控制在 10% 以下，不得超过 15%。

$$变异系数(CV) = \frac{s}{\langle \overline{x} \rangle} \times 100\% \qquad (式 6\text{-}10)$$

（二）诊断试验指标为定性

当诊断试验指标为定性时，精密性通常从符合率和 Kappa 值两方面进行评价。

1. 符合率

符合率亦称为诊断效率（diagnostic efficient，DE），反映了诊断试验测量值与真实情况（金标准）的接近程度。

$$符合率 = (a + d)/n \tag{式 6-11}$$

符合率高的试验，其敏感性和特异性之和也是较高的，但必须注意它并不反映敏感性或特异性单方面的情况。如两个诊断试验的符合率均为 75%，可能 A 试验的敏感性为 90%，特异性为 60%；B 试验的敏感性为 60%，特异性为 90%，两者的临床价值是不同的。

若 DE≤0.50，该诊断试验应当废弃；DE 在 0.51～1.00 范围内，其值越大，诊断试验临床应用价值也越大。一般认为，只有在 DE＞0.75 时试验才具有临床应用价值。

影响试验可靠性的因素有：

（1）所使用的仪器、药品和试剂的变异：仪器，甚至是精密的仪器，如事前未校正，也可造成测量结果的系统误差。药品的质量，试剂配制的方法以及检验室的环境因素都可对试验结果产生影响。

（2）测量变异：这与试验操作者的技术和责任心有关，因为任何测量都可出现不同程度的测量变异。若操作者能遵循操作规程，操作细心则可减少这种变异。若操作者在某种程度上自行判断测量结果，则这种变异可以很大甚至难以控制。如用几种方法（即在不同的检验室，由不同的操作人员使用不同的仪器）进行测量，测量数值的系统误差将是难以避免的。

测量变异还包括观察者间误差（inter-observer error）和观察者自身误差（intra-observer error）。例如，两位眼科医师同时分别检查 100 例强疑视网膜炎患者，按病情轻重分别登记，结果两人判断的符合率仅为 72%。

2. Kappa 值

Kappa 检验是一种校正了机会造成的符合率（即与金标准诊断的一致性）检验，它排除了由于机会造成的符合，从而提高了判断的有效性。若以 P_A 代表实际观察到的符合率（即诊断效率 DE），P_E 代表机会符合率，Kappa 统计量定义为

$$Kappa = \frac{P_A - P_E}{1 - P_E} \tag{式 6-12}$$

其中，

$$P_E = \frac{\left[\frac{(a+c)(a+d)}{n} + \frac{(b+d)(c+d)}{n}\right]}{n} \tag{式 6-13}$$

简化后，

$$Kappa = \frac{2(ad - bc)}{(a+b)(b+d) + (a+c)(c+d)} \tag{式 6-14}$$

考虑 Kappa 的抽样误差，计算其标准误用公式 6-15。

$$S_K = \sqrt{\frac{P_A(1-P_A)}{n(1-P_E)^2}} \quad (式 6\text{-}15)$$

对 Kappa 进行假设检验，

$$u = \frac{Kappa}{S_K} \quad (式 6\text{-}16)$$

若 u 大于 1.96，可以认为符合率不是机遇造成的。

Kappa 值在 -1～+1 间波动。若 Kappa 为 -1，表示诊断试验与金标准完全不一致；若 Kappa 为 +1，表示诊断试验与金标准完全一致；若 kappa 为 0，表示符合率（准确率）与机会概率相等。因此，Kappa 值为正值时，越大越有临床应用价值。一般认为，若 Kappa < 0.40，可以认为诊断试验价值极小，Kappa 值介于 0.40 到 0.74 之间，该诊断试验价值一般，只有在 Kappa≥0.75 时表明准确性较好，Kappa≥0.90 时表明准确性很好，Kappa 值越接近于 1，试验结果精密性越好。

三、预测值与似然比

1. 预测值（predictive value，PV）

上面讲述的是有关诊断试验本身的特性，在临床实践中医师还关心运用某诊断试验时，如果是阳性结果，到底有多大的可能性患该病；如果是阴性结果，又有多大可能排除该病。预测值就是解决该问题的一个统计指标。

阳性预测值（positive predictive value）系由诊断试验检出的全部阳性例数中真正患病的例数所占的比例，亦即该诊断试验阳性结果中真正患病的概率。

$$阳性预测值 = a/(a+b) \quad (式 6\text{-}17)$$

阴性预测值（negative predictive value）系由诊断试验检出的全部阴性例数中真正未患病的例数所占的比例，亦即该诊断试验阴性结果中真正不患该病的概率。

$$阴性预测值 = d/(c+d) \quad (式 6\text{-}18)$$

预测值的高低并不完全取决于试验本身，在很大程度上取决于患病率的高低。从 Bayes 公式可看出预测值与敏感性、特异性及患病率间的关系。

$$阳性预测值 = \frac{患病率 \times 敏感度}{患病率 \times 敏感度 + (1-特异度) \times (1-患病率)} \quad (式 6\text{-}19)$$

$$阴性预测值 = \frac{特异度 \times (1-患病率)}{特异度 \times (1-患病率) + 患病率 \times (1-敏感度)} \quad (式 6\text{-}20)$$

患病率对预测值的影响要比敏感度和特异度更为重要。一般情形下，患病率在不同人群中又相差很大。例如，酸性磷酸酶在诊断前列腺癌时，敏感性为 70%，特异性为 90%，应用于不同的人群时因患病率不同，其阳性预测值相差甚远（见表 6-3）。

表 6-3　患病率与阳性预测值的关系

对　象	患病率(1/10 万)	阳性预测值(%)
一般人群	35	0.4
75 岁以上男性	500	5.6
临床触及前列腺结节	50 000	93.0

(孙中行,《临床流行病学》,1989)

酸性磷酸酶用于触及前列腺结节患者的诊断,93% 的试验阳性者是前列腺癌;如用于 75 岁以上男性人群(前列腺癌的高危人群)筛检前列腺癌,仅 5.6% 的阳性者被证实为前列腺癌;而用于无选择的人群普查则更不满意,亦即每 1 000 个酸性磷酸酶阳性者中只有约 4 人实为前列腺癌,其余则是大量的假阳性。因此,研究诊断试验的预测值能在不同患病率情况下,指导临床医师合理地应用诊断试验。

在一定的患病率情况下,敏感性越高的试验,阴性预测值越高;反之特异性越高的试验,阳性预测值就越好。

2. 似然比(likelihood ratio, LR)

诊断试验的真阳性率与假阳性率之比值称为阳性似然比(positive likelihood ratio), 即阳性似然比 = 敏感性/(1 - 特异性)。该指标较阳性预测值为优,反映了敏感性与特异性两者的特性,不受患病率的影响,较敏感度和特异度更为稳定。

诊断试验的假阴性率与真阴性率之比值称为阴性似然比(negative likelihood ratio),即阴性似然比 = (1 - 敏感性)/特异性。

阳性似然比越大,其应用价值越高,而阴性似然比越小价值越高。

例 6.2　为评价计算机辅助断层摄影(CT)诊断胰腺癌的价值, 以病理学检查作为“金标准”。由金标准确诊的胰腺癌组有 55 例,另选择了胆管系统肿瘤、慢性胰腺疾患共 58 例作为对照组。所得数据见表 6-4。

表 6-4　CT 诊断胰腺癌的评价

CT 诊断	胰腺癌(病理诊断,金标准)		合计
	有	无	
阳性	44	35	79
阴性	11	23	34
合计	55	58	113

敏感度 = 44/55 × 100% = 80%

特异度 = 23/58 × 100% = 39.7%

准确度 = (44 + 23)/113 × 100% = 59.3%

阳性预测值 = 44/79 × 100% = 55.7%

阴性预测值 = 23/34 × 100% = 67.6%

阳性似然比 = 0.8/(1 - 0.397) = 1.327

阴性似然比 = (1 - 0.8)/0.397 = 0.504

以上结果说明,CT 检查虽为高级仪器,但作为诊断胰腺癌的临床价值并不是很大,因为其敏感性和特异性都不算高,符合率也只有 60% 左右。阳性预测值说明即使 CT 诊断为阳性,也只有 55.7% 的人真正患有胰腺癌;阴性预测值说明即使 CT 诊断为阴性,也只有 67.6% 的人真正未患胰腺癌。阳性似然比说明胰腺癌 CT 检查阳性结果为非胰腺癌的 1.33 倍;而阴性似然比说明胰腺癌 CT 检查阴性结果为非胰腺癌的 1/2 左右。

四、受试者工作特性曲线

受试者工作特性曲线(Receiver Operator Characteristic Curve,ROC 曲线)为当诊断试验结果为定量指标时,根据不同临界点,诊断试验的真阳性率和假阳性率做图所得的曲线(见图 6-2)。它可表示敏感度和特异度之间的关系,常被用来决定最佳临界点,从而评价诊断试验区别健康人与患者的能力。在越接近左上角那一点(图 6-2 中 A 点)定为临界点(cut-off point),即在敏感度为 85%,特异度为 88% 处,其误诊与漏诊之和最少。当然,仅靠一、二次试验要想找到一个理想的临界点有时是很困难的。ROC 曲线也可通过比较曲线下的面积来比较两种或两种以上诊断试验的价值,从而帮助临床医师对诊断试验作出最佳选择。

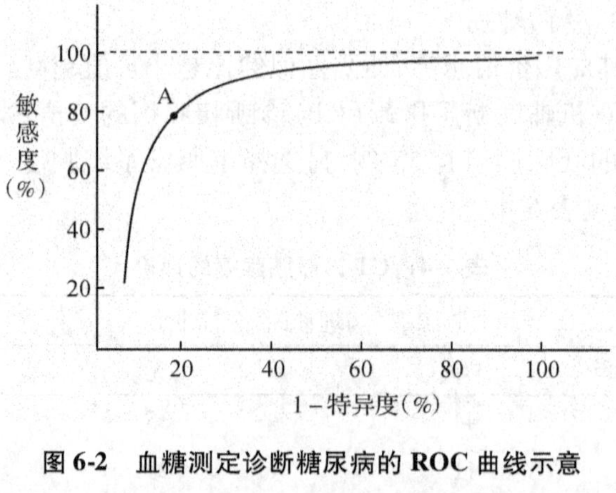

图 6-2　血糖测定诊断糖尿病的 ROC 曲线示意

在诊断糖尿病时,如以不同的血糖水平作为诊断标准,同样可以看到灵敏度和特异度的上述反比关系,如表 6-5 所示。随着血糖水平阳性界限的增高,试验的灵敏度下降,特异度升高,反之亦然。看来将糖尿病诊断试验阳性界限或标准规定在 7.15 mmol/L(130mg/dL)时为宜,因此时灵敏度和特异度均处在 80% 左右,此例 7.15 mmol/L(130 mg/dL)即为临界点。

表 6-5　不同血糖界值诊断糖尿病时的灵敏度和特异度

餐后 2 小时的血糖水平		灵敏度(%)	特异度(%)
mmol/L	mg/dL		
4.40	80	100.0	1.2
4.95	60	98.6	7.3
5.50	100	97.1	25.3
6.05	110	92.9	48.4
6.60	120	88.6	68.2
7.15	130	85.7	82.4
7.70	140	74.3	91.2
8.25	150	64.3	96.1
8.80	160	55.7	98.6
9.35	170	52.9	99.6
9.90	180	50.0	99.8
10.45	190	44.3	99.8

五、诊断试验实用性评价指标

诊断试验实用性评价指标包括临床使用是否方便，有无不良反应和危害性，费用如何，患者的依从性如何等。

第四节　提高诊断试验效率的方法

一、选择患病率高的人群应用诊断试验

由于患病率对阳性预测值的影响较大，一个诊断试验的敏感性和特异性已固定，如用于患病率很低的人群，则阳性预测值很低，但用于高危人群时，则阳性预测值可显著提高。

二、采用联合试验的方法

由于同时具有很高的敏感性和特异性的诊断试验不多，为了提高试验的诊断效率，常需要采用联合试验的方法。

1. 平行试验(parallel tests)

同时做几种诊断目的相同的诊断试验，只要有一个呈阳性，就认为有患该病的依据。与

单个试验相比,提高了试验的敏感性及阴性预测值,但却降低了特异性和阳性预测值,即平行试验降低了漏诊率,却提高了误诊率。对于诊断试验 A 与 B 联合后的敏感度及特异度计算可用公式 6-21 和 6-22。

联合敏感度 = 试验 A 敏感度 + (1 - 试验 A 敏感度) × 试验 B 敏感度 (式 6-21)

联合特异度 = 试验 A 特异度 × 试验 B 特异度 (式 6-22)

当需要一项很敏感的试验,但只能开展两项或两项以上均不太敏感的试验时,采用平行试验最为合适。例如,要诊断下肢深静脉血栓形成的金标准是静脉造影术,但静脉造影术不但价格昂贵,且有一定的危险性,此时可选用两项或两项以上准确度虽差些但安全方便的试验方法,以提高诊断的敏感性。

2. 系列试验(serial tests)

采用一系列诊断目的相同的诊断试验，当这些试验均为阳性才能做出疾病的诊断;否则,只要有一个试验呈阴性,就不必做其余试验而判断结果为阴性。它与单个试验相比,提高了试验的特异性及阳性预测值,但却降低了敏感性和阴性预测值,即系列试验降低了误诊率,却提高了漏诊率。对于诊断试验 A 与 B 联合后的敏感度及特异度计算可用公式 6-23 和 6-24。

联合敏感度 = 试验 A 敏感度 × 试验 B 敏感度 (式 6-23)

联合特异度 = 试验 A 特异度 + (1 - 试验 A 特异度) × 试验 B 特异度 (式 6-24)

系列试验主要用于慢性病的诊断和疾病的筛检。患者需确诊时,如果某种试验昂贵,或试验具有创伤、危险性,可先做简便、安全的试验,当认为有可疑时,再进一步做昂贵或具创伤性的试验。系列试验中哪项试验先做,哪项后做,除考虑上述因素外,尚应考虑诊断试验本身的特异性,应先做特异性高的单项试验。若试验为阳性,再做特异性低的试验,否则不必再做下去。

三、灵活运用界点

大部分诊断试验的敏感性和特异性均非 100%,由于界点不同,同一试验的敏感性和特异性也是不同的。若试验目的是筛检或排除某一疾病,应该用高敏感性的界点,即使特异性较低也可以;如为确诊某一疾病,则必须采用高特异性而敏感性较低的界点;在急于做出基本诊断的情况下,可兼顾敏感性与特异性的界点。例如,口服葡萄糖耐受试验,若以服后 2 小时血糖达 5.04 mmol/L 为界点,则 94.3% 的糖尿患者为阳性,但误诊率高达 47.6%;若以 8.40 mmol/L 为界点,则 99.6% 的非糖尿患者为阴性,而漏诊率达 50%。因此,为排除糖尿病的诊断,可取 5.04 mmol/L 为界点;如为确诊可取 8.40 mmol/L 为界点;介于 5.04 ~ 8.40 mmol/L,则应进行其他试验或重复检验等。

四、注意动态观察

重复检查进行动态观察,可以了解病理过程的变化,同一个体不同状态下检验数据的变化可为临床诊断提供有用的信息。例如,某患者甲胎蛋白(AFP)增高,不一定是肝癌所致,但若随后4次检查AFP不断升高,则患肝癌的可能性增大。

第五节　诊断试验的证据分级和注意事项

一、诊断试验的证据分级

A级　1a:1级诊断试验的系统评价(同质)

　　　1b:与金标准进行独立、盲法比较,连续纳入各型病例

B级　2a:同质的≥2级的诊断试验的系统评价

　　　2b:与金标准进行独立、盲法比较,非连续纳入病例,且病例来源范围较窄

C级　3a:根据3b所进行的系统评价

　　　3b:仅部分病例与金标准进行独立、盲法比较

　　　4:病例-对照研究,或没有金标准或不准确

D级　专家意见或没有经严格评价或基于基础医学研究

二、诊断试验评价时的注意事项

(1) 应将诊断试验与“金标准”进行盲法对比。评价某一诊断试验首先要对其真实性进行评价,真实性包括试验的敏感性、特异性和似然比等,它是诊断试验评价的核心。

(2) 在评价某一诊断试验时,要说明研究对象所包括的病例和对照的来源。例如评价肾动脉造影对青年人高血压患者中的诊断价值,如研究对象选用三级医院高血压专科门诊中原因不明的青年高血压患者,则诊断价值很大。因为在专科门诊中这类患者经肾动脉造影,可查出大约1/10肾动脉狭窄患者,但如该诊断试验放在地段医院普通门诊,选用同样的高血压病例作为研究对象,则其诊断价值就不高,因为这类患者中查出肾动脉狭窄者寥寥无几。这主要是患病率对阳性预测值的影响。因此,对研究对象的来源必须交代清楚。

(3) 用于诊断试验评价的研究对象应包括各型病例(轻、中、重型,治疗和未治疗者)以及患有极易混淆的疾病。

(4) 应说明诊断试验的精密性以及测量变异。精密性亦称为可靠性(reliability)、重复性(repeatability),指诊断试验的重复测定值处于相对稳定状态,即多次测定,结果彼此接近的程度。精密性是诊断试验评价的重要内容,它限于测量本身。众所周知,数据测量本身有一定的变异度,其来源主要是仪器的性能和观察者的操作效能,因而不少实验室推行质量控

制制度，从而使诊断试验的精密性获得提高。如果某项试验即使注意了质量控制，但精密性不够，测定的数据不稳定，这种诊断试验就不是好的方法，仍需要改进。

（5）要合理制定正常参考值，否则也会影响诊断试验的正确性。

（6）对于联合试验的评价，不仅要看联合试验总的敏感度和特异度等，还要对单个诊断试验进行评价，这样才能更全面地认识联合后的诊断试验。

（7）待评价的诊断试验，其具体步骤包括操作步骤、注意事项、结果判断等，并且应有明确的交待。

（8）应说明诊断试验的实用性，包括临床使用是否方便，有不良反应和危害性，费用如何等。

（高坚瑞，李君荣）

第七章　疾病预后研究

在临床诊断和治疗的实践中无时无刻不遇到对疾病预后的估价,它是医生、患者及家属十分关切的问题。归纳起来,预后涉及到三方面的问题:将发生什么结果(定性)？发生不良结局的可能性有多大(定量)？什么时候会发生(定时)？对预后问题的研究也主要围绕着这三方面来进行。而回答这些问题不能仅凭医生的临床经验和主观推断,还必须有真实可靠的科学依据,因此,有必要进行科学的疾病预后研究。

第一节　疾病预后研究概述

一、疾病预后及预后研究

1. 预后

预后(prognosis)指疾病已经发生,对将来该疾病发展为各种不同结局(痊愈、恶化、伤残或死亡等)的预测或事前估计,通常以率表示,如治愈率、伤残率、病死率等。

在对所患疾病做出临床诊断后,医生、患者及其家属都迫切需要了解疾病的进程和结局。医生则面临如何对该病的发展及其结局做出正确估计的问题,如疾病将来会发展出现什么样的结果,发生不良结局(死亡、致残等)的机会有多大,何时发生等。医生必须在掌握医学理论知识和临床经验的基础上,根据患者的具体情况(年龄、病情等),结合相关疾病预后研究文献中所获得的科学证据,对疾病预后进行综合性的判断和估计,只有这样才能对疾病结局的预测更接近患者的真实结局,同时对更合理地选择治疗方案有很大的帮助。患者及其家属关心的常常是该病有无生命危险和痛苦,是否能有效治疗,费用如何,是否会影响今后的工作、学习、生活等。

疾病的结局不仅仅是简单的治愈和死亡,还包括出现各种并发症、致残、失能、复发、恶化(肿瘤转移)、缓解、实际寿命与健康寿命的减少及生命质量下降等,即病情所能发生的各种变化或达到新的稳定状况的情况。

2. 预后研究

预后研究(prognosis sduty)是关于疾病各种结局发生概率及其影响因素的研究。对尚无有效治疗措施的疾病，其预后研究主要是观察疾病的自然转归，了解疾病发生、发展过程的规律性；对已有有效治疗措施的疾病，其预后研究主要研究在不同的医疗干预措施作用下，对疾病结局的改善，以找出最佳治疗方案，探讨影响疾病预后的重要因素，最终通过利用有利因素，减少或避免不利因素，达到改善预后的目的。

二、疾病预后研究的意义

预后研究不仅可以提高临床医学诊疗水平，而且为准确判断疾病的预后提供科学依据，从而促进临床医学的发展。预后研究的重要意义体现在以下 3 方面：

1. 了解疾病的发展趋势，有助于医生做出合理的治疗决策

在人类众多疾病中，有的属于自限性疾病，不治自愈，如普通的上呼吸道感染；有的发生时极其凶险，如感染性休克，如及时有效地救治，即可转危为安，反之可毙命；有的疾病至今尚无有效根治措施，如大多数恶性肿瘤，只能姑息治疗，难以挽救患者生命。预后研究，可弄清各种疾病发展乃至结局过程的规律，充分认识不同疾病的不同结果和危害性，有益于医生做出及时、合理的治疗决策，争取更好结果。

在医患矛盾较为突出的当下，医师能正确把握疾病的发展趋势，对于减少医患纠纷、减少不必要的医疗费用都有较为现实的意义。

2. 找出影响预后的主要因素，有助于改善疾病的结局

任何疾病在其发生、发展走向结局的过程中，都受到各种不同因素的影响，从而使结局不同，其中包括有利因素和不良因素。如急性肾小球肾炎患者，一旦发生肾功能不全和高血压，则容易并发心力衰竭，预后较差；急性心肌梗死患者，若能维持较高的血压，则预示预后较好。因此，研究影响疾病预后的各种因素，有助于采取有效措施，减少和防止不良因素，从而使疾病向好的方面发展。

3. 客观评价某项治疗措施的效果

治疗措施也是预后因素之一，在预后研究中，通过对各种措施疗效的评价，一方面可促进治疗水平的提高，另一方面可有针对性地改善这些措施进而达到改善疾病的预后的目的。例如治疗某疾病方案 A 的生存率比方案 B 高，则说明方案 A 的治疗效果好。

三、疾病的自然史及临床病程

（一）疾病的自然史

疾病的自然史（natural history）指疾病在没有任何医学干预的情况下，从发生、发展到结局的整个过程。疾病的自然史包括 4 个时期：

1. 生物学发病期（biologic onset）

生物学发病期指致病因素作用于人体所引起的最初的生物学反应，造成复杂的病理生理学改变，主要是微观性的，如分子细胞水平或组织学上的病变，很难用一般临床检查手段

发现。

2. 临床前期(subclinical stage)

病理改变、脏器损害加重,但患者通常没有明显症状和体征,自觉"健康",如若采用某些灵敏度、特异性高的诊断手段,可早期诊断,从而进行早期治疗。例如急性病毒性肝炎患者,在出现乏力、厌油、黄疸等症状与体征之前的2~3周,其血清谷丙转氨酶即有所升高,若能排除导致血清谷丙转氨酶升高的其他因素(如乙醇中毒、药物等),则可根据该指标结合可疑的接触史,进行病毒性肝炎的早期诊断。

3. 临床期(clinical stage)

病变更加严重,临床上出现了明显的症状、体征和实验室检查异常,此期患者往往主动就医,临床医师易做出诊断并进行及时的治疗。

4. 结局(outcome)

疾病经历上述过程,发展到最终的结局。

疾病的自然史因疾病不同而有差别。某些自然史较短的疾病,如急性细菌感染性疾病,病程进展变化较快,短时期内可出现结局,若不给予及时的治疗,可能造成不良后果,并可发生严重并发症,甚至死亡。而某些慢性疾病自然史较长且复杂,可能会发生疾病的演变,历时可达数十年之久,如某些心血管疾病、糖尿病等。

研究疾病的自然史对于预后研究的意义在于:①早期诊断、早期治疗,改善疾病的预后;②判断治疗效果,即预后的好坏;③对于一些尚无有效治疗措施的疾病,如艾滋病等,它们的预后研究主要是研究其自然史。因此,研究疾病的自然史,对病因研究、早期诊断和预防、治疗效果以及预后评价都有着重要的意义。

(二) 临床病程

临床病程(clinical course)指疾病的临床期,即首次出现症状和体征一直到最后结局所经历的全过程,其中可经历各种不同医疗干预措施。临床医师可采取医疗干预措施来改变其病程。

临床医师通过采用适当的医疗干预措施,改变疾病的病程,加速痊愈结局的到来,但不同的患者往往处于病程的不同时期,这就对治疗和预后判断带来一定影响。在病程早期及时采取有效的医疗干预,可改善预后,而在病程晚期进行医疗干预,其效果则不甚明显,预后也比较差,因此,临床医师应十分注意对病程的正确估计。

临床病程和自然史的概念不同,后者是指从发生疾病到出现疾病结局的全过程,而前者仅指其中的临床期;后者无医疗干预措施,而前者伴有医疗干预措施。在预后研究中,主要是研究临床病程及何种医疗干预措施能改变临床病程、改善预后。

(三) 结局

随着当代医学的发展,人们对疾病结局的认识更加全面和深刻。某些疾病,经过对人群的防治和对患者的诊治,可能会消灭;但有些疾病,则可能会出现被抑制、发生变异等情况。

但就常见疾病而言，其结局大致可分为 3 种。

1. 完全康复（complete recovery）

完全康复是机体的防卫、代偿、适应等抗损害反应取得绝对优势，稳态恢复的结果。例如大多数传染病和轻微的外伤通常为完全康复。

2. 不完全康复（incomplete recovery）

不完全康复指疾病发展过程结束于机体依赖代偿活动维持稳态，使机体内外平衡关系基本恢复的状态。但机体适应环境的能力降低，一旦环境因素改变或体力、精神负荷增加，可因代偿失调而致疾病再现。例如心内膜炎后引起瓣膜变化，关节结核后发生关节强直等。

3. 死亡（death）

死亡是生命活动的终结，是机体作为一个整体的机能的永久性停止。目前，死亡以脑死亡为标志。这个标志是否恰当，有待生物医学的发展再做定论。

四、影响疾病预后的因素

凡影响疾病预后的因素或与疾病预后有关的因素都可称为预后因素（prognostic factors）。不同的疾病有着不同的预后，即使同一种疾病，不同的患者其预后也不相同。对预后因素的研究有助于临床医师进行医学干预，包括筛检、及时诊断、积极治疗和改变患者不良行为等，从而达到改善疾病预后的目的。

要注意预后因素不同于危险因素。首先，两者的概念不同，前者是指在已患病的患者中存在的与疾病结局有关的因素，而后者指作用于健康人，能增加（减少）患病危险性的因素；其次，多数情况下某种疾病的危险因素和预后因素是不相同的，但两者也有相似之处，如两者都可通过队列研究进行估计，有些疾病的某些危险因素也可以同时是预后因素等。例如年龄既是急性心肌梗死的危险因素又是预后因素，且作用相似，即年龄越大，发生急性心肌梗死的危险性越大，患者的年龄越大，其预后越差，出现不良结局的概率越大；血压同样既是危险因素也是预后因素，但作用相反，作为危险因素时，血压高，发病危险性大，而作为预后因素时，血压低，则预后差。更多时候预后因素与危险因素各不相同。

影响疾病预后的因素是复杂多样的，一般可概括为下列几方面：

1. 疾病本身的特点

疾病本身的特点包括疾病的性质、病程、临床类型和病变程度等，是影响疾病预后的重要因素。不同疾病的预后不同，普通感冒和晚期肺癌的预后相差极为悬殊，前者常常具有自限性，勿需治疗也可自愈，而对于后者往往没有有效的治疗方法，因此预后较差，生存期较短。同一种疾病的预后也因病程及病变程度不同而异，如胃癌预后（术后生存率）与胃癌分期、发生部位、浸润深度、组织学类型以及是否转移等均有关系，微小胃癌术后 5 年生存率可达 100%，单纯的黏膜胃癌术后 10 年生存率达 80%，而中晚期胃癌术后 5 年生存率不足 20%。病情重者，预后较差，如重症肝炎的预后远比普通轻型肝炎的预后差。

2. 医疗条件和干预的方式与程度

医疗条件好，医疗质量高，防治效果好，可使治愈率提高，病死率降低，总的预后较好，如冠心病急性心肌梗死患者常猝死于心律失常。在医疗条件差的医院，病死率和致残率较高；在医疗设施好的医院，病死率显著下降，预后大大改善。

临床医师所从事的筛检、诊断、各种治疗方案以及对患者的某些行为干预等也可影响疾病预后。早期的正确诊断和及时的合理治疗，是影响预后的重要因素，有时也可能起到决定性作用。疾病的早期诊断可在疾病普查、定期健康体检以及医院常规检查中进行，如子宫颈癌，早期及时诊断，通过手术治疗，常能获得较好的预后，一旦发现较晚，已多处转移，失去手术根治机会，则预后很差。但对于一些无有效医学干预措施的疾病，即使被早期诊断出，其预后的改善并不明显。

3. 患者身体素质

患者身体素质是一项综合指标，包括年龄、性别、营养状况、免疫功能、精神心理状况、个人文化程度等均对疾病预后有一定影响。同一种疾病，可因患者的身体素质不同，预后差异可较大。如同为肺炎双球菌引起的肺部感染，青壮年发生的大叶性肺炎和老人发生的弥漫性支气管肺炎，预后可有较大差异。又如对于患有同一病理类型并处于同一病程的淋巴瘤患者，若身体素质较好，能耐受正规的化疗，则预后较好，可长期生存；若身体素质差，不能耐受强烈化疗，则病情迅速恶化，预后差，生存期短。

有些疾病不仅受到患者的日常生活行为习惯的影响，也与患者的文化素养有关，还有些疾病与患者在治疗过程中依从性有着密切关系。

4. 社会因素

社会、家庭因素包括医疗保健制度、社会保障制度、医疗设施的布局、医疗条件与服务质量、家庭经济情况、家庭成员之间的关系与家庭氛围等，这些因素又与国家的经济水平、政治制度有关。这些因素都会影响疾病预后。例如，由于社会环境的改变，某些传染性疾病又死灰复燃，如性病和结核病等。

第二节　预后研究的设计与实施

一、预后研究的设计方法

疾病预后研究包括对疾病预后的评定和对预后因素的研究，多种设计模式均可供选择，包括描述性研究、病例对照研究、队列研究、临床试验研究等，其中最常用和最可靠的是队列研究，尤其是前瞻性队列研究。

对疾病预后的评定，包括描述疾病的病死率、治愈率、缓解率、复发率、致残率、生存率等，可以通过对研究对象的长期随访和纵向调查获得，其基本设计方案是纵向的描述性研究。如果要进行两组病例预后的比较,如两组生存率的比较等,其基本方案是队列研究。如果将研究对象(某病患者)进行随机分组,对各组分别给予不同的医学干预措施,然后长期随访,对各组的预后进行比较,这种设计方案和随机对照临床试验相同,常用于比较两种治疗方案的效果(如生存率等),设计中所遵循的原则与临床治疗研究相同。

影响疾病预后的因素很多,通过对疾病预后因素的识别和研究,并进一步加以干预,可以改善疾病的预后,因此,这是疾病预后研究中的重要内容之一。对疾病预后因素的研究方法和疾病危险因素的研究方法基本相同,只是研究对象不同。预后因素研究是在已患疾病的患者中进行,因此疾病危险因素研究的各种设计方案也同样适用于预后因素的研究。最常用的预后因素研究设计方案是病例对照研究和队列研究。一般可以先从回顾性的临床资料中进行筛选,然后用病例对照研究进行验证,并进一步用前瞻性队列研究加以论证,最终确定是否为预后因素以及对预后的影响作用大小。疾病预后也是多种因素综合作用的结果,因此在研究时除了对各单因素进行分析外,还可以进行多因素分析,如 Cox 回归分析等。

需要注意,仅采用一般的临床病例分析方法来研究预后因素常不可靠。因为观察到的病例常常缺乏代表性,医院性质和级别不同,收治患者类型不一,很难观察到有代表性的患者群体,并且观察的例数常不多,因此结论常不可靠。

二、预后研究设计的主要内容

(一)明确研究目的

预后研究必须有明确的研究目的,它决定了研究对象和预后指标的选择。

(二)确定研究对象

研究对象的来源要有代表性,能代表目标患者人群。不同来源的研究对象之间往往缺乏可比性。

来自某所医院,研究对象多限于某些疾病类型,其代表性欠佳,但容易组织和实施。如仅采用三甲医院的病例结局来评定该疾患者群的预后,常常不够正确,由于这类医院常收治病情较重、病程较晚的患者,因而总的预后较差。如采用来自某地区各种级别的医院的病例,可获得某种疾病的各种类型,能较好地反映目标人群的特点,这是改善研究对象代表性的主要方式。如采用来自某地区人群,其代表性最好,但组织实施比较困难,且此类患者依从性较差,可能产生较大的失访偏倚。

疾病预后研究的对象应有明确的诊断标准、纳入标准和排除标准,一方面可使研究对象处于同一起始点,另一方面保证对研究对象的安全性。

研究对象的分组必须遵循非研究因素在两组分布应相同才有可比性的原则,研究不同治疗方案的预后时,最好采用随机分组的方法。

(三)疾病预后的测量指标

选择有效而可靠的预后指标是研究预后的前提。疾病的预后指标是多种多样的,在研究中应选用有效的可靠的预后指标。预后指标的有效性体现在对不同病种采用不同预后指标,预后指标的可靠性体现在对各种预后的判断应采用客观的、可测量的、标准化的方法进行,尽量避免用主观或半主观的指标作为预后指标。

描述疾病结局发生的常用频率指标有:

1. 病死率(case-fatality rate)

病死率指某病患者中死于该病的人占该病总人数的百分比。适用于病程短且易引起死亡的疾病,如急性传染病、急性中毒、生存期较短的癌症以及心脑血管疾病的急性期等。

病死率(%) = 死于某病的患者人数 / 患某病的患者人数 ×100%

2. 治愈率(cure rate)

治愈率指经治疗后某病患者中治愈者所占的百分比。适用于病程较短且较少出现死亡的疾病,如上呼吸道感染、急性胃炎等。

治愈率(%) = 患某病治愈的患者人数 / 患某病接受治疗的总患者人数 ×100%

3. 缓解率(remission rate)

缓解率指进行适当治疗后,病情缓解至已不再能检出或测出疾病证据的患者数,即进入疾病临床症状消失期的患者数占总治疗患者数的百分比。

缓解率(%) = 治疗后进入疾病临床消失期的病例数 / 接受该种治疗的总病例数 ×100%

4. 复发率(recurrence rate)

疾病经过一定的缓解或痊愈后又重复出现的患者数占观察患者总数的百分比。

缓解率和复发率适用于病程较长且易于复发的疾病,如老年性慢性支气管炎、再生障碍性贫血、慢性粒细胞性白血病等。

5. 功能丧失率(function losing rate)

功能丧失率指因疾病而引起的人体结构或功能发生缺陷或异常在全体患者中所占的百分比。如脊髓损伤后的截瘫所占患者的比例。

6. 生存率(survival rate)

从病程的某一时点(诊断或治疗)起,随访若干时间后仍存活的患者数占观察患者总数的百分率,常用1年、3年或5年生存率。适用于病程较长的致死性疾病,如各种癌症、严重的心脑血管疾病等。生存率的计算及比较较为复杂,下述。

7. 生命质量(quality of life)

略

(四)疾病预后研究设计若干注意问题

1. 对患者的随访期应足够长

目的是在此期间内能观察到所有可能的结局,任何短于规定随访期的研究,都将使观察到的率较实际情况偏低。随访期限应视疾病病程而定,一般病程短的疾病,随访间隔时间要短,病程长的疾病,随访间隔时间可以长些。

2. 注意可比性

对所研究患者的年龄、性别及其他预后特征应有所规定。

3. 起始时点不同,对率的影响很大

起始点在研究设计时必须要明确规定,是在病程的哪一点起进行观察,如在普查中通过筛检发现的乳腺癌病例其死亡率低于主动就诊时发现的病例,因前者往往处于病程的早中期,而后者则常常已发展到中晚期。在预后研究中应尽可能选择处在疾病早期的患者,至少应是处于同一病程的患者。

4. 失访的控制

失访率越低越好,尽可能降低失访率,如果失访率大于10%时应引起注意,如果大于20%时,则研究结果可能没有参考价值。

(五)明确研究结局及其判断标准

设计时应明确规定以何种事件的发生作为结局,并对该结局给予明确的定义和判断标准,研究全程中不再变动。判断标准应具有客观性和可操作性。

(六)随访,搜集资料

设计时应明确随访起始点以及根据病程确定的随访期限,尽可能地减少预后研究中人为因素的偏倚,最好采用盲法观察。

三、生存分析

为了弥补单一时点生存率描述预后的不足,可通过生存分析获得有关疾病任一时点平均发生某种结局的可能性,从而对预后进行完整的生存过程描述。

1. 直接法计算生存率

从病程的某一时点(如症状出现时、诊断时或治疗开始时)收集病例,组成队列,而后对他们进行观察直至随访期结束,记录患者所出现的各种结局。

例7.1 某医生对120例心脏病患者进行随访观察,共计观察10年。试分析其生存过程详见表7-1。

表7-1 120例心脏病患者随访观察的逐年死亡与失访情况

随访期间(年) T_x	期间观察的存活人数 L_x	期间死亡人数 D_x	失访人数 W_x
0~ (1)	120	22	3
1~ (2)	95	16	7
2~ (3)	72	20	6
3~ (4)	46	8	2
4~ (5)	35	1	2

续表

随访期间(年) T_x	期间观察的存活人数 L_x	期间死亡人数 D_x	失访人数 W_x
5～　(6)	32	2	6
6～　(7)	24	3	5
7～　(8)	16	1	4
8～　(9)	11	3	1
9～　(10)	8	2	6

按式 7-1 计算随访期间(T_x)的生存率 $P_{(x)}$。

$$P_{(x)} = \frac{L_x - (D_x + W_x)}{L_x - W_x} \times 100\% \qquad (式 7-1)$$

$$P_{(1)} = \frac{120 - (22 + 3)}{120 - 3} \times 100\% = 81.2\%$$

$$P_{(2)} = \frac{95 - (16 + 7)}{95 - 7} \times 100\% = 81.8\%$$

$$P_{(3)} = \frac{72 - (20 + 6)}{72 - 6} \times 100\% = 69.7\%$$

直接法计算生存率虽简便,在病例数较多时误差不大,但这种方法获得资料效率低,失访病例被排除出研究队列,且不能应用观察年限不到规定年限的病例资料,例数少时会出现后 1 年生存率比前 1 年生存率高的不合理现象。

2. 寿命表法计算生存率

通过描述观察人群中死亡和生存情况计算生存率的方法,可有效地利用所有资料。它是通过研究某一队列人群在其整个生命过程中,当按照一定的年龄别死亡率死亡时,所获得的在特定时间内的累积生存概率,任一时点存活的机会是用活过那一时点之前每段时间的累积存活率所估计的。

以年为间隔期,根据每年内的存活人数、死亡人数及观察人数,计算出每年的生存概率,然后以概率论的乘法定律,将各年的生存概率相乘,即可得到活过各年的累积生存率。

在寿命表法中,失访者、死于其他原因者、截尾者(观察终止)等在计算时按 1/2 人数计算。

例 7.2　对上述例 7.1 资料用寿命表法计算生存过程详见表 7-2。

表 7-2 寿命表法计算 120 例心脏病患者随访观察的逐年生存率

观察期间(年) T_x	期间死亡概率 $Q_x = D_x/(L_x - W_x/2)$	期间生存概率 $P_x = 1 - Q_x$	累积生存概率 $P_{(x+1)}$
0 ~ (1)	0.185 7	0.814 3	0.814 3
1 ~ (2)	0.174 9	0.825 1	0.671 9
2 ~ (3)	0.289 9	0.710 1	0.477 1
3 ~ (4)	0.177 8	0.822 2	0.392 3
4 ~ (5)	0.029 4	0.970 6	0.380 8
5 ~ (6)	0.069 0	0.931 0	0.354 5
6 ~ (7)	0.139 5	0.860 5	0.305 0
7 ~ (8)	0.071 4	0.928 6	0.283 2
8 ~ (9)	0.285 7	0.714 3	0.202 3
9 ~ (10)	0.400 0	0.600 0	0.121 4

观察期间实际观察人数 $$n_x = L_x - \frac{W_x}{2}$$ （式 7-2）

累积生存概率 $$P_{(x+1)} = P_0 \times P_1 \times P_2 \times \cdots \times P_x$$ （式 7-3）

活满 1 年的累积生存概率 $P_{(0+1)} = P_0 = 0.8143$

活满 2 年的累积生存概率 $P_{(1+1)} = P_0 \times P_1 = 0.8143 \times 0.8251 = 0.6719$

经寿命表法计算出的生存率资料可以制作生存率曲线图，以时间(年)为横坐标，生存率为纵坐标作图。从生存率曲线图中可更完整地了解某疾病任一时点上的预后情况。

四、预后研究中的常见偏倚及其控制

(一) 预后研究中常见的偏倚

1. 失访偏倚(lost to follow-up bias)

前瞻性队列研究或临床随访研究是预后研究常采用的方式，观察时间较长，因此在研究过程中，某些研究对象会因各种原因离开研究队列而无法继续随访，由此所造成的对研究结果真实性的影响称为失访偏倚。在现实的预后研究工作中，很难完全避免失访者的产生，但通常要求失访率不超过 10%。

失访者对研究结果影响的大小取决于失访者的数量和失访者的特征，而后者的影响更为偏重。若失访者与完成随访的研究对象具有相同的特征，只要研究者的数量还能满足统计分析所需要的样本量，则失访对研究结果影响不大；若失访者与完成随访的研究对象在某些特征或结局上存在较大差异，则对研究结果会产生较大影响。例如对 100 例患者进行前瞻性的随访观察，以评价其预后，研究中有 20% 的患者失访，在观察到的 80% 的患者中，病情出现明显好转的占 80%，如果失访的 20 人中病情明显好转者也占 80%，则该项研究的疾病预后为 80% 的好转率；若在失访的 20 人中病情明显好转者仅占 20%，此时该疾病的实际预后应为 68% 的好转率，由此可见失访偏倚严重影响了研究结果的真实性。

2. 领先时间偏倚(lead-time bias)

领先时间是指筛检发现患者的时间与主动就诊时被诊断的时间之间的差值，即提前诊断的时间。由于对研究对象的观察起始点不同而产生的偏倚称为领先时间偏倚。如在人群筛检中发现的病例多在病程的早期，而在医院就诊中发现的病例则有早有晚，甚至更多的患者已处于疾病病程的中晚期，在进行预后研究时，前者的预后普遍好于后者。若在研究队列中既有早期患者又有中晚期患者，则难以对疾病的预后进行准确评价。

3. 集合偏倚(assembly bias)

集合偏倚又称分组偏倚或就诊偏倚。由于各医院的性质和任务不同，各医院收治患者的病情、病程和临床类型可能不同，就诊患者的经济收入不同，地区也可能不同。由各医院的病例自行组成队列进行预后的随访研究，随访结束时可能发现不同医院的患者其预后存在差异，此时的差异是由于研究对象本身的差异所造成，而不是研究因素(如治疗方案)所致。这是一种选择性偏倚。

4. 存活队列偏倚(survival cohorts bias)

从各医院收集病例组成队列进行预后研究，由于收集的队列并非是起始队列，而是可供研究的存活病例，这些病例均是从该病病程中某一时点进入队列，且都是存活的病例，故称存活队列偏倚，而那些未曾入院或已死亡的病例的信息则缺失，造成预后判断的不准确。如采用起始队列进行研究，集合队列 150 例，随访结果时预后好的 75 例，预后不好的 75 例，各占 50%；如以医院可供研究的病例组成队列，共 50 例进入队列，其中预后好的 40 例，预后不佳的 10 例，前者占 80%，而未随访到的 100 例中预后好的 35 例，预后不佳的 65 例。因此，如采用起始队列则 50% 病例预后良好，如采用可供研究的病例集合成队列，结果有 80% 病例预后良好，因此存活队列偏倚实际上也是集合偏倚的一种特殊类型。

5. 迁移偏倚(migration bias)

随访观察期间患者退出、失访或从一个队列移至另一个队列等各种变动引起的偏倚，类似临床治疗试验中的沾染问题，当这种迁移的人数达到一定数量时，必然对研究结果的真实性造成影响，从而产生迁移偏倚。

6. 测量偏倚(measurement bias)

在观察或判定预后研究结局过程中，由于调查或测量方法不准确，从而影响预后研究的结论而产生的偏倚称为测量偏倚。

7. 混杂偏倚(confounding bias)

对预后能产生影响的因素很多，但在某一项研究中不可能将所有预后因素均作为研究因素，此时研究因素以外的其他预后因素就可能对研究结果产生一定的影响，与病因研究相似，这种偏倚称为混杂偏倚。

（二）偏倚的控制

要更好地控制预后研究中的偏倚对结果的影响，主要有两个层面的工作，一是设计阶段，二是分析资料阶段。

1. 设计阶段控制偏倚

（1）随机化方法（randomization）

随机化的方法进行分组是消除选择性偏倚的最好方法。真正的随机化是指每个研究对象都有同等的机会进入观察队列和对照队列。随机化分组使两组具有可比性，使除研究的预后因素外，其他因素两组均应相同，这样才能比较该预后因素在两组中是否有差异。

（2）限制（restriction）

限制是指对研究对象的纳入标准进行限定，在具有相同或相似特征的对象中观察预后因素，以排除其他因素的干扰，限定的条件越严格，其获得的结论越局限。

（3）配对（matching）

为观察组的每一个研究对象匹配一个或几个具有同样特征的对照，然后比较两组的预后因素，这样能消除某些潜在的混杂因素。配对时切记不能把研究因素作为配对因素，否则不能观察该研究因素在两组中的差异。

当然，尽量使队列研究的起始点明确和统一，研究对象的来源应具有代表性。

2. 分析阶段减少偏倚的影响

（1）分层（stratification）分析

对某些潜在的混杂偏倚，分层是最常用的方法之一，尤其在临床科研资料的分析阶段。分层是指将科研资料按某些影响因素分成多层进行分析，观察研究因素是否在每层内两组间有差异，以明确该研究因素是否是独立的预后因素。

（2）标准化（standardization）

利用率的标准化进行校正，使可能影响结果的内部构成因素受到同等的加权，则这两个率可比。

（3）多因素分析

预后研究往往比较复杂，可能有多个因素同时或相互作用，从而影响到结局，可借助多因素分析同时处理并均衡其他许多因素，并从中筛选出与疾病结局有关的主要预后因素，及这些因素在决定预后中的相对比重。常用的统计方法有 logistic 回归，Cox 比例风险模型等。

第三节　疾病预后研究的评价

一、评价原则

1. 研究对象是否处于同一病程阶段

只有当研究对象处于同一病程阶段时，才能得出疾病预后的正确结论。

2. 是否说明研究对象的来源

包括预后研究的地区或医疗机构，纳入研究对象的标准与方法，还应说明患者的年龄、性别、病情轻重等。

3. 是否随访了纳入研究的全部病例

在随访中不可避免地会出现失访者，应尽可能分析失访的原因。

4. 预后结局和预后指标是否明确、客观

在判断疾病预后结局时，应采用明确、客观的判断指标，对复发、缓解等指标应做出明确的规定，以利于其他临床医生的理解和判断。

5. 是否采用盲法判断预后结局

对于体检、X 线摄片、心电图、影像学检查等作为预后结局的重要诊断指标时，应该采用盲法进行判断，以避免产生偏倚。

6. 是否校正影响预后的其他因素

一种疾病可有多种预后结局，同样，一种结局可由多种疾病或预后因素所致。在疾病预后的研究中，必须排除干扰疾病预后的其他因素后，才能确定研究因素与疾病预后的真实关系。

7. 研究结果的精确度和实用性如何

二、实例评价

首次心肌梗死后择期行经皮冠状动脉介入治疗的长期预后分析。

1. 目的

探讨首次急性心肌梗死（AMI）后择期行经皮冠状动脉介入（PCI）治疗的远期疗效及影响因素。

2. 对象

选择 1998 年 5 月至 2000 年 12 月间因首次 AMI 患者，于 6 个月内在某医院成功接受择期 PCI 治疗的连续病例 503 例，排除急诊或补救性 PCI 和有过 PCI 或旁路移植手术（CABG）史者。AMI 的诊断依据典型临床表现、心电图动态演变和心肌酶学异常升高这三项指标中至少符合两项而确诊。

3. 研究方法

对符合标准的503例患者进行了随访。共随访到468例(93.0%),随访时间为17～51个月,中位数28个月。用Kaplan Meier法计算生存率和无心脏事件生存率,用Cox回归法对预后进行单因素及多因素分析。

4. 结果(部分)

(1) 468例中男性418例,女性50例,平均年龄53.8岁(29～82岁)。有劳力性心绞痛病史者165例(35.3%),因初发心绞痛(＜1个月)发生AMI或突发AMI者303例(64.7%)。前、侧壁AMI 211例(45.1%),下、后壁AMI 194例(41.5%),前壁＋下壁AMI 47例(10.0%),侧壁＋下、后壁AMI 16例(3.4%);曾经予溶栓治疗者221例(47.2%),未溶栓或治疗不详者247例(52.8%)。NYHA心功能Ⅰ级、Ⅱ级、Ⅲ级、Ⅳ级者分别为352(75.2%)、98(20.9%)、17(3.6%)和1(0.2%)例。左室射血分数(LVEF)≤40%者20例(4.3%)。于AMI恢复期(＜1个月)行PCI者187例(40.0%),AMI≥1个月行PCI者281例(60.0%)。随访到的468例患者危险因素情况:其中吸烟史338例(72 2%);饮酒史102例(21.8%);高血压病220例(47 0%);糖尿病70例(15.0%);高胆固醇血症347例(74.1%);高三酰甘油血症238例(50.9%);低高密度脂蛋白血症316例(67 5%)。

(2) 随访期内死亡3例(0 6%),非致命性心肌梗死5例(1.1%),冠状动脉旁路移植术9例(1.9%),重复PCI 21例(4.5%),心绞痛复发120例(25.6%)。术后1年、2年、3年和4年的生存率分别为100.0%、99.5%、99.2%和99.2%,无心脏事件生存率分别为5.1%、93.6%、92.1%和90.3%。术后NYHA心功能Ⅰ级、Ⅱ级、Ⅲ级的患者分别占94.9%、4.7%和0.4%。

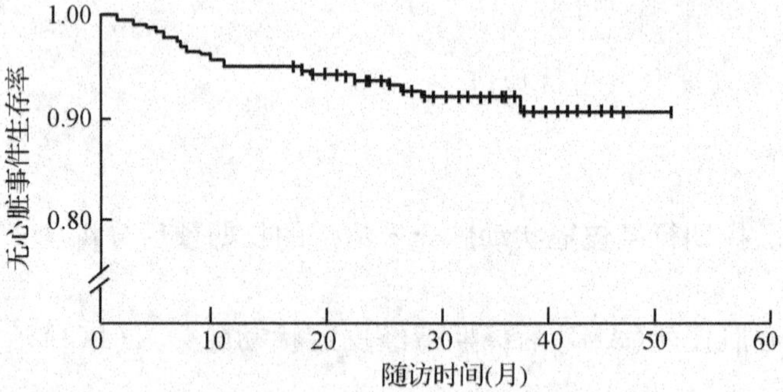

图7-1　无心脏事件的生存曲线

(3) 单因素与多因素分析结果(见表7-3、表7-4)

表 7-3　影响心脏事件发生的单因素和多因素分析

分析类别	变量名称	回归系数	RR 值	95%可信区间	P 值
单因素分析	糖尿病	0.755	2.128	0.996～4.545	0.051
	LVEF 40%	0.555	1.742	1.035～2.933	0.037
	多支病变	0.832	2.298	1.469～3.596	<0.001
多因素分析	糖尿病	0.774	2.168	0.925～5.080	0.075
	多支病变	1.035	2.816	1.660～4.775	<0.001

表 7-4　影响心绞痛复发的单因素和多因素分析

分析类别	变量名称	回归系数	RR 值	95%可信区间	P 值
单因素分析	女性	0.564	1.758	1.078～2.867	0.024
	糖尿病	0.463	1.589	1.031～2.447	0.036
	高 TG 血症	0.375	1.455	1.021～2.073	0.038
	多支病变	0.318	1.374	1.108～1.703	0.004
多因素分析	高 TG 血症	0.774	1.531	1.054～2.225	0.025
	多支病变	1.035	1.477	1.136～1.920	0.004

5. 结论

本研究的结果提示，对首次 AMI 的患者，积极行择期 PCI 治疗，其预后良好。多支病变与术后心脏事件正相关，高 TG 血症和多支病变与心绞痛复发正相关。积极控制危险因素，合理用药，有利于预后。

[评阅]

1. 本文是一篇典型的预后研究文献，目的明确。采用前瞻性随访观察方法，研究急性心肌梗死(AMI)后择期行经皮冠状动脉介入(PCI)治疗的远期疗效及影响因素。

2. 研究病例明确，来自某医院某时期内，有明确的诊断标准和排除标准，并以术后为统一的随访起点。

3. 共随访到 468 例，占全部纳入病例的 93.0%，如能对失访病例加以分析，则结果更为可靠。

4. 所随访的预后结局与预后指标明确、客观；同时考虑了多种可能影响预后的因素，并采用了正确的统计方法进行生存分析、单因素和多因素分析。

5. 结论比较客观可信。

总的来说，这是一篇设计合理、结果可靠、结论科学可信的预后研究论文。

（高坚瑞，李中兴）

第八章　临床研究的质量控制

第一节　临床研究的质量控制概述

医学研究过程中，研究结果总是会或多或少的偏离真实情况，这种偏离称之为误差（error）。要在研究工作中完全避免误差几乎是不可能的，但对于研究中可能存在的各种误差，研究者应该有清醒的认识，同时对临床研究工作的各个环节中可能出现的误差尽量加以控制和预防，以使研究结果更为真实，结论更加可靠、更符合实际情况。

一、真实性与误差

在医学研究中常常基于对样本人群的观察和研究，取得研究变量与结局变量的真实联系，并将此真实联系推广到样本人群及其所属的目标人群范围内。真实性（validity）指一项观察或研究所作推论的正确及可靠程度，即所得结果能反映对象的真实情况。真实性有内部真实性与外部真实性两个方面。内部真实性（internal validity）指一项研究结果能正确反映研究人群（样本）及其所属的目标人群的真实情况。外部真实性（external validity）指该项具有内部真实性的研究结果还能推广至目标人群以外的其他不同时间、不同地区的不同人群。一项无内部真实性的研究结果，不可能有外部真实性，但具有内部真实性的结果，则不一定同时具有外部真实性。图 8-1 示意了二者之间的关系。

在临床科研中，首先应保证研究结果的内部真实性，强调研究结果能正确地反映疾病与因素之间的真实联系。真实性主要受误差的影响，包括随机误差（random error）、系统误差（systematic error）和过失误差（gross error）。随机误差中主要包括由抽样而引起抽样误差、各种微小干扰因素对结果影响的叠加，在任何研究过程中均存在，与选用的抽样方法和样本量大小等因素有关，可通过增加样本含量、统计学分析予以估计和评价。系统误差是由于研究设计、实施、资料分析处理以及结论推断过程的不科学所造成的对研究结果的具有一定方向性的错误估计，从而歪曲了原有的真实联系，直接影响研究结果的内部真实性，使得研究结果出现偏倚（bias）。过失误差系实验者因粗枝大叶或未遵守操作规程等主观原因而造成的明显歪曲测量结果的误差，其特点是误差值较大，无规律性，无重复性。只要加强工作责任心，严格按照有关规章制度严格执行，过失误差是完全可以避免的。

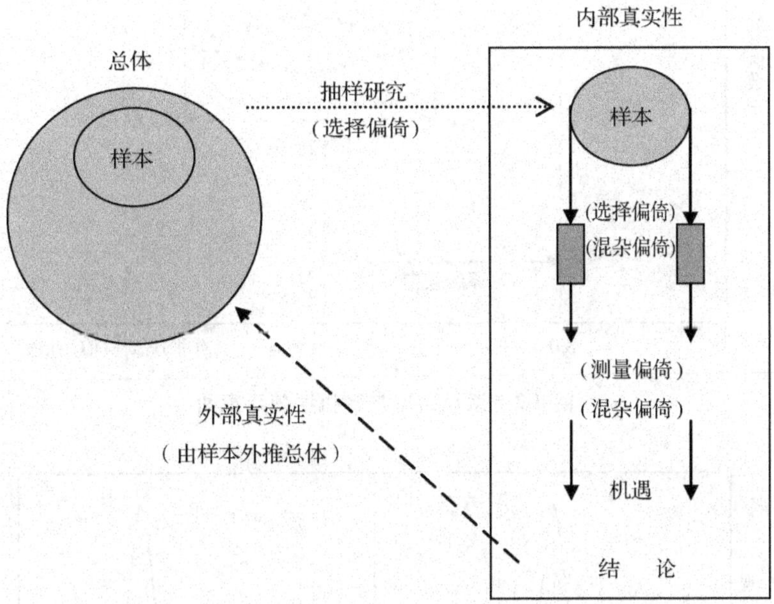

图 8-1　研究的内部真实性与外部真实性示意图

二、机遇

机遇（chance）属于随机误差，它是各测量结果间受机遇影响的变异度的大小，主要影响观察结果的精密性和可重复性。与系统误差不同，这种随机误差没有一定的方向性，只能在测量中设法缩小，但不能避免。研究者应注意的是精密性与真实性（准确性）的关系，即一项精密的测量结果并不一定是准确的，而一项真实度高的测量结果也并不一定具有很高的精密性（如图 8-2、图 8-3 所示）。

图 8-2 显示一组血压正常者的舒张压测量情况。假设其真实值在 9.5 kPa，若测量值均偏低至 8 kPa，测量结果虽精确但不真实，这是一种由于系统误差造成的测量偏倚。多数情况下这组人的舒张压测量值应在 9.5 kPa 左右，其分布类似图中的菱形部分，虽然由于随机误差造成测量值的不够精密，但准确性较好。

图 8-3 则进一步显示了准确度与精密度之间的关系，该图中 A 显示测量的准确度与精密度均较高，B 显示测量的精密度较高、准确度较低（测量值偏大），C 显示测量的准确度较高、精密度较低（测量值较离散），D 则显示测量的真实度和精密度均较低，测量值偏小且离散程度高。

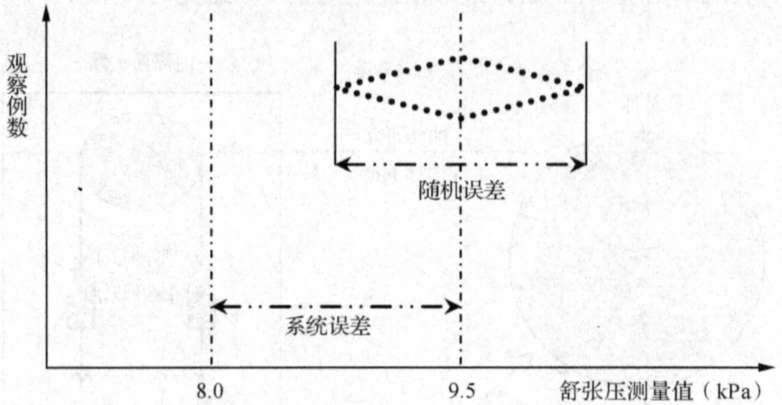

图 8-2　系统误差与随机误差示意图

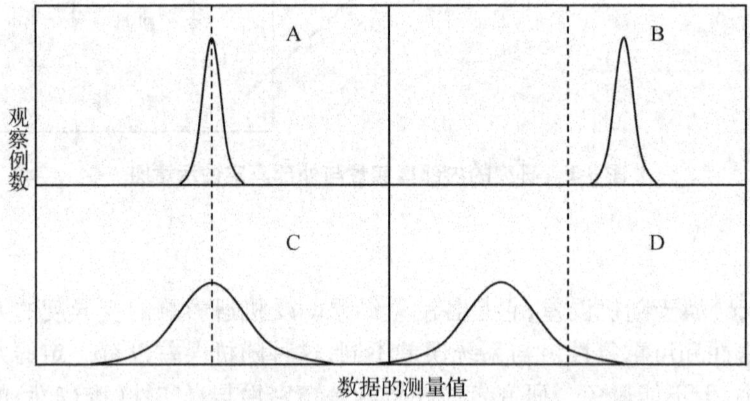

图 8-3　数据测量的准确度与精密度示意图

机遇对研究结果的影响可通过统计学假设检验的方法对机遇造成的错误概率进行估计，也可通过计算相应指标的可信区间来估计其真实值的变动范围，研究者可根据该可信区间同时评价研究结果的统计学意义和临床意义。

第二节　偏倚的概念和种类

现阶段的临床研究中的不少结果再现性（reproduction）较低，实用性差。造成这种现象的原因之一就是因为临床研究工作中大量偏倚的存在。严格的临床随机对照试验加上双盲的观察方法，能够有效地控制已知和未知的偏倚的影响，除此以外的研究设计如病例对照研究、队列研究等难以避免偏倚对研究结果的影响。

一、偏倚的概念

偏倚(bias)属于系统误差,是在研究的设计、测量、分析过程中,任何导致研究结果系统地偏离真实情况的现象,使研究结果不准确(不真实)。

以患者为主要研究对象的临床医学研究极易产生偏倚。原因之一是人群研究与动物研究不同,人群的个体差异及研究条件往往难以控制;原因之二是人具有复杂的心理活动和多种多样的行为习惯,并受到社会环境与家庭环境等诸多因素的影响;原因之三是人与动物不同,研究对象对研究人员的安排未必绝对服从,其依从性高低影响研究结果的真实性。

在医学研究中偏倚普遍存在,但可在研究设计、实施及分析阶段设法控制,尽量减少其产生,针对其产生的原因予以及时有效的纠正。因此,在临床医学研究中对偏倚的识别和控制显得极为重要。

与随机误差不同,偏倚的存在总是造成研究结果或高于或低于真值,因而具有方向性。由于在研究工作中定量的估计偏倚的大小很困难,而确定偏倚的方向却相对较容易。若偏倚夸大了原有的真实效应,则为正偏倚,反之,若缩小了原有的真实效应,则为负偏倚。无论是正偏倚,还是负偏倚,所产生的研究结果与真实值之间的差异,都是不容忽视的。此外,偏倚还可使结论发生逆转,如将原有的危险效应变为保护效应,或将甲法优于乙法变为乙法优于甲法,从本质上歪曲真实情况,此为颠倒偏倚。

二、偏倚的种类

(一) Miettinen's 分类

按照 Miettinen's 的分类标准,临床研究中出现的偏倚一般可分为三类,即选择偏倚、信息偏倚以及混杂偏倚。

1. 选择偏倚

选择偏倚(selection bias)指由于研究对象选择不当而使研究结果偏离真实情况产生的偏倚。因选择作为研究对象的人群与未选作研究对象的人群在某些特征上不一致,使研究对象不能代表目标人群(总体)而造成的偏倚。常表现为研究人群的"结论"不能推广到目标人群乃至更大的总体人群,影响了研究结果的内部真实性和外部真实性。

2. 信息偏倚

信息偏倚(information bias)指研究过程中进行信息收集时产生的系统误差,包括研究资料与数据的收集、测量、记录、编码、整理、分析等过程中所产生的系统误差。

3. 混杂偏倚

混杂偏倚(confounding bias)指在研究的设计、分析过程中,对混杂因素及其作用的认识或控制不够而发生研究结果系统地偏离真实值的现象。

（二）偏倚产生原因

1. 选择偏倚

研究设计上的缺陷是选择偏倚的主要原因，在选择研究对象以及研究对象分组过程中表现得最为突出。常见的情况是在研究开始时实验组和对照组就存在着除诊疗措施（处理）以外的差异，而缺乏可比性。主要有入院率偏倚、现患病例与新发病例偏倚、检出症候偏倚、抽样偏倚、健康工人效应、志愿者偏倚等。

2. 信息偏倚

该偏倚产生的原因主要是测量方法的缺陷，诊断标准不明确或资料的缺失遗漏等。测量阶段产生的信息偏倚主要有观察者偏倚、回忆偏倚、失访偏倚、沾染或迁移偏倚、测量方法偏倚、结局竞争偏倚、领先时间偏倚、错分偏倚等。

3. 混杂偏倚

该偏倚是由于一个或多个外来因素的存在，掩盖或夸大了研究因素与疾病的联系，从而部分或全部地歪曲了两者间的真实联系。主要发生在资料的分析与评价阶段，主要有统计分析偏倚、混杂偏倚、发表偏倚等。

第三节　临床研究中常见的偏倚及其控制

一、选择偏倚

（一）入院率偏倚

1. 概念

入院率偏倚（admission rate bias），又称伯克森偏倚（Berkson's bias），指利用医院住院患者作为研究对象时，由于具有某研究因素的患者与不具有该研究因素的患者被选为研究对象的几率不同，而导致的研究因素与研究疾病之间关系发生被歪曲的现象。

2. 案例分析

一项有关呼吸道疾病与骨关节疾病关联性的研究，在进行以医院为基础的病例对照研究时，可以得到二者之间具有正关联性的结果，OR 值为 4.06，具有统计学意义，即有呼吸道疾病者发生骨关节疾病的危险性是无呼吸道疾病者的 4.06 倍；但在进行以人群为基础的病例对照研究时，则得出二者之间无关联性，OR 值为 1.06，无统计学意义。研究资料见表 8-1。

表 8-1　不同研究对象呼吸道疾病与骨关节疾病的关系

呼吸道疾病	一般人群			曾住院6个月以上者		
	骨关节疾病			骨关节疾病		
	病例	对照	合计	病例	对照	合计
有	17	207	224	5	15	20
无	184	2 376	2 560	18	219	237
合计	201	2 583	2 784	23	234	257
			OR = 1.06			OR = 4.06

在该研究中，采用不同的研究对象，得到了完全不同的结果，作为研究人员必须判断哪一项研究结果更为真实，结论更为可靠。

3. 原因分析

可以确定以人群为基础的病例对照研究结果与结论更为真实可靠。因为在以医院为基础的病例对照研究中，作为研究对象的病例与对照以及作为研究因素的另一种疾病，具有不同的入院率（见表 8-2），从而产生了入院率偏倚，该研究夸大了两种疾病间的联系。

表 8-2　不同疾病的入院率

呼吸道疾病	骨关节疾病	入院率（%）
有	有	5/17 (29.4)
有	无	15/207 (7.2)
无	有	18/184 (9.8)
无	无	219/2 376(9.2)

4. 偏倚控制

控制入院率偏倚最好的方法是进行以人群为基础的病例对照研究，从一般人群中获取样本，或至少对照来自一般人群，但实施均有一定难度。若采用以医院为场所的病例对照研究，最好进行多中心的临床合作，可在一定程度上减小入院率偏倚的影响。

（二）现患病例-新发病例偏倚

1. 概念

现患病例-新发病例偏倚（prevalence-incidence bias），又称奈曼偏倚（Neyman's bias）。当某种疾病出现一段时间后，可能的病因或影响因素已不存在或发生了较大变化，这种因果关系发生了时间上的断裂，使观察到的因果关系出现偏倚。因此，在选择研究对象时，如果仅选择现患病例（尤其病程较长的研究对象，会因病而改变了某些致病因素），常常使由该群体中获得的因果关系与真实情况之间出现偏倚。

2. 案例分析

Friedman 等曾用队列研究和病例对照研究方法比较 Framingham 心脏病研究中血清胆固醇与冠心病的联系。队列研究中的病例均为新发现和诊断的病例,而病例对照研究的病例则为现患病例,研究结果(见表 8-3)显示,队列研究说明血清胆固醇高于正常值是导致冠心病的危险因素之一,相对危险度为 2.40;而病例对照研究结果则认为血清胆固醇与冠心病之间联系无统计学意义。当然前者研究结论更真实可信,后者则是由于研究对象选择不当造成的偏倚。

表 8-3　某地进行的二次高胆固醇血症与冠心病关系研究

血清胆固醇水平	病例对照研究 冠心病(6 种检查证实)			队列研究 冠心病(6 种检查证实)		
	有	无	合计	有	无	合计
>正常 1/4 位点	38	34	72	85	462	547
<正常 3/4 位点	113	117	230	116	1 511	1 627
合计	151	151	302	201	1 973	2 174
			OR = 1.16			RR = 2.40

3. 原因分析

在病例对照研究时,因冠心病而死亡的病例已被排除,被研究的对象仅仅是存活的冠心病现患病例(代表性较差),不能反映总体的特征。这些现患病例很可能病情较轻,胆固醇水平偏低(不能代表总体中全部患者的暴露水平),而且幸存的病例往往会改变暴露的程度,在医生的建议下更加注意饮食控制(偏离患者暴露水平,接近对照的暴露水平)。

某种程度上也可以这样理解,暴露强度较高、暴露时间较长者在调查时相当一部分已经死亡,而暴露程度一般、暴露时间较短者中存活的比例较大。因此,幸存病例中的暴露比例低于全部病例(包括死亡病例)中的暴露比例,造成联系强度被低估;同时,幸存者可能有意识减少暴露程度,则进一步低估联系强度。

4. 偏倚控制

(1) 尽可能使用新发病例为研究对象。

(2) 改进研究设计,如在队列研究基础上进行套式病例对照研究。

(3) 采用多因素统计分析,如 Cox 回归分析,同时将暴露程度、暴露时间与暴露结局同时联系起来,可能使研究结果更为真实,更好地反映真实情况。

(三) 检出征候偏倚

1. 概念

当某因素并不是某种疾病的病因,但当暴露于该因素后,却能出现与该疾病相似的症状和体征,使其主动就医和接受检查的机会相对增加,结果使该疾病的检出率在这部分人中人为地提高了。如果以这部分患者作为研究的病例时,可造成此因素与该疾病之间关联强度被高估,由此产生的偏倚称为检出征候偏倚(detection signal bias)。

2. 案例分析

非常有名的例子是在研究雌激素与子宫内膜癌的关系中,病例和对照来源不同,可使研究结果偏离真实情况。当子宫内膜癌的病例来自因阴道出血就医的人群,对照来自一般人群时,结果显示二者之间存在高度的关联(OR =9.4),结论是口服雌激素是子宫内膜癌的危险因素;当对照组来源不变,而子宫内膜癌的病例来自进行子宫相关手术的人群时,二者的关联强度大大降低(OR =2.6)。研究资料见表 8-4。如果对照选自同一医院因阴道出血被检出良性肿瘤的患者时,研究结果则可能显示口服雌激素与子宫内膜癌之间并无关联。

表 8-4　绝经期妇女服用雌激素与子宫内膜癌关系

绝经期服用雌激素	以子宫出血就诊病例 子宫内膜癌			以刮宫或子宫切除诊断 子宫内膜癌		
	病例	对照	合计	病例	对照	合计
有	72	17	89	59	30	89
无	45	100	145	89	118	207
合计	117	117	234	148	148	296
			OR =9.4			OR =2.6

3. 原因分析

部分早期子宫内膜癌患者,因服用雌激素后药物刺激子宫内膜增生,导致子宫内膜脱落引起阴道出血,致使她们求医和接受检查的机会增多,从而能够被发现而入选到病例组中,但在人群中有一定量的无症状的子宫内膜癌早期患者,她们未服用雌激素而无阴道出血,因而不去医院检查,被诊断的子宫内膜癌机会减小。因此,该研究选用的子宫内膜癌病例中口服雌激素(暴露)的比例被人为地提高了,从而夸大了口服雌激素与子宫内膜癌之间的关联强度,这就是一种检出症候偏倚。另有研究者发现在服用雌激素的子宫内膜癌病例中 79% 是第一期患者,而在不服用雌激素的子宫内膜癌病例中仅有 55% 是第一期患者。

4. 偏倚控制

在选择研究对象(包括病例和对照)时,应注意入选者与未入选者在研究特征(或暴露特征)方面的一致。在设计中明确研究对象入选的限制条件,如对上述问题的研究,病例组中的病例应严格限制为中晚期的子宫内膜癌患者,对照组在就医机会、就医条件等方面尽量与病例组相同,以减少两组研究对象选择不当造成选择性偏倚。此外,也可考虑多设几种对照组,进行多重病例对照研究观察,通过综合比较、分析后再下结论。

（四）志愿者偏倚

1. 概念

临床研究中常常以志愿者为研究对象，而志愿者与非志愿者之间在许多因素上存在系统差异，包括文化程度、经济状况、生活行为习惯等诸多方面，而这些因素常常又与疾病的发生和预后有关，使得研究结果偏离真实情况，这种偏倚称为志愿者偏倚（volunteer bias）。

2. 案例分析

在“体力劳动与冠心病死亡关系”的研究中，如果选用不同的研究对象，会得出不同的结果与结论。表 8-5 是以死亡病例为研究对象进行的病例对照研究，以死者新近有无重体力劳动为暴露，结果是体力劳动与冠心病死亡之间存在负关联，结论是体力劳动可减少冠心病的死亡；表 8-6 是选用志愿者为研究暴露组（进行有规律体力劳动），将非志愿者（无体力劳动）作对照进行的队列研究，结果是体力劳动与心肌梗死之间存在负关联，结论是体力劳动可减少心肌梗死的复发；而表 8-7 是在临床上进行的随机对照研究，将患有冠心病的人随机分组，分配实验组参加一定的体力劳动，然后随访观察其心肌梗死的复发情况，结果显示体力劳动与心肌梗死复发的关联并无统计学意义，结论是体力劳动不会明显增加或减少冠心病患者心肌梗死的复发。

表 8-5　冠心病死亡与新近体力劳动关系的病例对照研究

新近体力劳动	冠心病死亡	其他死亡
重	194	668
轻	840	2 029

OR = 0.702　$\chi^2 = 15.18$（$P < 0.001$）

表 8-6　体力劳动与心肌梗死的队列研究

有规律体力劳动	复发心梗	未复发	合计
有	7	59	66
无	18	46	64

RR = 0.377　$\chi^2 = 6.42$（$P < 0.05$）

表 8-7　随机对照研究

随机分配参加体力劳动	复发心梗	未复发	合计
实验组	28	359	387
对照组	21	345	366

RR = 1.26　$\chi^2 = 0.69$（$P > 0.05$）

3. 原因分析

作为暴露组中的冠心病志愿者除了有规律的进行体力劳动外，往往较对照组的非志愿者更关心自身的健康状况，较为注重在日常生活中改变不良行为和生活习惯，甚至有坚持适当的体育锻炼的习惯，而这些因素本身就可减少心肌梗死的发生风险，因此该研究得出的结论易出现偏倚。在随机对照研究中，通过随机分组，使实验组与对照组具有较好的均衡可比性，从而使研究结果更为真实、结论更加可靠。

4．偏倚控制

临床研究中要尽量减少以志愿者作为研究病例或暴露组，而非志愿者落选或仅作为对照组，这样可大大减少志愿者偏倚的产生。

二、信息偏倚

（一）错分偏倚

1．概念

在临床研究中，无论是对疾病的诊断还是对暴露的测量都不可能达到100%准确，于是可能出现患者被错误地归入对照组，健康者被错误地归入病例组；或者有暴露者被错误地归入对照组，而无暴露者被错误地归入暴露组。在临床试验中同样可能发生这类错误，即将有效误判为无效，或将无效误判为有效。由这种错误归类所导致的偏倚称为错分偏倚（misclassification bias）。

2．原因分析

错误归类并不一定都导致错分偏倚，是否导致偏倚的产生，主要取决于在不同的研究组中所出现的错误归类是均衡性的还是非均衡性的，均衡性错误归类一般不产生偏倚（见表8-8），而非均衡性错误归类则可产生正向或负向的偏倚（见表8-9）。

表8-8　暴露组与对照组在对疾病的诊断上均衡一致

归类结果	暴露组			对照组		
	有病	无病	合计	有病	无病	合计
归为有病	40	12	52	80	24	104
归为无病	10	18	28	20	36	56
合计	50	30	80	100	60	160

对于暴露组，其灵敏度、特异度：

$$SE=\frac{40}{50}=0.8,\ SP=\frac{18}{30}=0.6$$

对于对照组，其灵敏度、特异度：

$$SE'=\frac{80}{100}=0.8,SP'=\frac{36}{60}=0.6$$

正确归类时，相对危险度为：

$$RR=\frac{\frac{50}{80}}{\frac{100}{160}}=1.0$$

在错误归类时相对危险度为：

$$RR'=\frac{\frac{52}{80}}{\frac{104}{160}}=1.0$$

可见，由于对疾病的诊断在暴露组和对照组的执行质量是一样的，灵敏度和特异度均相等（$SE=SE'$，$SP=SP'$），错误归类的影响抵消，虽然存在错误归类，但未产生错分偏倚，即错分后的 RR' 与原真实 RR 相等。

表 8-9　暴露组与对照组在对疾病的诊断上不一致

归类结果	暴露组			对照组		
	有病	无病	小计	有病	无病	小计
归为有病	54	12	66	18	7	25
归为无病	6	28	34	12	63	75
合计	60	40	100	30	70	100

对于暴露组，其灵敏度、特异度、相对危险度分别为：

$$SE=\frac{54}{60}=0.9,\ SP=\frac{28}{40}=0.7$$

对于对照组，其灵敏度、特异度、相对危险度分别为：

$$SE'=\frac{18}{30}=0.6,SP'=\frac{63}{70}=0.9$$

正确归类时，相对危险度为：

$$RR=\frac{\frac{60}{100}}{\frac{30}{100}}=2.0$$

在错误归类时相对危险度为：

$$RR'=\frac{\frac{66}{100}}{\frac{25}{100}}=2.64$$

可见，由于对疾病的诊断在暴露组和对照组的执行质量不一样（灵敏度和特异度均不相等），出现非均衡性错误归类，存在错分偏倚。由于暴露组的灵敏度高于对照组，即在暴露组中有更多的患者被诊断出，因此这时的错分偏倚有确定的方向性，为正偏倚（$RR' > RR$），即夸大了暴露与疾病的联系。

3. 偏倚控制

无论在诊断疾病或是判断暴露时，尽量采用最准确最可靠的方法（金标准）归类，或采用接近金标准的归类方法，而且，在各研究组一视同仁地执行，最好采用盲法收集资料。若是敏感问题，可采用随机应答技术（RRT）提高应答率和资料的真实性。

（二）结局竞争偏倚

1. 概念

临床研究过程中，如果某一因素与多种结局有关，这些结局的平均潜伏期又有差异，则出现结局竞争，即先发生某病的个体，由于死亡，而“失去”发生另一种疾病的机会，使得潜伏期较长的疾病实际测量到的发病率要低于实际应有的真实发生率，导致该因素与潜伏期较长的疾病间的联系强度减弱，从而使结果偏离真实情况，称为结局竞争偏倚（outcome competing bias）。

2. 案例分析

某10万45岁人群，暴露者5万，非暴露者5万：假定甲病平均发病年龄50岁，死亡率500/10万人年，其中暴露组死亡率为750/10万人年，对照组死亡率为250/10万人年，$RR_1 = 3.0$；乙病平均发病年龄55岁，死亡率也为500/10万人年，其中暴露组死亡率为857/10万人年，对照组死亡率为143/10万人年，$RR_2 = 6.0$。观察15年（即45～60岁）。

$$\text{甲病期望死亡人数}\begin{cases}\text{暴露组}:5\text{万}\times\dfrac{750}{10\text{万}}\times 15 = 5\,625\text{例}\\[2ex]\text{非暴露组}:5\text{万}\times\dfrac{250}{10\text{万}}\times 15 = 1\,875\text{例}\end{cases}$$

$$\text{乙病期望死亡人数}\begin{cases}\text{暴露组}:5\text{万}\times\dfrac{857}{10\text{万}}\times 15 = 6\,427.5\text{例}\\[2ex]\text{非暴露组}:5\text{万}\times\dfrac{143}{10\text{万}}\times 15 = 1\,072.5\text{例}\end{cases}$$

乙病期望死亡病例中在5年至15年中“提前”发生甲病的情况：

$$\begin{cases}\text{暴露组}\begin{array}{l}6\,427.5\times\dfrac{750}{10\text{万}}\times 5\approx 241\text{例}\quad(\text{至少})\\[2ex]6\,427.5\times\dfrac{750}{10\text{万}}\times 15\approx 723\text{例}\quad(\text{至多})\end{array}\\[4ex]\text{非暴露组}\begin{array}{l}1\,072.5\times\dfrac{250}{10\text{万}}\times 5\approx 13\text{例}\quad(\text{至少})\\[2ex]1\,072.5\times\dfrac{250}{10\text{万}}\times 15\approx 40\text{例}\quad(\text{至多})\end{array}\end{cases}$$

乙病期望死亡病例中扣除“损失”后的病例：

$$\begin{cases} \text{暴露组：} \begin{cases} 6\,427.5 - 241 = 6\,186.5 \text{例} \\ 6\,427.5 - 723 = 5\,704.5 \text{例} \end{cases} \\ \text{非暴露组：} \begin{cases} 1\,072.5 - 13 = 1\,059.5 \text{例} \\ 1\,072.5 - 40 = 1\,032.5 \text{例} \end{cases} \end{cases}$$

因此，乙病与暴露的相对危险度应该在下列范围：

$$RR_2' = \frac{6\,185.5}{1\,059.5} = 5.84 \quad \text{至} \quad RR_2'' = \frac{5\,704.5}{1\,032.5} = 5.52$$

$$\text{低估情况：} \begin{cases} \dfrac{6.00 - 5.84}{6.00} = 2.7\% \text{（至少）} \\ \dfrac{6.00 - 5.52}{6.00} = 7.8\% \text{（至多）} \end{cases}$$

3. 控制方法

在研究中尽可能详细地收集有关资料与信息，对所出现的其他结局进行分析和评估；另外，对出现其他结局的研究对象，可视为失访者，并采用寿命表的方法进行资料分析，以减少信息的损失。

（三）无应答偏倚

1. 概念

在资料的测量中，无应答者的某些特征（包括患病状况或暴露情况）与应答者可能不同，因此产生在应答者中获得的结果与目标人群的真实情况存在偏差，称为无应答偏倚（non-respondent bias）。该偏倚的影响与选择偏倚相似。

2. 控制方法

充分做好现场组织工作；获得研究对象配合；认真了解无应答者的原因；改进资料收集技巧，提高应答率。

（四）报告偏倚

1. 概念

研究对象在提供信息时，由于遗忘、回忆不准确、不愿意正确回答（包括对信息的有意夸大、缩小、迎合流行的价值取向等）所导致的偏倚，称为报告偏倚（reporting bias）。

2. 控制方法

提高调查技巧；选用客观指标；进行质量控制。

三、混杂偏倚

（一）概念

由于某些非研究因素（变量）的存在，改变了研究因素与研究结局（疾病、死亡等）之间的真实联系，从而引起的偏倚，称为混杂偏倚（confounding bias）。能够引起混杂偏倚的因素称为混杂因子。

（二）产生混杂的条件

1. 可疑的混杂因素 *F* 与所研究的疾病 *D* 之间有联系，而且这种关系在研究因素 *E* 不存在的情况下，也能表现出来。$OR_{DF}/E \neq 1$。

2. 可疑的混杂因素 *F* 与研究因素 *E* 有联系，而且这种联系应在非病例中也表现出来。$OR_{EF}/D \neq 1$。

3. 上述两条件改变了结果的真实性。$cOR \neq aOR$。

研究的危险因素 E、可疑的混杂因素 F、研究的疾病 D 三者之间关联的形式与混杂偏倚的产生与否详见图 8-4。

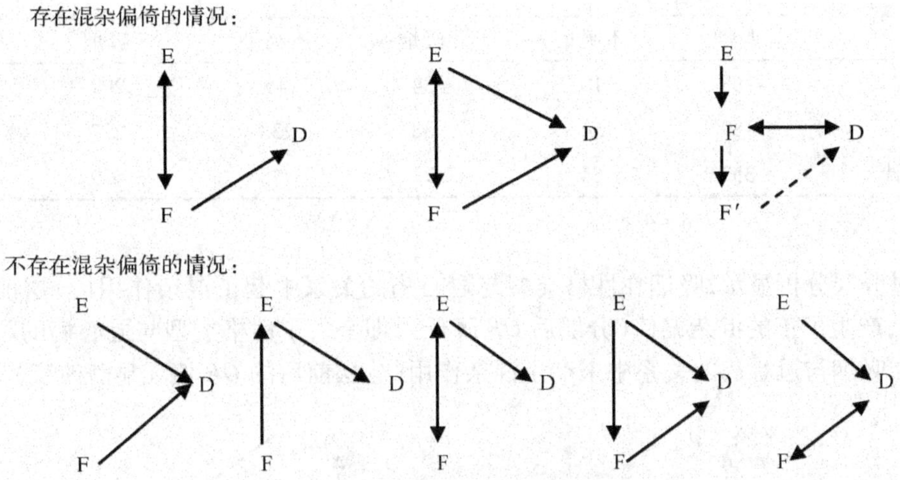

图 8-4　混杂偏倚示意图

（三）案例分析

在研究冠心病危险因素时，由于一些因素未作为研究因素，而这些因素可能也是冠心病的危险因素之一，它们与研究因素之间存在着一定的统计学联系，因此也就可能产生混杂偏倚。表 8-10 分析了吸烟在性格类型与冠心病关系中的作用，表 8-11 则分析了性格类型在吸烟与冠心病关系中的作用。

表 8-10　吸烟在性格类型与冠心病关系中的混杂作用

冠心病	吸烟		不吸烟		合计	
	A 型	B 型	A 型	B 型	A 型	B 型
有	168	34	10	45	178	79
无	189	38	54	233	243	271
合计	357	72	64	278	429	350
	OR = 0.99		OR = 0.96		OR = 2.51	

表 8-11　性格类型在吸烟与冠心病关系中的影响

冠心病	A 型性格		B 型性格		合计	
	吸烟	不吸烟	吸烟	不吸烟	吸烟	不吸烟
有	168	10	34	45	202	55
无	189	54	38	233	227	287
合计	357	64	72	278	429	342
	OR = 4.8		OR = 4.6		OR = 4.6	

通过分层分析显示，吸烟在性格类型与冠心病的关系中起了混杂作用（分层前后的 *OR* 值不等），产生了正的混杂偏倚（分层后 *OR* 降低），即夸大了性格类型与冠心病的联系；而性格类型在吸烟与冠心病的关系中未产生混杂作用（分层前后的 *OR* 值无显著改变）。

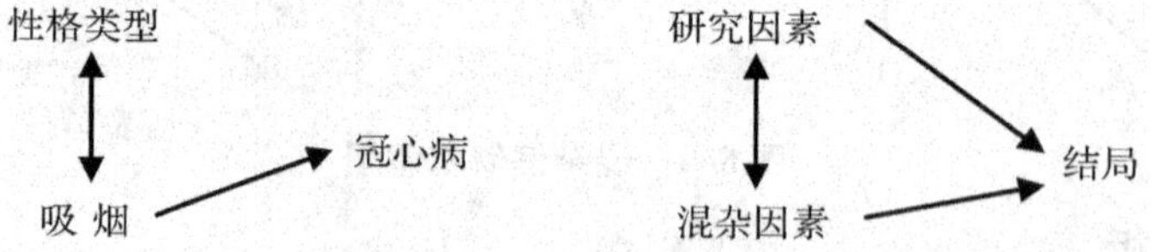

图 8-5　混杂因素影响结局示意图

在研究心肌梗死与口服避孕药的关系时，年龄是最常见的混杂因素，由于随着年龄的增大，心肌梗死的发病危险可能增加，而口服避孕药的暴露危险则下降。若在研究中未充分考虑年龄的影响，则因混杂偏倚产生对二者关联强度的低估，详见表 8-12 和表 8-13。

表 8-12 心肌梗死与近期口服避孕药之关系

年龄(岁)	口服避孕药	心肌梗死组	对照组	OR
25 ~	是	4	62	7.2
	否	2	224	
30 ~	是	9	33	8.9
	否	12	390	
35 ~	是	4	26	1.5
	否	33	330	
40 ~	是	6	9	3.7
	否	65	362	
45 ~ 49	是	6	5	3.9
	否	93	301	
合计	是	29	135	1.68(被低估)
	否	205	1 607	

表 8-13 病例组与对照组口服避孕药暴露率及年龄的分布

年龄(岁)	心肌梗死组				对照组			
	例数	构成比(%)	服药者	暴露率(%)	例数	构成比(%)	服药者	暴露率(%)
25 ~	6	2.6	4	66.7	286	16.4	62	21.7
30 ~	21	9.0	9	42.9	423	24.3	33	7.8
35 ~	37	15.8	4	10.8	356	20.4	26	7.3
40 ~	71	30.3	6	8.5	371	21.3	9	2.4
40 ~ 49	99	42.3	6	6.1	306	17.6	5	1.6
合计	234	100.0	29	12.4	1 742	100.0	135	7.7

(四) 混杂偏倚的控制

1. 在设计阶段控制

限制研究对象的入选;采用匹配的方式进行研究。

2. 在分析阶段控制

分层分析;标化分析;多因素分析。

第四节 依从性

在临床医学研究中所获得的结果真实性除受偏倚和机遇的影响之外,作为研究对象的患者对规定执行的医疗护理或科研的试验措施,其接受和服从的客观行为和程度也影响着研究结果的真实性。

一、依从性的概念

依从性(compliance)是在临床研究中,患者(或研究对象)在执行规定的研究试验措施时所接受和执行的程度。依从性属于行为科学的范畴,是以人为研究对象的临床科研所特有问题,会影响研究结果的真实性和结论的可靠性,尤其是对比组之间存在依从性差异时,造成结果会偏离真实情况更严重。研究对象的不依从或者偏离规定的研究程序,往往是多方面原因造成的,因此有必要对依从性问题进行认真研究。研究对象为什么不依从,如何提高患者的依从性等是每一位研究者必须考虑的问题。

二、依从性在临床科研中的重要性

以人为对象的医学研究中,良好的依从性是决定研究质量的重要因素之一。在临床医生建立正确的诊断和制订有效的治疗方案后,依从性对疗效起着关键的作用,两者间呈正关联。

在临床医疗实践和科学研究中,要求患者100%依从是非常困难的,尤其是当今社会医患矛盾较为突出的年代。国外临床研究的依从率能达到60%~80%就已经很不错了,国内的临床研究对依从性通常避而不谈,结果的真实性和结论的可靠性难免令人生疑。

在临床实践和科研工作中,及时了解病人的依从情况,建立依从性监测,采取必要的措施,以提高依从性是完全必要的。研究人员必须明确,维持研究对象对研究措施良好的依从性,对研究质量的重要意义以及采取必要的措施以提高依从性是完全必要的。

三、临床研究中不依从的表现与原因

(一)临床研究中不依从的表现

1. 受试者拒绝接受临床试验措施

作为身患疾病的受试者,由于自身对医学知识的了解不足,认识不到所患疾病对工作、生活等方面的有害影响,而不愿意配合医护人员进行较为长期的必要的医护措施。

2. 选择性的接受治疗

当疾病严重影响患者的生活、工作时,患者本人要求积极治疗,然而一旦病情稍有好转,即不愿继续坚持而中途停止接受治疗,等病情再度加重时又开始治疗,使治疗时断时续地进行。国外有人报道慢性疾病患者需要服药1年者,仅50%左右能坚持完成试验,另外的50%患者不能坚持而退出试验。

3. 中途退出

在临床研究过程中,由于某些治疗措施本身不确切,或者患者及其家属受经济、社会等方面的影响,或者对医护人员不信任,使得患者不能坚持完成研究而中途退出。

4. 自行换组

在临床试验中受试者不愿接受正在执行的试验措施而自行换至另一组(试验组或对照组),也可以是对照组的患者自行接受了试验组的措施,称为沾染。这些都是不依从的表现。

(二) 临床研究中不依从的原因

引起医学研究不依从的原因是多方面的,归纳起来大体上有三类原因。

1. 患者本身的原因

有些患者症状轻,缺乏必要的医学知识,不知疾病的利害关系,认为疾病还未影响其生活和工作,借口工作忙,家里走不开等原因不积极参加治疗;有些患者由于家庭经济较为困难,而不能坚持就医;有些患者久病厌世或身患绝症,对疾病的医治缺乏信心而拒绝治疗;有些对医学研究存在偏见,认为自己在被人做实验,对自己的健康无益;有些在医治过程中出现不适,认为是所接受的医治引起的而停止治疗等。

2. 医疗护理方面的原因

防治措施过多,过于复杂 ,使患者不能配合;有的疾病研究时间太长,复诊次数频繁,候诊时间过长等,影响患者工作或生活,增加了患者的负担,使患者难以坚持;有的由于药物的不良反应,使患者自动停药而中途退出;有的由于医护人员服务态度差,缺少正常的医患沟通,造成医患不信任而使正常的研究无法进行;有的在保护患者的隐私权等伦理方面处理不当;在研究期间,由于研究对象又新患其他疾病,需改变原治疗方案等。

四、依从性的测量方法

(一) 问卷调查法

通过问卷调查测定研究对象的依从性是一种较为简便、准确和可行的了解依从性的方法。该方法成功的关键是医护人员应取得患者的信任,包括医学知识、业务技术和服务态度等诸多方面。另外,测定依从性的问卷设计要简单明了。举例说明如下。

1. 您服药感到困难吗? (1) 是 (2)否

若选"是",直接回答第3题。

2. 如无困难,您是否从来未遗漏服药? (1) 是 (2)否

若选"否",直接回答第3题。

3. 您未服的药物有哪些?请按下表回答。

药物	处方量(片)	剩余量(片)	未服原因			
			不良反应	忘记	痊愈	其他

（二）剩余药片计数法

在依从性测定过程中，剩余药片记数是较为常见的一种方法。具体做法为：嘱咐患者每次复诊时带上尚未服完的剩余药物，由研究人员清点数目后，与上次的处方量相比较，计算依从率。

$$依从率 = \frac{患者已服用的处方药物量}{处方药物总量} \times 100\%$$

一般认为，某患者的依从率达到80%以上，该患者对研究有较好的依从性。

（三）生物化学测定法

利用药物代谢动力学的原理，测定受试患者的血液、尿液中的药物浓度或代谢产物来反映患者服药的依从性。该方法所需费用较高、出结果也较慢，推广应用相对较难。

五、改善依从性的方法

针对受试对象不依从的原因，采取一定的措施提高受试对象的依从性对于保证临床科研的质量是十分重要的。

1. 针对患者本身的原因，加强医学教育，使患者正确认识所患疾病的医治方法，治疗的目的意义，积极主动地与医护人员配合，接受有效的防治措施，并理解依从性的意义，从而保持良好的依从性。

2. 争取社会家庭的支持。一个人的生老病死是自然规律，当其患病之际，能得到家庭、社会的支持和帮助，对于患者获得战胜疾病的信心和力量是非常重要的，这样也间接提高了依从性。

3. 措施力求简化、方便、有效。临床研究期间，用药要密切观察其不良反应，一旦出现不良反应应立即调整，尽量维持患者的常态；同时培养患者良好的服药习惯，形成规律，保证坚持服药。

4. 提供方便服务、优质服务。有条件的要定期随访、复诊，关心患者的病情变化，良好的服务态度和优质的服务水平是建立良好医患关系的保证，进一步使患者的依从性得以改善。

综上所述，图8-6示意了研究结果可能出现的几种情形及其对策，图8-7示意了临床研究过程中各环节应注意的问题。

- 研究结果
  - 符合真实情况（结论正确）
  - 不符合真实情况
    - 随机误差
      - 抽样所致（假设检验等评估）
      - 机遇所致（通过增加样本含量减少其影响）
    - 系统误差（偏倚，可以控制）
    - 过失误差（可以完全避免）

图8-6　影响研究结果真实性（准确）的情形以及对策

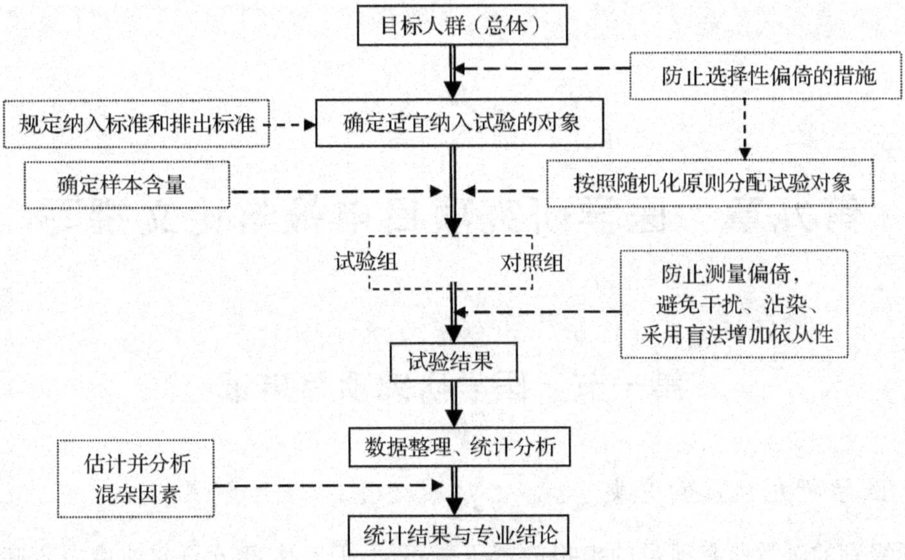

图 8-7　临床研究各环节应注意的问题

（李君荣，李中兴）

第九章　医学研究项目申报与论文撰写

第一节　医学研究项目申报

一、医学研究项目的分类

不同级别的医学研究项目的申报内容可能不同,但是大部分研究项目内容基本一致。根据项目的研究内容,可分为医学基础性研究、应用基础性研究和应用性研究。

(一) 医学基础性研究

医学基础性研究是纯理论性研究,指以认识与医学相关的自然现象,探索自然规律,获取新知识、新原理、新方法为主要目标的实验性和理论性工作,是医学应用基础性研究和纯应用研究的前提,是各种医学应用性能跨越式发展的关键所在。国家级课题项目多重点资助这一领域的研究,因为,只有在对疾病的病因学,发病机制等方面的基础研究产生突破或飞跃,才能使疾病的预防、治疗产生革命性的拓展。

(二) 医学应用基础研究

医学应用基础研究指那些方向已经比较明确、利用其成果可在较短期间内取得医学应用突破的新技术、新方法,是基础研究与医学应用研究的结合,可促进基础研究成果向医学应用转化,是实现医学事业跨越式发展的关键所在。各省、市级课题项目多重点资助这一领域的研究,因为医学基础性研究风险较大,其社会经济效益较长远,课题完成的可考性相对较差,而各地方财力多有限,故一般不资助纯理论性的研究。

(三) 医学应用研究

通过医学基础性研究和医学应用基础研究可获得新知识、新方法,用这些新知识和新方法针对某一特定的医用目的或目标进行的创造性的研究,可称为医学应用性研究。研究结果一般影响的医学范围有限,并具有专门的性质,针对具体的领域、问题或情况,其成果形式以科学论文、专著、原理性模型或发明专利为主。可以这样说,所谓医学应用研究,就是将医学理论发展成为实际运用的形式,是为了发展医学基础研究成果,确定其可能用途,或是为达到具体的、预定的目标确定应采取的新的方法和途径。医学应用研究虽然也是为了获得科学技术知识，但是，这种新知识是在开辟新的应用途径的基础上获得的，是对现有医学知识的扩展，为解决实际问题提供科学依据，对应用具有直接影响。这类研究除了社会效益外，其经济效益特别显著，故多采取与有关企业合作而地方政府予以扶持的形式进行研究，如生物制药、人造器官等。由于这类课题有一定的市场化前景，所以国家级项目一般不资助这类研究。

二、医学研究项目的选题

（一）问题的提出

毛泽东同志说过“人的正确思想是从哪里来的？是从天上掉下来的吗？不是。是自己头脑里固有的吗？不是。人的正确思想，只能从社会实践中来”。因此，要申报好的医学研究项目，必须要有“good idea”，即首先要选择好所研究的问题，选择一个合适的问题就等于提出了好问题。也就是说，在所研究的领域，问题是至关重要的。研究问题不是凭空产生的，而是来自平时的医学实践过程，“你要知道梨子的滋味就得亲口尝一尝”。因此，选择研究问题是一个需要研究者从专业的角度对所研究的问题进行文献查新和全面了解之后，通过对比、论证、咨询以及与同行探讨才能确定下来的渐进过程。同时，对所研究的问题还需要不断地修改和再确定。有时研究的问题会因研究者思路的改变或研究条件的许可而被拓宽，有时也会因研究者受到理论启迪或实践影响而使所研究的问题大大精炼。总之，研究问题提出涉及文献查新、对比、论证、咨询和构思等活动。

提出医学研究问题是选择研究医学项目的关键，其研究问题的选择程序一般如下：通过医学实践或观察学习发现问题→提出所研究的问题→文献查新→是否需要研究以及研究的意义如何→建立研究目标或形成假说→通过各种可行的方法达到研究目标或证明这种假说→形成研究方案。

随着信息技术的突飞猛进，Internet 网给我们提供了良好的医学实践的信息平台，一些搜索引擎网，与美国国家图书馆和我国国家科技图书文献中心及许多高校图书馆网站均有很好的链接。这些文献中心或图书馆网站，提供了大量的医学研究信息，可帮助我们提出好的研究问题和建立可行的研究方案。但是，医学研究问题的提出，要运用科学的、专业的思维方法对医学所研究的问题进行整合、分析，对各种医学信息加以“去粗存精，去伪存真，由表及里”地进行分析，才能达到预期的研究目的，它既是世界观，又是方法论。因此，医学研究问题的提出应具有以下要求。

1. 提出医学科研问题要有科学性

科学性指所要研究的问题要符合现代医学已证明的医学客观规律，要符合辩证唯物主义的观点。例如，先天性聋哑是由于内耳听神经发育不全所致，而神经细胞发育不全在后天是无法得到再生的，这已经被现代医学所证实，因此我们不可提出所谓“使先天性聋哑内耳听神经细胞再生研究的课题”。诚然，由于绝对真理寓于相对真理之中，现代医学还没有完全认识生命的规律，这给伪科学提供了可乘之机。所以我们要以现代科学知识为前提提出所要研究的问题。

2. 医学科研的问题要有先进性

先进性指所属领域的目前的研究水平，是宏观水平还是微观水平，是整体水平还是器官水平，是细胞水平还是分子水平，特别是高新技术的应用。所以课题申请者一定要阅读大量相关的文献，了解自己所属领域的研究水平，从而找到好的研究方向。例如，某些常见的化学污物与某种疾病关系调查的课题，这在20世纪70年代较为盛行。随着医学科学的发展，人类基因组测序工作的完成，如果要研究"某些化学污物与某种疾病关系"方面的课题，应重点研究某些化学污物与某种疾病基因组学间的关系或蛋白学间的关系。同时这些研究要有一定创新，最好不要重复别人已研究过的内容。创新性不一定就有先进性，但先进性一定有创新的体现。例如，许多医学小发明，虽然具有创新性，但多不具有先进性。

3. 医学科研的问题要有实用性

实用性指医学研究课题的目的最终是为人类服务的，不是为了写文章或升职称。伟人毛泽东说过："如果有了正确的理论，只是把它空谈一阵，束之高阁，并不实行，那么，这种理论再好也是没有意义。"对某种疾病发病机理的研究，是为了治疗或控制这种疾病。例如，研究有机磷中毒的机理是为了防治或治疗有机磷中毒。对急性有机磷中毒机理的研究发现，由于有机磷农药抑制了乙酰胆碱脂酶的活性，造成神经介质乙酰胆碱的堆积，使得神经突触后胆碱能受体高度兴奋，使神经传导过度，造成中毒，因此，便提出用胆碱能受体阻断剂（阿托品）治疗有机磷中毒。

4. 医学科研的问题要有可行性

可行性指本人、单位或本地区是否具有完成或研究本课题的条件。各类研究课题一般均要求有一定的工作基础，如果完成或研究课题的基本条件都不具备，所研究的问题再好也是无用的。例如，县级医院医生想通过体外培养胰岛细胞，再通过体外转化为胰岛，将其植入糖尿病患者体内，达到彻底治疗糖尿病的目的。虽然这种人造器官具有科学性、先进性和实用性，但是，可行性太差，因为，人造器官是一项大的工程，要有良好的人员组成和设备条件，一般的县级医院是不具备的。

5. 研究的问题要有可延续性和系统性

研究的问题除了要有前瞻性、创新性外，还应具有可延续性。例如，对某种病毒，其核苷酸序列是如何组成的，空间结构如何，进入机体后是如何转录翻译成蛋白质，又是如何使机体致病的，主要毒性是何种生物活性物质，其免疫原性如何等，各种研究问题彼此衔接，形成系统，不断地深入研究。

（二）题目的选择

1. 题目要具有新颖性

申报题目的选择非常重要。新颖性指在查阅大量文献的基础上，进行评述、总结和借鉴前人研究工作的经验,并结合自身研究实践,提出能使人对所研究的问题一目了然,同时又能体现高新科技的应用、与众不同的研究题目。例如,“重组纳米基因传感器高通量监测食品中瘦肉精类药物残留的研究”,从该题目中可见到“重组纳米基因传感器”和“高通量监测”等高新科技的应用,“监测食品中瘦肉精类药物残留的研究”对课题的研究内容进行了概括,即通过题目便可知申请者课题研究目的和意义。

2. 题目要简明扼要

题目要简明扼要,不要太长,抓住要点,最好不要超过30个汉字。因为,所申请的标书很多,要使人一看就懂。题目太长,会使评审者费心解读,很难把握课题的研究意义和目的。

3. 研究题目不要太笼统

题目太笼统往往给人含糊不清的感觉,使评审者不能很快知道申报者的研究目的和内容,造成课题申报书被否绝。例如,某研究想建立一种新的模型,研究汞与镉重金属的联合急性毒性,但题目却写成“重金属汞与镉的联合毒性研究”。首先题目不新颖,使人感到非常陈旧,没有体现新方法和技术的应用,其次,研究对象含糊不清,再者“联合毒性”有很多种,太笼统。如改成“汞与镉的对大鼠联合急性毒性响应曲线模型建立”,这样就较好。再如,某研究者想研究长江流域饮用水中重金属污染与心脑血管病的关系,却将题目写成“长江流域环境污染与健康关系调查”,可以看出此题目含糊不清,“环境污染”和“健康”太笼统,其指标难以确立。

三、项目申报书的组成

除了题目、申报单位、合作单位和人员组成外,不同级别医学项目申报书大致相同,只是提法不同。通常由以下组成。

(一) 项目的立项依据与研究意义

此部分主要论述国内外研究概况、水平和趋势、科学意义、应用前景和国家需要迫切解决的问题等,通常要附主要参考文献目录。写作时一定要开门见山,强调所研究问题的重要性,请看下例。

“民以食为天,食以安为先”,随着食品生产的产业化和食品贸易的全球化,食品安全已经成为全球共同关注的重要的公共卫生问题。其中动物性食品(肉、蛋、奶、水产及其制品)安全尤其引人瞩目。β-肾上腺素受体激动剂(如瘦肉精类)可在体内代谢过程中促进蛋白质合成,加速脂肪的转化和分解,提高瘦肉率,但它用量大、使用的时间长,在猪体内的残留量很大。这个残留可危害人类健康,严重者可以致死。因此世界上大多数国家都禁止该类药物作为饲料添加剂。我国也明确规定禁止在家畜养殖中使用具有促蛋白合成作用的β-受体激动剂,并制定了这类药物的监测名单目录。

然而,受经济利益的驱使,许多不法分子会用种种科技手段,生产销售新的β-受体激动剂类的药物(所谓瘦肉精替代品),以逃避执法检查,因为,β-受体激动剂的种类繁多、性质差异较大,而目前所用的检测方法(气相色谱-质谱联用法、高效液相色谱法、放射免疫测定和酶联免疫法等)均是对已知的这类药物的检测。其次,由于这些检测方法均有检出限制,不法分子可通过降低各种β-受体激动剂类药物的使用量,形成混合成分(所谓鸡尾酒效应)作为饲料添加剂。除此之外,目前常用的β-受体激动剂类药物的检测方法都存在对检测操作人员技术要求高,需经过专门培训,需要比较精密的检测仪器,对待测样品有一定的纯度要求,受检测场地等因素的限制,不适用于经常性的常规的食品监督。所以,现有的检测技术远不能满足需要,迫切需要一次性多残留检测技术。因此,以快速、高效的方式,做好动物性食品的β-受体激动剂类的药物检测,把好老百姓的食品安全关,成为摆在每一个公共卫生科学工作者面前的一个重要课题。

这两段重点论述项目研究的目的和意义、国内外瘦肉精类化合物检测所存在的主要问题,以及目前迫切需要解决的问题。

接下来阐述科学立项依据:"β-受体属于膜表面受体,是G蛋白(GTP结合蛋白)偶联受体超家族中的一员……"主要叙述如何将受体结合技术、分子生物学基因重组技术与纳米生物传感技术相结合,构建成纳米生物传感器,用于快速、高通量检测动物性食品中瘦肉精类化合物残留。在科学立项依据中,不要写得过分深澳,既要有目前高科技技术的体现,又要使同行的非涉及自己所研究领域的专家一看即明白。切不可罗列许多参考文献,写成如同综述一样。

(二)研究设计

主要结合研究的目的,提出实验设计或调查设计的方法和研究的技术路线以及研究内容等。但是,如果采用的是收集资料的方法,可作简单描述,不要过分赘述。由于研究结果数据呈何种分布,是难以预料的,所以不要过分地描述统计处理方法,以免画蛇添足。如果是以实验设计,一定要有新的高科技或方法的使用,写作时既要详细、又要简明扼要,使专家认为你对该研究已经心中有数,而且掌握了较为先进的科学技术和方法。以对某目的基因克隆为例。

tetR基因的克隆:根据GenBank的tetR基因序列,用PCR法从细菌ER1647扩增tetR基因编码序列,在引物的5′端分别设计BamH Ⅰ和EcoR Ⅰ酶切位点,并增加3个保护碱基。PCR产物用试剂盒纯化后与pGEM-T载体连接,连接产物转化于感受态细胞,常规筛选,小量提取质粒,测序,将该质粒命名为pGEM-T/tetR。

在所涉及的方法和技术路线中,除了文字部分外,最好能附加一些图形予以说明,达到图文并茂。

(三)研究进度

此部分要认真阅读有关的课题指南,按照有关要求进行书写。

（四）预期成果

预期研究结果可逐条列出，以增加课题的可考性，请看下例。

1. 提供一种重组纳米基因生物传感器，可用快速、自动化、高通量监测动物性食品中瘦肉精类化合物；

2. 至少申请国家发明专利 2 项；

3. 至少发表影响因子在 2.0 以上的 SCI 英文文章 2 篇。

（五）研究基础与工作条件

研究基础与工作条件指实现本课题目标已具备的条件，主要包括本人的研究工作基础和单位已有的条件等。此部分一定要认真、实事求是，充分展现自己能力和工作基础，包括主持或参加的课题、获奖证书以及申请者发表的有关文章等。请看下例。

申请人从研究生起一直从事卫生毒理学方面的教学与科研工作，特别是在读博士期间，初步掌握了现代分子生物学技术，为将分子生物学技术与环境毒理学理论结合起来进行研究创造了前提。曾于 2001 年在日本山梨医科大学环境卫生学教研室研究性学习 1 年，掌握了有关基因重组细胞构建生物传感器方面的基本知识和技术，为本项目的完成积累了丰富的经验。从日本学成回国后，主要研究用基因重组技术监测环境污染物的研究，并分别主持完成了国家教育部和江苏省教育厅自然科学基金资助的课题"基因重组酵母细胞监测环境雌激素类化合物的方法研究"（项目编号 PK0407149 和 03KJB610160）、国家自然科学基金课题"构建转基因昆虫细胞监测亲电性化学污染物的研究"（项目编号：30471426）和江苏省环境监测科研基金项目"构建绿色荧光蛋白（GFP）发光细胞快速监测突发性水污染的研究"（项目编号：0714），通过对这些课题研究，使本人及有关课题人员积累了丰富的经验，同时亦为本课题创造了一定的物质条件。

此部分的工作基础非常重要，对课题的中标起关键作用，一定要认真书写，必要时可将与本课题有关的资料（如图片等）附上，以进一步证明申请者所具有的能力和工作基础。

（六）课题研究经费预算

此部分要认真阅读有关课题指南，特别是有关经费的要求和说明，以及课题的资助力度，按照要求如实书写。

第二节　医学论文撰写

一、医学论文的分类

（一）按学科性质分类

1. 基础医学类

主要涉及基础医学学科，如人体解剖学与组织胚胎学 、病原生物学与免疫学 、病理学与病理生理学、法医学和放射医学等，利用现代生物学知识和手段所研究的内容。

2. 临床医学类

主要涉及临床医学，如内科学、外科学、妇产科学、儿科学、口腔科学等所研究的内容。

3. 预防医学类

主要涉及预防医学学科所研究的内容，如卫生统计学、卫生化学、流行病学、卫生毒理学、环境卫生学、营养与食品卫生学、劳动卫生与职业病学、儿童少年卫生学和社会医学与卫生事业管理学等方面的内容。

（二）按体裁分类

按体裁可分为很多种，如论著、综述、实验研究、短篇报道、病例报告和个案报告等，但较为常见及重要的有以下两种。

1. 论著

一般将研究水平较高（有论议和著述）的著作称为论著。要求应有足够的资料，评价其推理过程；首次发表；具有重复实验，而且研究设计合理。

2. 综述

综述其英文为 Review，具有“回顾，复习，评论”之意。医学综述就某一时间内，作者针对某一医学专题，对大量原始研究论文中的数据、资料和主要观点进行归纳整理、分析提炼而写成的论文，给人以温故而知新的感觉。综述属三次文献，专题性强，涉及范围较小，具有一定的深度和时间性，能反映出这一专题的历史背景、研究现状和发展趋势，具有较高的情报学价值。阅读医学综述，可在较短时间内了解该医学专题的最新研究动态，可以了解若干篇有关该专题的原始研究论文。

二、医学论文的写作

（一）论著

医学论著一般由 6 部分组成，即题目、作者署名、单位、摘要与关键词、正文和参考文献。

1. 题目

题目又称为题名，是揭示论文主题和概括文中内容的简明词语，是读者最先得到的直接信息。读了题名即可理解该文的主题思想、主要观点和主要论点。因此，题名中应避免使用含义笼统及一般化的词语。题名应以简明、恰当的词语表达论文的中心内容，字数一般不超过25个汉字。不宜用主谓宾完整的句子或复合词作题名，在医学科研论文中不采用像文学作品中那种抽象、隐晦、含蓄的命题方法。题名结构类型有：

（1）由一个要素组成的题名：仅有研究目的或研究方法，适用于个案或病例报告，如“青霉素皮试阴性者发生过敏反应1例”。

（2）由两个要素组成的题名：①有研究方法和研究目的组成的题名，如“一种优化的降落PCR方法扩增目的基因”；②由研究对象和研究目的组成的题名，如“牲畜注射口蹄疫灭活苗发生过敏反应的机理研究”。

（3）由三个要素组成的题名：通常由研究对象、研究目的和研究方法组成。大多数医学论文的题名方法，如“体外重组酵母细胞高通量筛选诱变原”。

（4）由四个要素组成的题名：由时间、地点、研究目的和研究方法组成，多用于流行病调查方面的论文，如“2000—2005年×市2 000名已婚男性精子数调查与分析”。

2. 作者署名

署名是拥有著作权的说明。《中华人民共和国著作权法》规定著作权属于作者，其权利包括发表权、署名权、修改权、保护作品完整权等。作者是课题的主要设计者、构思者；研究工作全过程的主要参与者；科研论文的执笔撰写者。他们对论文的内容具有解释能力，对质疑具有答辩能力。署名顺序一般按对文章贡献大小或实际参与多少排列，切忌以职位高低资力深浅排列。

3. 作者单位

作者单位指课题的主要设计者、构思者及研究工作全过程的主要参与者的工作或学习单位。

4. 摘要

（1）摘要分类

摘要一般可分为：报道性摘要，指一次文献的主题范围及内容梗概的简明摘要，相当于简介；指示性摘要，使读者对该研究的主要内容有一个轮廓性了解，不具体介绍研究的方法和结果；报道-指示性摘要，对论文的重要部分采用报道性摘要的写法介绍研究的目的、方法、结果和结论，对论文的次要方面用指示性摘要形式做概括性说明；结构式摘要，包括目的、方法、结果、结论四要素。

（2）结构式摘要书写

医学论著摘要的常用格式是结构式摘要，故对其做重点阐述。

目的：即为什么进行这项研究，包括研究、研制或调查的前提，目的任务和主题范围。对目的的描述应明确、具体、针对性强，一般不用主语。如在“DDT类农药同分异构体和同系物的联合雌激素效应”一文中，其目的为“研究DDT类农药同分异构体和同系物的联合雌激素效应”。**方法**:即用哪些方法进行研究,包括已经研制、调查所依据的原理、理论、所采用的材料、仪器设备、研究对象(患者,健康人群,实验动物)、研究方案、数理分析方法、统计学处理方法、效果评价标准等,切忌将实验用品和常规操作步骤逐项列出。如该文“用重组人雌激素受体(hER)基因酵母细胞评价 DDT 农药同分异构体和同系物的雌激素活性。将终浓度为 $10^{-3} \sim 10^{-9}$ 的 p,p′-DDT、o,p′-DDT 和 p,p′-DDD、p,p′-DDE 加入酵母细胞培养液,作用 4 小时,通过定量测定 β-半乳糖苷酶的活性表示 DDT 农药的雌激素作用强度”。**结果**:即取得的主要结果,包括观察结果、调查结果、检验结果、数理统计分析结果、研究取得的重要数据以及本研究方法与经典方法相比较的优缺点。结果应具有特异性和针对性,如“o,p′-DDT 和 p,p′-DDT 能像配体一样与 hER 结合,发挥雌激素效应,并且具有剂量效应关系。同分异构体间比较,o,p′-DDT 相对雌激素活性较强,EC50 为 2.04×10^{-7} mol/L,而 p,p′-DDT 的 EC50 为 3.71×10^{-4} mol/L,两者雌激素作用呈协同效应,联合效应相加指数(AI) = 0.74(> 0);同系物间比较,p,p′-DDD 雌激素活性明显较强,EC50 为 2.78×10^{-7} mol/L,p,p′-DDE 的 EC50 为 5.88×10^{-5} mol/L,两种同系物的雌激素作用呈拮抗效应,AI = −1.13(< 0)”。**结论**:应证据充分,真实可靠,切忌在实验数据不足的情况下主观臆测,更不能隐瞒自己不希望得出的结论而夸大期望得出但证据不足的结论。如:“o,p′-DDT 和 p,p′-DDT 是经雌激素受体(ER)介导的环境雌激素,o,p′-DDT 和 p,p′-DDT 同分异构体间雌激素活性具有协同效应,p,p′-DDD 和 p,p′-DDE 同系物间雌激素活性呈拮抗效应”。

四个要素前后顺序不可改变,不要分段。不加主观见解,解释和评论。避免出现“本研究处于国内外领先水平”,“有应用推广价值”,“受到普遍好评”等主观评论性语言。应以第三人称的口气编写,不使用“本文”、“本研究”、“作者”、“笔者”、“我们”或“我院”之类的词语。中英文摘要尽可能一致。

(3) 英文摘要

英文结构式摘要也包含四个要素,即目的(Objective)、方法(Methods)、结果(Results)和结论(Conclusion)。由有“中英文摘要尽可能一致”这一原则,而英语又不是我们的母语,如果将写好的中文摘要直接翻译成英文,势必会出现中国式英语(Chinese English)。有的作者选用所谓“高级的翻译软件”对中文摘要进行翻译,更会产生许多专业笑话。因此建议读者不妨在网上(如 http://www.ncbi.nlm.nih.gov/)查阅几篇(5 ~ 10 篇)地道的相关专业英文摘要,进行模仿,再将其翻译成中文。如某篇英文摘要的目的(Objective)为:“To describe the use of antimicrobials in a veterinary teaching hospital for companion animals in Italy.”,可模仿为“To investigate the use of antibiotics in a teaching hospital for the patients in China.”,然后译成“目的:调查我国某教学医院患者中抗生素的使用情况。”,这样就比较地道了。请看下例。

某作者首先写的英文摘要为“**Objective** Environmental estrogens at an elevated concentration are known to produce adverse effects on human and animal life. …. **Methods** The extracts prepared from 15 selected water samples from the farm wastewater treatment plant, ….

Results　The wastewater samples from influents showed a higher estrogenic potency than the effluent samples showing a low induction of β-galactossidase relative to solvent control condition. ….
Conclusion　Yeast bioassay of estrogenic activity in most of the samples from the farm wastewater after disposal by traditional sewage treatment showed negative results."

再将英文摘要翻译为中文摘要，这样基本上就可以避免"中国式英语"的出现。

5. 正文

正文一般由引言、材料和方法、结果和讨论组成。

(1) 引言　引言也称序言，简要介绍研究的理由、目的和背景，理论依据，有关实验基础，以及本研究地位、作用和意义。切忌长篇大论，罗列大量的文献。

(2) 材料和方法　临床研究可用"临床资料"或"病例资料"。要交待清楚研究对象和对照的选择标准、分组方法；对临床研究的论文，应详细介绍研究对象的选择标准和原则、诊断标准、治疗方案及治愈标准。要符合伦理学要求，讲明药品、试剂、仪器的厂名、批号；对动物模型的形成过程应介绍清楚，以便于了解该模型对研究的适用性和实际意义；对采用多种方法的实验研究，应做全面介绍；不要忽略观察方法的介绍，如观察指标、记录方法及观察数据的统计方法。

在"材料和方法"的写作中，要重点阐述自己的特点方法，不要过份描述某些众所周知的方法，如 western blot、免疫组化、组织切片染色等。例如有篇文章对 western blot 和常规的细胞培养方法用近 1 000 字进行了描述，而对实验如何设计，却只字未提。总之写作时要贯穿这样一个原则"让读者阅读完所描述的材料和方法，能够再现出你的研究方法"。

(3) 结果　结果是将研究所得的原始资料进行科学的归纳和统计学处理。前提是客观但一般不用原始数据，而用统计处理过的数据，因为前者反映偶然性，后者才是必然的，是科学规律。可用图和表弥补文字的不足，进一步说明文章真实可靠。图应有图例、标题和编号，大小比例以美观漂亮为宜。表格要用三线表，应有标题和编号。

随着计算机的普及，多数杂志要求图应用计算机绘制。在我国 Office 办公软件已经普及，特别是 Excel 在绘图方面有许多独到之处，其所制图形的质量可以满足多数杂志制版的需要。现介绍几种常用医学统计图的用途及 Excel 绘制方法。

1) 直条图　直条图又称"条图"，是在直角坐标系中，用相同宽度长条的不同长短来表示数量资料的多少，还可在同一张图表中用不同颜色或阴影的条形表示研究对象中不同的各组，能直观地进行数量多少的对比。统计数量刻度比例要合适，并在适当位置做必要说明，如图例、单位等。直条图一般适用于内容较为独立，缺乏连续性的数量资料，用来表示有关数量的多少，特别适合于对各数量进行对比。例如，某地区市区和郊县婴儿、新生儿和幼儿死亡率的比较。

直条图分为单式(简单)和复式两种。单式(简单)直条图是用同类的直方长条来比较若干统计事项之间数量关系的一种图示方法。适用于统计事项仅按一种特征进行分类的情况。复式直条图由两个或多个直条组构成,同组的直条间不留间隙,每组直条排列的次序要前后一致。现介绍这种条形图的 Excel 绘制方法。

① 数据结果输入工作表:如欲比较某地区市区和郊县婴儿、新生儿和幼儿死亡率,可将有关数据按表 9-1 的方式输入 Excel 工作表。

表 9-1　1989 年某市婴儿、新生儿和幼儿死亡率(‰)

地区	婴儿	新生儿	幼儿
市区	11.68	7.35	0.58
郊县	13.62	7.24	1.24

② 将鼠标点击该工作表单的任意一单元格(注意不要点击有数据的单元格中),点击图表向导,则会弹出图 9-1 对话框,选中"柱形图"选项,按"下一步"按纽,则弹出"图表源数据"对话框(见图 9-2),点击"系列"选项。

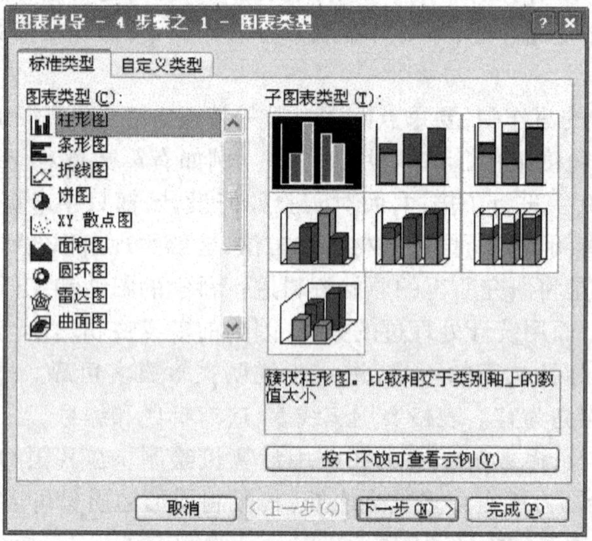

图 9-1　点击图表向导弹出的对话框

③ 按"添加"按钮,则弹出"源数据"对话框。此时会在左侧方框中显示 "系列 1",此为默认的变量名。所谓"系列"即为要绘制比较的一组数据。可用"名称复选框"选中工作表中的"婴儿"单元格,则"系列 1"就改变为"婴儿"; 可用"系列数值复选框"选中工作表中的"婴儿"变量一列的数值(11.68 和 13.62),则会显示出这些数值的柱形图;可用"横坐标复选框"即"分类 X 轴标志(T)"项,选中工作表中的"地区"变量一列中的数值或名称(如市区和郊县),则会在这些数值柱形图的下方显示出各直条图的标志(如市区和郊县)(见图 9-2)。如果按"下一步"按钮直至"完成" 按钮,则会产生图 9-3 所示的单式(简单)直条图。

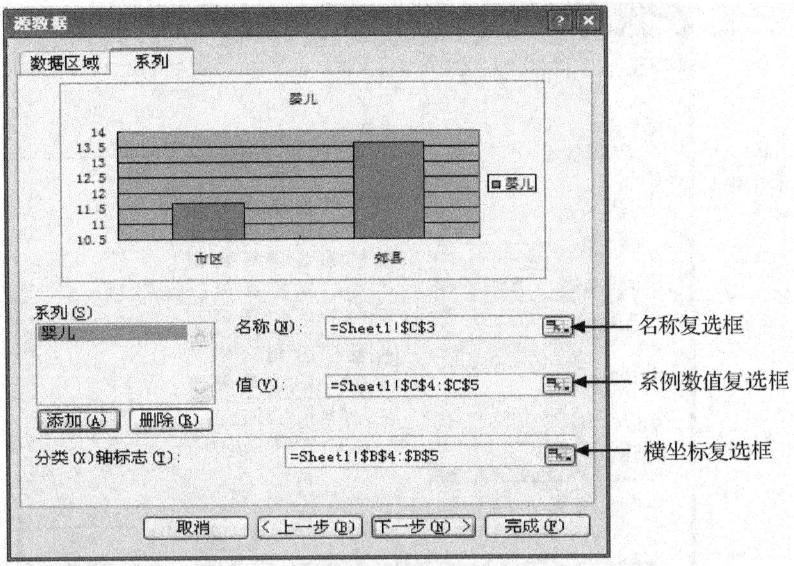

图 9-2　"源数据"对话框

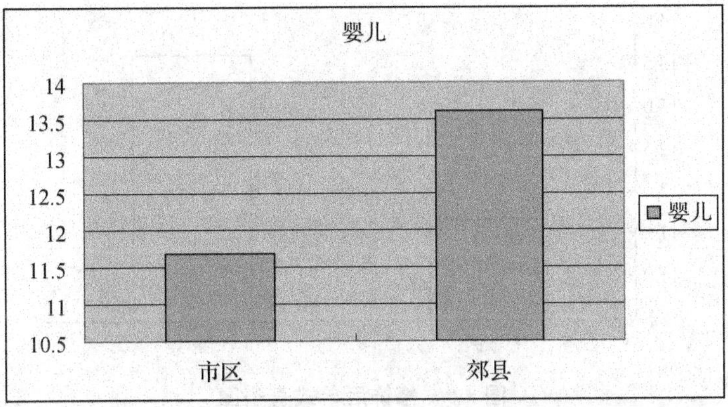

图 9-3　单式直条图

④ 图形修饰:由于多数论文或杂志要求插图为"非彩色"图,所以可用鼠标选中图 9-3 中有关"对象"进行编辑。如不想要图中横线条,可用鼠标选中横线条,右击鼠标,根据弹出的菜单,对其进行删除;如果不想要图中条形图颜色,可用鼠标双击条形图,根据弹出的对话框(见图 9-4)将其改成无色;如果不想要图形区域的颜色,可用鼠标双击图形区域,根据弹出的对话框将其改成无色;如果不想要图形的边框,可用鼠标双击图形边框,根据弹出的对话框去除边框等。读者只要反复练习、琢磨,就会产生图 9-5 这样修饰后的图形。

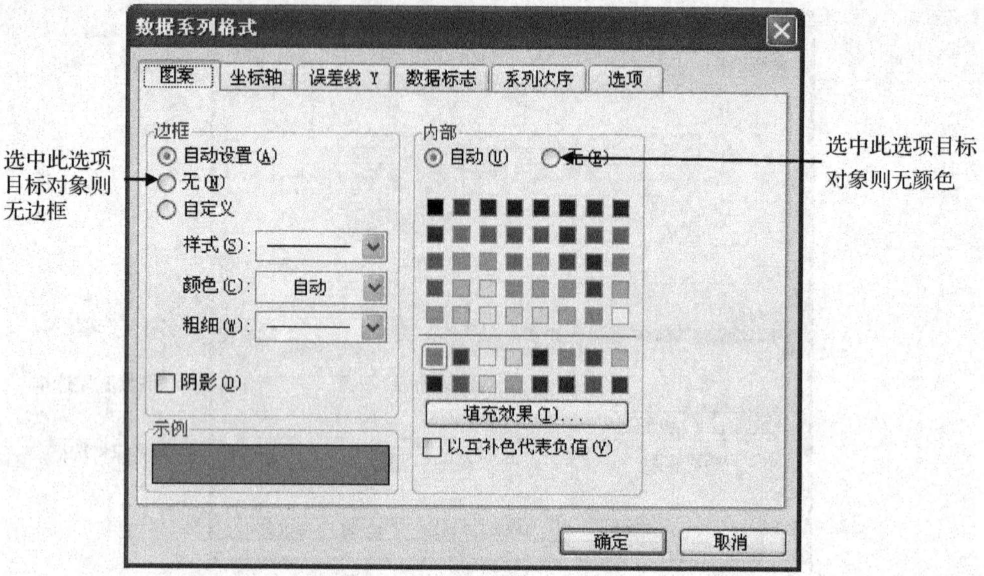

图 9-4　数据系列格式对话框

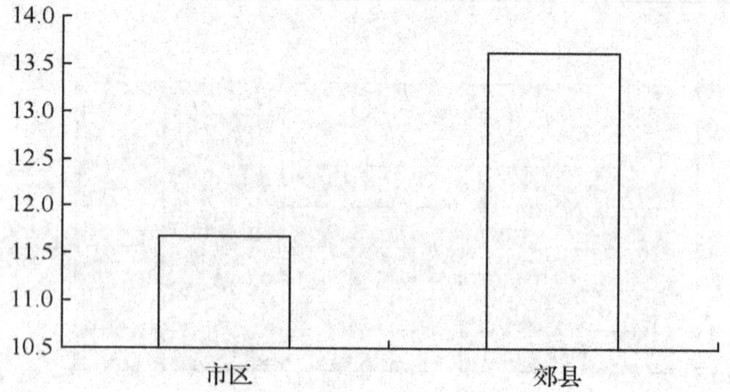

图 9-5　修饰后单式直条图

绘制复式直条图与单式直条图非常相似，只是在弹出“源数据”对话框后，按 3 次“添加”按纽，分别用各自的“名称复选框”选中工作表中的“婴儿”、“新生儿”和“幼儿”单元格，将其各自“系列”改变为“婴儿”、“ 新生儿”和“幼儿”；可用各自“系列数值复选框”选中工作表中的“婴儿”、“ 新生儿”和“幼儿”变量相应列的数值，则会分别显示出这些数值的柱形图；“横坐标复选框”的操作与单式直条图相同(见图 9-6)。如果按“下一步”按钮直至“完成” 按钮，则会产生图 9-7 所示的复式直条图。

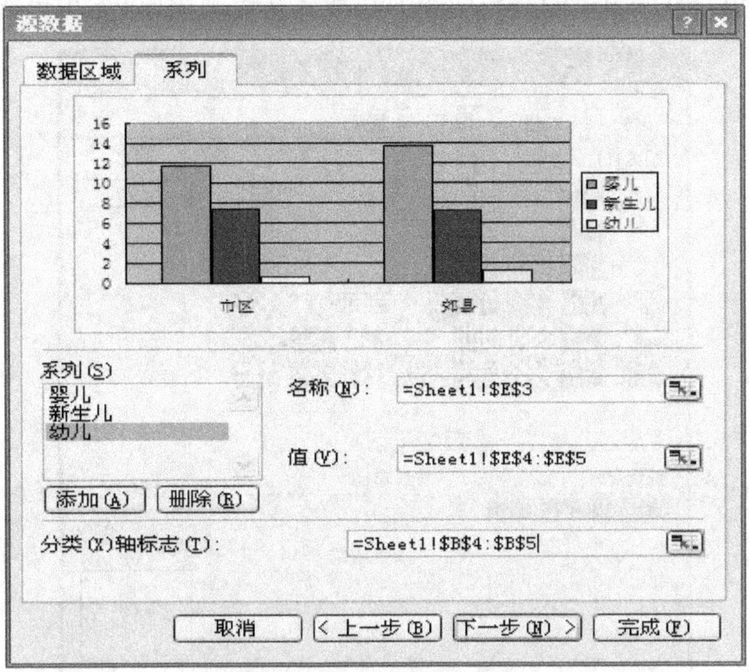

图 9-6　复式直条图的绘制

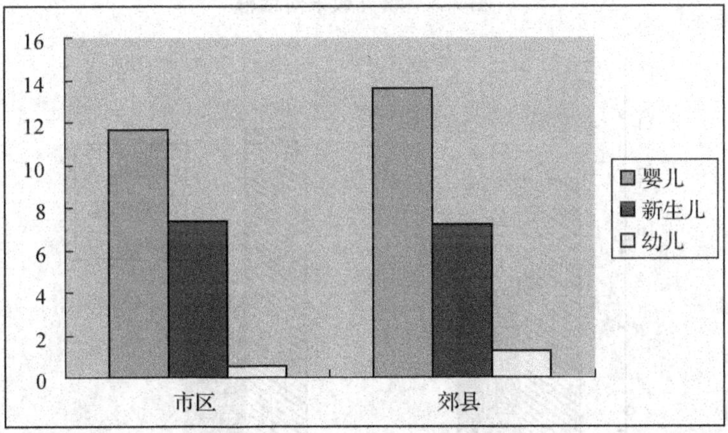

图 9-7　复式直条图

关于复式直条图的修饰与单式直条图相似,但是由于复式直条图所比较的内容较多,仅用黑白两种颜色难以表示其研究对象,需用不同的图案来表示所比较的对象。这时可选中所要编辑的目标图形,用鼠标双击,此时可弹出数据系列格式对话框(见图 9-4),可按"填充效果"按钮,则会弹出填充效果对话框,选择"图案"选项,分别下拉"前景"和"背景"色选项,将其改为黑色和白色(见图9-8),然后选择你所喜爱图案,对图形进行编辑,如图9-9所示。

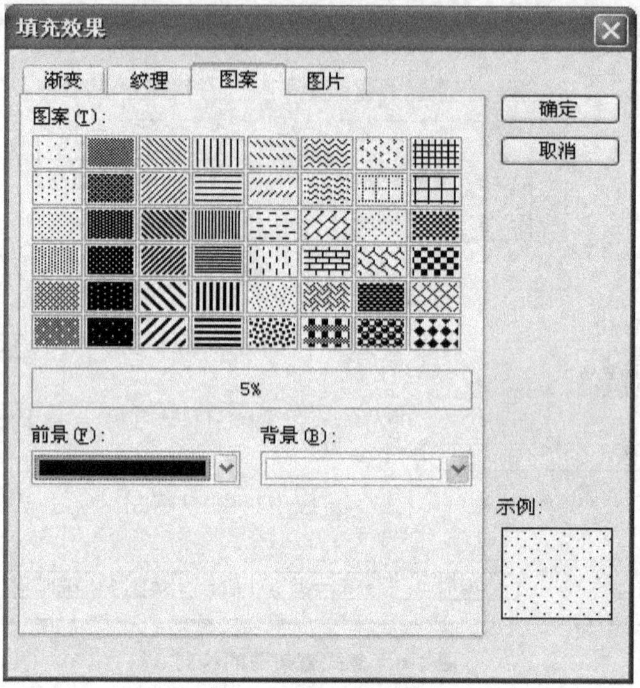

图9-8　填充效果对话框

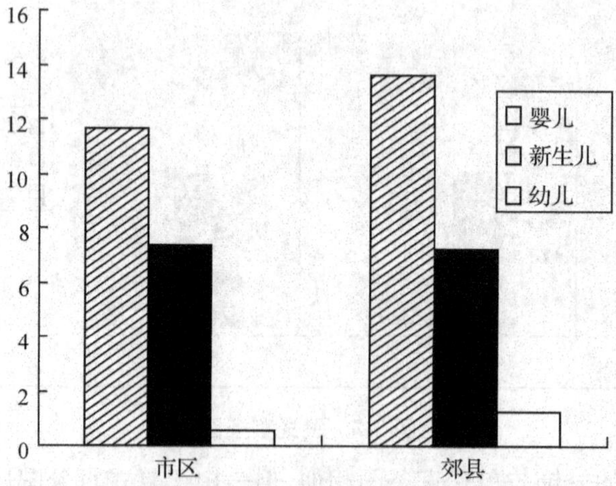

图9-9　修饰后复式直条图

对于含有误差(标准差)直条图绘制,可在Excel工作表中,将标准差数值输在相应的单元格中,如表9-2所示。

表 9-2　3 种药物酶活性的影响

药物	LDH($\bar{x}$)	LDH 标准差(S)	CPK($\bar{x}$)	CPK 标准差(S)
A 药	2.57	0.078	5.768	0.866 1
B 药	1.39	0.271	3.072	0.234 3
C 药	1.27	0.249	2.814	0.216 1

首先绘制各指标的复式直条图,方法不再赘述。可选中所要编辑的目标图形,用鼠标双击,此时可弹出数据系列格式对话框(见图 9-4),选择"误差线 Y"选项,根据需要可选中"正负偏差"、"正偏差"或"负偏差"显示方式(见图 9-10)。本例以"正偏差"显示方式进行说明,可选中"自定义"选项,用正偏差复选框选中相应图形的标准差单元格,即可绘出含有标准差的直条图(见图 9-11)。关于含有标准差的直条图编辑与修饰与其他直条图相同。

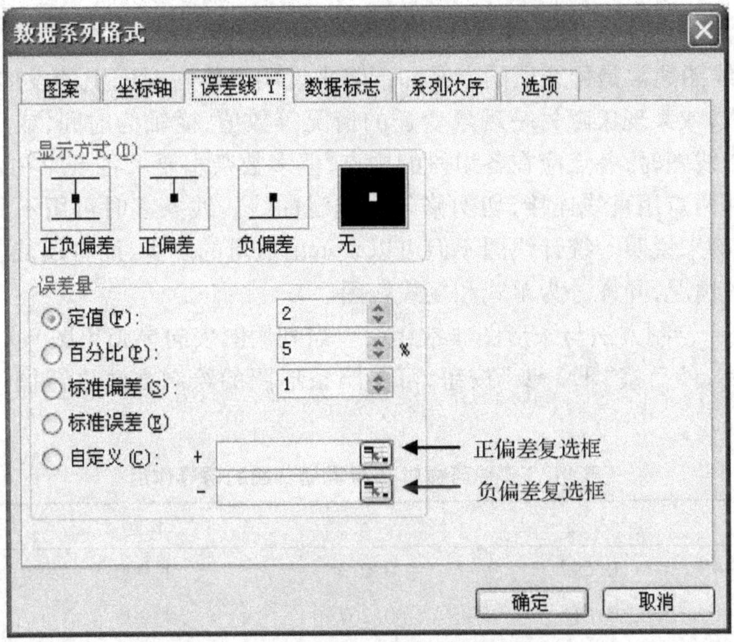

图 9-10　含有误差(标准差)直条图绘制

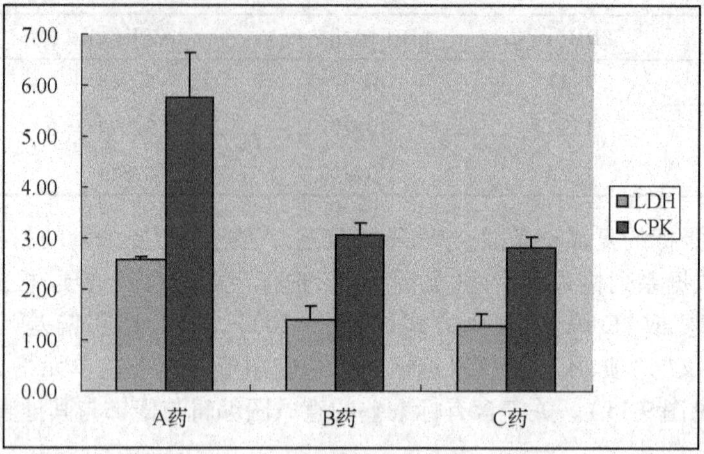

图 9-11　含有标准差的直条图

2）线图　线图通常是用线段的上升和下降来说明事物在时间上的发展变化趋势，其纵轴为频率或均数，或某现象随另一现象变迁的情况等数值；横轴为时间，或用于表示事物的连续性变量。作线图时，各点应在各组段的中点，但多数杂志要求各点应在各组段的上限刻度对应。点相邻两点用直线连接，切勿修匀成光滑曲线。线条多时可用不同的颜色或线型来区分，并以图例来说明。统计线图不但可以表示出数量的多少，而且还能够清楚地表示出数量增减变化的情况，同样分为单式和复式线图。

线图的 Excel 绘制方法与条形图非常相似。当利用图表向导弹出图 9-1 对话框时，要选中"折线图"图标，然后按"下一步"按钮，可参照条形图的绘制方法进行操作。读者可以表 9-3 为例进行练习。

表 9-3　2 种药物对 β-半乳糖苷酶的诱导作用

浓度（mg/L）	A 药	S	B 药	S
0	0.597	0.013	1.000	0.241
1	0.816	0.267	1.205	0.289
2	0.822	0.199	1.348	0.123
3	0.824	0.102	1.441	0.091
4	0.927	0.076	1.885	0.237
5	1.000	0.230	2.142	0.340

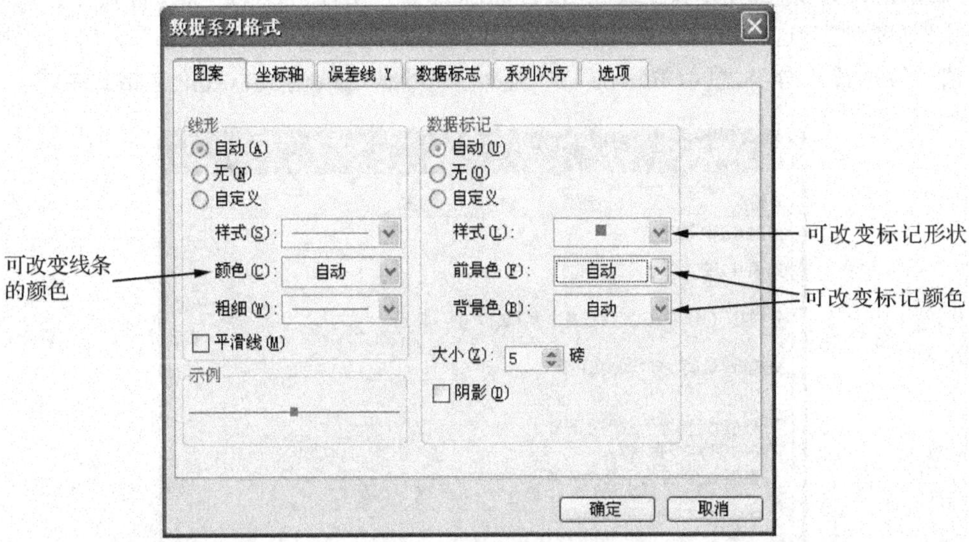

图 9-12　数据系列格式对话框

这里主要介绍一下线图编辑或修饰。当线图绘制好后，由于属于彩色图，一般不符合论文的要求，这时可选中所要编辑的目标图形，用鼠标双击，此时可弹出数据系列格式对话框（见图 9-12）。可在“数据标记”框内的“样式”下拉框内选择所喜爱的标记形状，如“圆形”；在“前景色（F）”下拉选项中，可选择所喜爱的颜色，如黑色；在“背景色（B）”下拉选项中，可选择所喜爱的颜色，如白色，这样就形成了一个黑色的小圆圈标记。同时可下拉“线形”框内的“自动”选择框，将其改成黑色，这样就形成了一条带有“黑色的小圆圈标记”的线图。其他的线图的黑白色标记照次类推，便可绘出图 9-13 所示图形。

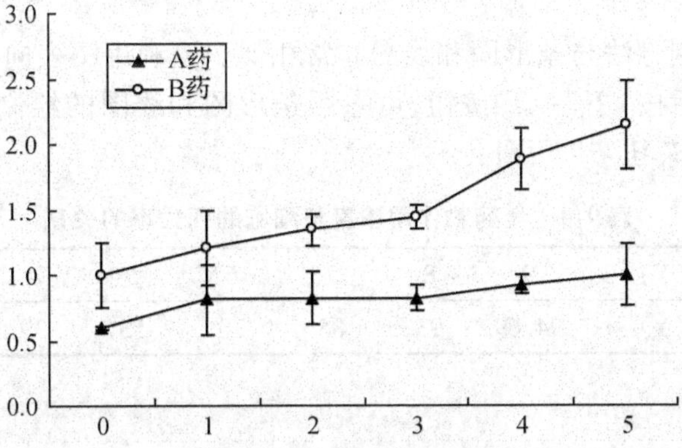

图 9-13　黑白复式线图

有的杂志或论文格式要求做线图时，各标志点不应在各组段的中点，而应与各点对应组段的上限刻度对应，这时可双击横坐标刻度，出现坐标轴格式对话框（见图 9-14），可用鼠标将“数值（Y）轴置于分类之间（B）”的“√”点掉，即可满足某些杂志或论文格式要求。

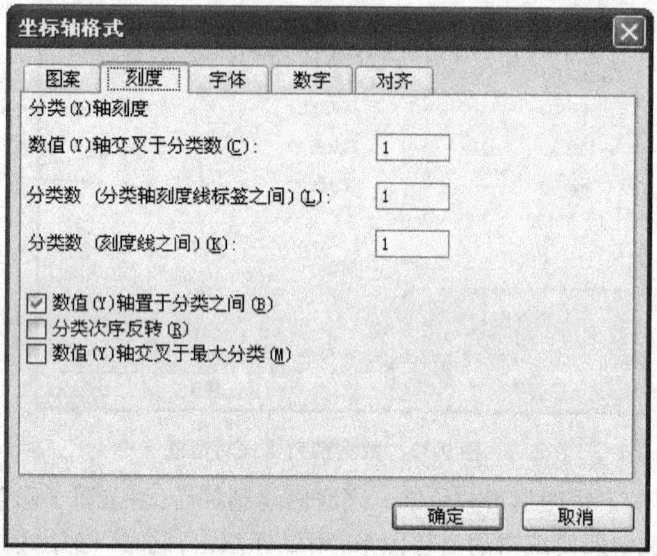

图 9-14　坐标轴格式对话框

3）散点图　散点图表示因变量随自变量而变化的大致趋势及两变量间的相关关系，据此可以选择合适的函数对数据点进行拟合。要在不考虑时间的情况下比较大量数据点时，可使用散点图。散点图中包含的数据越多，比较的效果就越好。默认情况下，散点图以圆圈显示数据点。如果在散点图中有多个序列，请考虑将每个点的标记形状更改为方形、三角形、菱形或其他形状。

线图的 Excel 绘制方法与条形图和线图非常相似。当利用图表向导弹出对话框时，要选中“散点图”图标，然后按“下一步”按钮，可参照条形图和线图的绘制方法进行操作。读者可以表 9-4 为例进行练习。

表 9-4　某药物作用浓度与细胞的死亡率的关系

药物浓度(nmol/L)（X）	9	8	7	6	5	4	3	2	1
细胞的死亡率(%)（Y）	94.69	93	85	70	53	39	23	15	6

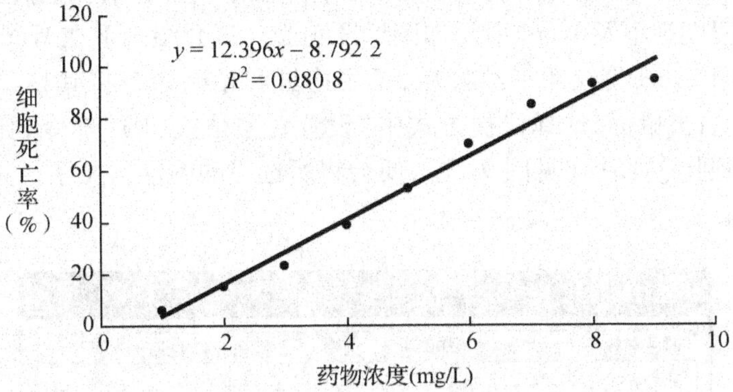

图 9-15　某药物浓度与细胞的死亡率关系散点图

如果选择合适的函数对数据点进行拟合，可用鼠标选中散点，然后右击鼠标，此时会显示快捷菜单，选中“添加趋势线”，此时便会弹出图 9-16a、b 对话框。Excel 提供了 6 种函数，读者可根据曲线的变化趋势，选择合适的函数对曲线进行拟合（本例用线性函数对曲线进行拟合）。

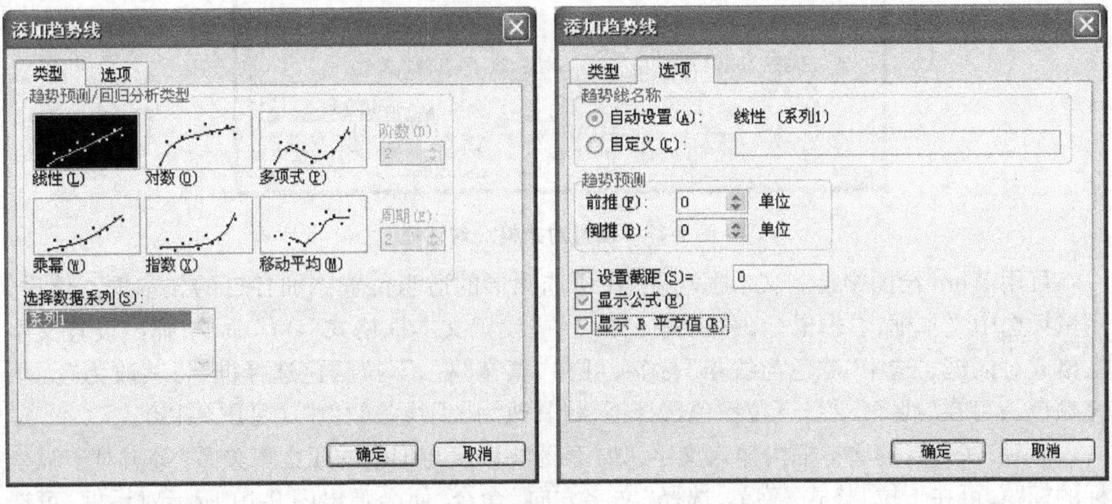

图 9-16　添加趋势线对话框

如果用鼠标选中“选项”标签，便会显示图 9-16b 对话框。可用鼠标选中图中的“显示公式(E)”和“显示 R 平方值(R)”，按“确定”按钮，便会在所输出的图形中显示曲线的回归方程和相关或拟合系数的平方值，此值越接近 1，表示方程对曲线拟合效果越好。

4）图标题　任何论文或文章均要求图应有图标题。这里所说的图标题包括图本身的图标题、纵坐标尺度和横坐标尺度标题。在 Excel 绘图选项中，具有添加图标题、纵坐标尺度和横坐标尺度标题的方框,但将其输出图形及格式粘贴到 Word 时,其排版方便的程度以及打印的输出美观程度远不及 Word 所添加图标题美观。现介绍一下在 Word 软件中的图标题的添加方法。当用 Excel 将绘图形绘好后,可用拷贝和粘贴命令将其粘贴到 Word 中,然后用鼠标选用图形,右击鼠标,选择快捷方式中“设置对象格式(F)”命令,弹出设置对象格式对话框,选择四周型(Q)图标(见图 9-17),便会将所选择的图形与文字或其他要编排的对象悬浮在一个平面。

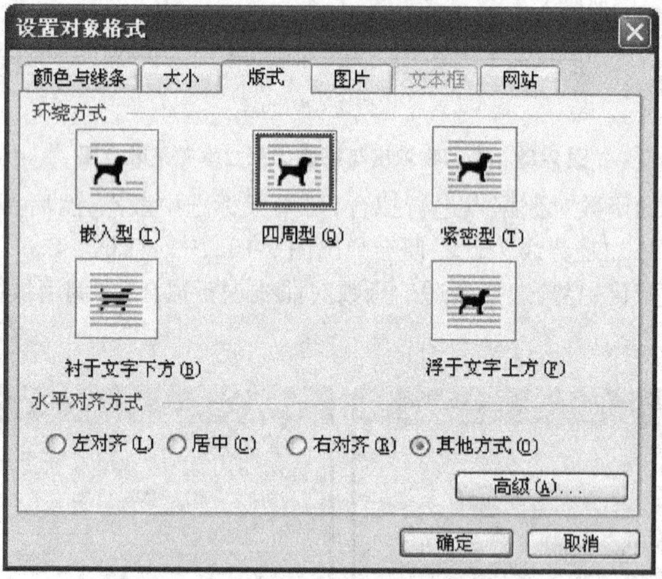

图 9-17　设置对象格式对话框

可用 Word 绘图中绘制文本框功能,在所选图形的适当位置添加各自的文本框。然后,用鼠标选中文本框,右击鼠标,选择快捷方式中“设置文本框格式(O)”命令,弹出设置文本框格式对话框。选中“颜色与线条”标签,可在“填充”栏,下拉颜色选择框,将其改为“无填充颜色”;可在“线条” 栏,下拉颜色选择框,将其改为“无线条颜色”(见图 9-18)。

然后,在各自的文本框内输入文字,如“某药物浓度与细胞的死亡率关系”等。对于纵坐标的标题,可在下拉“格式”菜单,选择“文字方向”命令,便会弹出图 9-19 所标对话框,可选中图示所示的文字方向,便会改成所要的文字方向。

如果文本框的所在位置不理想,可用鼠标选中所要调整的文本框,按住键盘 ctrl 键,用键盘光标移动键,精确调整文本框的位置,达到自己所要求的理想位置。最后按下键盘 shift 键,用鼠标依次选中各自文本框和图形,右击鼠标,选择快捷方式中“组合”命令,便会将文本框及图形组成一张图,产生如图 9-20 所示图形。

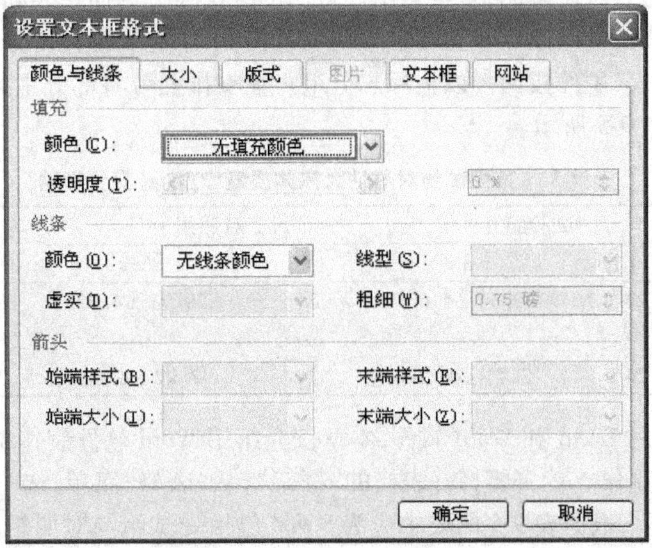

图 9-18　设置文本框格式对话框

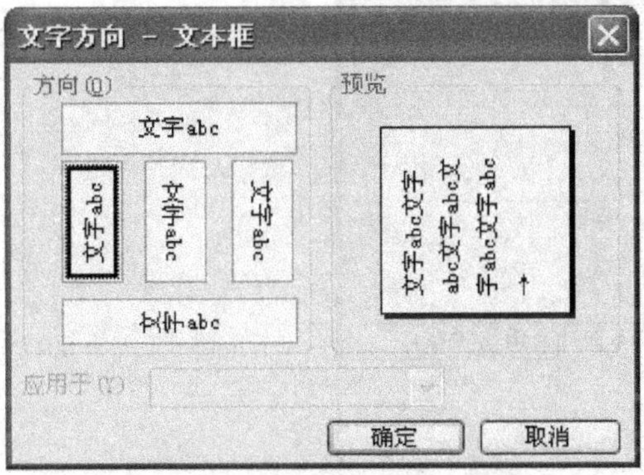

图 9-19　改变文字方向对话框

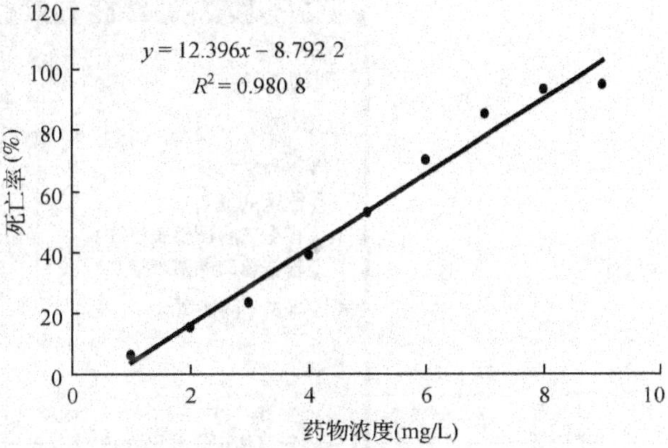

图 9-20　某药物浓度与细胞的死亡率关系

5）统计表　统计表是将已整理的资料，统计加工为各种指标后，用简明的表格表达出来，便于对比分析，使人获得明晰而直观的印象，从而避免冗长的文字叙述。表的结构要简洁，最好一个中心，一张表格，避免臃肿庞杂。统计表一般有以下要求：标题：要求简练，用词确切，能表达中心内容，左侧有表号（必要时还应标明资料来源和时间）。标目：分为横标目和纵标目，横标目又称主辞，是研究事物的对象，一般常位于表内左侧；纵标目是研究事物的指标，又称宾辞，通常列在表内上方，其表达结果与主辞呼应。线条：力求简洁，杂志通常要求“三线表”。数字：位置上下对齐、准确、小数位数也上下一致。内容排列：一般按事物发生频率大小顺序排列，对比鲜明，重点突出。常用的统计表分为简单表和复合表两种。

第一种为简单表，常用以比较互相独立的统计指标，主辞未经任何分组，如表 9-3 所示。

第二种为复合表，主辞按两个以上标志分组。在安排上可将部分主辞放在表的上方，与宾辞配合起来，如表 9-5 所示。

表 9-5　某受试物对雌性大鼠体质量增重(g)变化影响

周龄	试验组		对照组		t 值	P 值
	n	$\bar{x} \pm s$	n	$\bar{x} \pm s$		
4 周	24	40. 54 ±4. 08	24	39. 71 ±4. 25	0. 694	0. 491
…	…	…	…	…	…	…
13 周	24	3. 71 ±4. 16	24	7. 92 ±4. 02	3. 561	0. 001

制作统计表可用 Excel 和 Word 软件，本章仅介绍用 Word 软件制作统计表。现以表 9-5 为例介绍复合表的制作。首先要打好表格的“框架”，从“表格”菜单，选中“插入表格”，便会弹出图 9-21 对话框。根据表 9-5 的要求应为 8 列（包括受试组与对照组间应产生小裂隙的 1 列）12 行。按“确定”按钮后，便生成表 9-6 所示的格式。

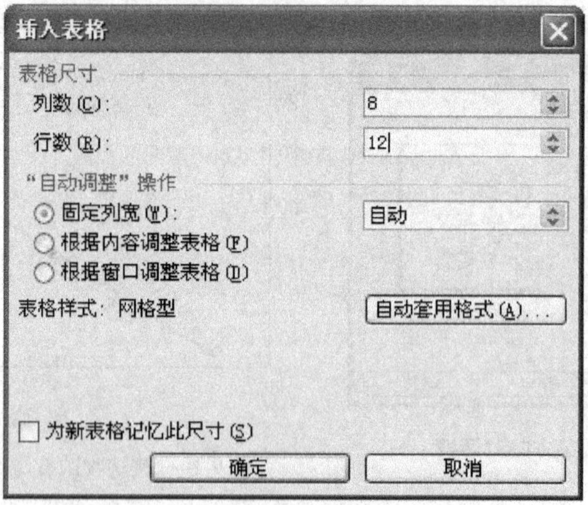

图 9-21　插入表格对话框

表 9-6　Word 制作表 9-5 的“主框架”

然后，用鼠标选中第四列第二行单元格（表 9-6 所示的黑色区域），右击鼠标，选中快捷菜单中的“边框和底纹（B）”命令，则弹出边框和底纹对话框。用鼠标点击“预览”栏中方框上端的实线，使其消失（见图 9-22），然后，按“确定”按钮，该单元格上方的顶线便会消失（目的使在受试组与对照组间应产生小间隙）。

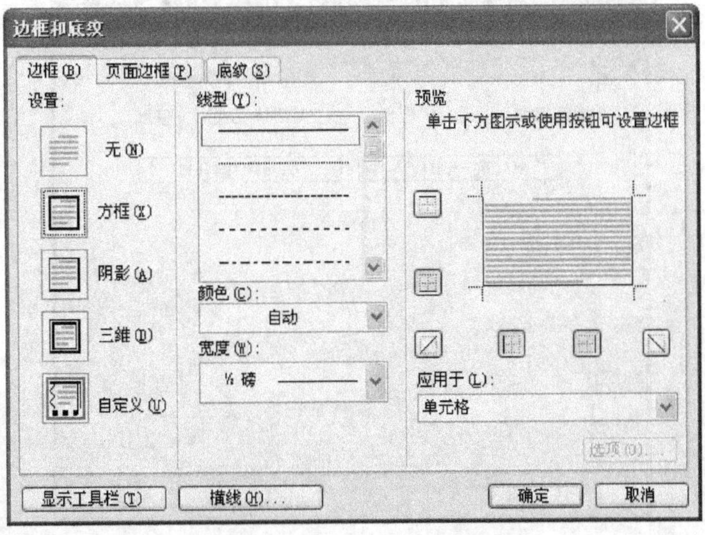

图 9-22　边框和底纹对话框

用鼠标选中两间应产生小间隙的所在列(表9-7 黑色区域所示),右击鼠标,选中快捷菜单中的“表格属性”命令,则弹出图9-23 对话框,选中“列”标签,调整“指定宽度(W)”框,使其宽度变小,如0.1 厘米(见图9-23)。

表9-7　表9-5 制作的组间“小间隙”的产生

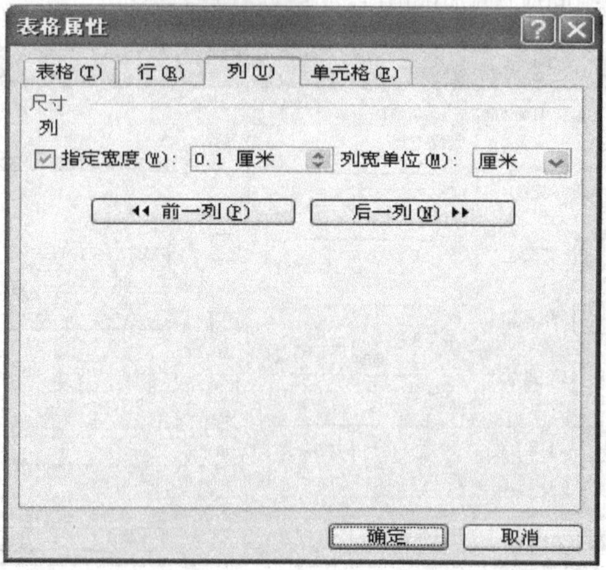

图9-23　表格属性对话框

按图 9-23“确定”按钮后，便会产生表 9-8 所示的格式。此时，可对相应的单元格进行合并。可用鼠标选要合并的单元格（表 9-8 黑色区域所示），右击鼠标，选中快捷菜单中的“合并单元格（M）”命令，对此单元格进行合并。用同样的方法对其他单元格（表 9-8 灰色部分）进行合并。

表 9-8　表 9-5 制作中单元格的合并

单元格合并完成后向表格中输入数据即可得到表 9-5 样式。

± 号的输入可用鼠标选中 Office 软件所带汉字输入方法中的软键盘符号，然后右击鼠标，便会显示“数学符号”菜单，选中“数学符号”后便会弹出一具有许多数学符号的软键盘，读者可择所要的符号进行输入。

$\bar{x}$ 的输入可选中“插入（I）”菜单下的“对象（O）”命，便会弹出对象对话框。用鼠标选中“Microsoft 公式 3.0”，按“确定”按钮后，便会进入公式编辑器。用鼠标选中图 9-24 所示工具栏中的图标，便可输入 $\bar{x}$。

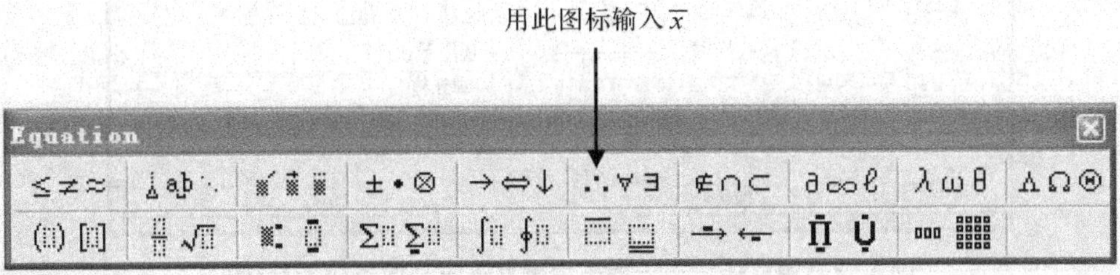

图 9-24　Microsoft 公式 3.0 工具栏

数据输入完成后，可用鼠标选中纵标目分隔横线和底线间的单元格（见表 9-9），右击鼠标，选中快捷菜单中的“边框和底纹（B）”命令，则弹出边框和底纹对话框。用鼠标点击“预览”栏中方框中两侧及中央的竖横线，使其消失，仅保留方框的顶线和底线（见图 9-25），然后“确定”便会使表格标目分隔横线和底线间的余线条消失。

表 9-9　纵标目分隔横线和底线间的余线条均省去

周龄	试验组		对照组		t 值	P 值
	n	$\bar{x}\pm s$	n	$\bar{x}\pm s$		

[redacted]

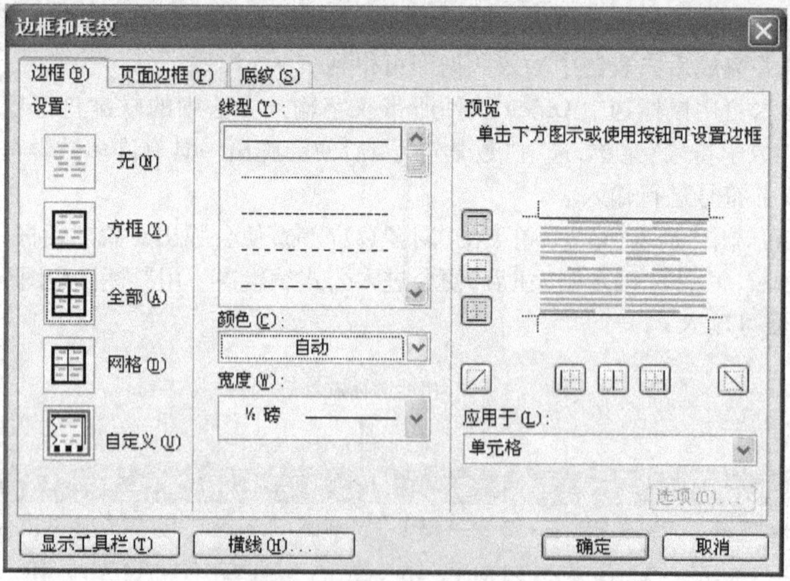

图 9-25　用鼠标点击方框中两侧及中央的竖横线使其消失

用同样的方法选中表格顶线和纵标目分隔横线间的区域,将所有的竖线条省去,便会生成一张美观漂亮的复合表。学会了复合表制作,制作简单表自然非常容易,故不赘述了。

6）文字　主要结果要给出数据,如果表格和图中有的数据,直接进行描述说明,不要写流水账，要直截了当写出有什么效果，有什么关系。文字精炼、通顺,尽可能少用人称代词,如我(们)、笔者、他(它)们及本人等。要使用科学术语,切忌将民间语言用在医学科技论文中。计量单位必须采用国家颁布的法定计量单位及其导出单位，并以单位符号表示。要用简化字,药物名称以最新版药典为准等。

(4) 讨论

讨论是论文中的重要部分,应包括主要原理和概念、实验条件、本文结果与他人结果之异同、突出新发现新发明、解释因果关系,说明偶然性和必然性、尚未定论之处、相反理论、急需研究的方向和问题。

讨论不是研究结果的简单重复,而是对研究结果更深入一步的认识。讨论的要点:①本研究的结果说明了什么问题,得出了什么规律性的东西,并对此问题做出必要的解释,解决了什么理论和实际问题;②对前人有关本问题的看法做了哪些检验,哪些与本文结果一致,哪些不一致,原因可能是什么,作者做了哪些修正、补充发展或否定;③本研究的不足或遗留问题等。切不可将讨论写成如同综述一样。

(5) 参考文献

列出主要参考文献目录,不要罗列太多。一般只列出在正文中被引用过的、最新的、最重要的、并且正式发表的文献资料,按参考文献在正文中被引用顺序,对其编码。其格式一般为:作者前3名,用逗号分开,其余作者加",等". 文题[J]. 刊名,年,卷(期): 起始页码-终止页码。由于格式要求目前没有统一,所以可根据各论文及杂志的要求而定。

(二) 综述

1. 医学综述的特点

(1) 综合性　综合性指综合某一领域一定时期的研究概况,既有纵向叙述,又有横向比较。

(2) 评述性　评述性是在综合某一课题研究的基础上,发表自己的见解和观点,甚至用自己研究的成果予以比较。

(3) 客观性　客观性指介绍他人的研究进展时要如实反映,阐述自己观点时也应客观,不可臆想、推测和拔高。

(4) 先进性　医学综述不是写某医学学科发展的历史,而是要搜集最新的医学相关资料,获取最新内容,将最新的医学信息和科研动向及时传递给读者。因检索和阅读文献是撰写综述的重要前提工作。一篇医学综述的质量如何,很大程度上取决于作者对本题相关的最新文献的掌握程度。如果没有做好文献检索和阅读工作,就去撰写,是决对不会写出高水平的医学综述的。因此,对文献的要求要有新颖性,即文献多是近5年的。

2. 格式

(1) 选题和题目　选题是确定一篇好的医学综述题目或标题的关键。因此,选题要新即所综述的选题必须是近期该刊未曾刊载过的。一篇综述文章,若与已发表的综述文章"撞车",即选题与内容基本一致,同一种期刊是不可能刊用的。研究者要选择较熟悉的学科领域或专业范围;或者选择国家或政府下达的调研任务。当确定好大的研究方向后,根据所学专业,通过有关医学关键词,进行网上查询(见本章第一节),也可用滚雪球法,即发现一篇好文献后,可以根据该文的参考文献进行追踪,但需补充新文献。当选题确定后,就应确定合适的医学文献综述题目,但不宜过大,应具体,从一个侧面入手,如可选“臭氧对肺的毒性及作用机理”,而不应选“臭氧对人健康的影响”。

(2) 摘要和关键词 摘要又称概要、内容提要,包括目的、研究现状、存在问题、解决的方法和今后研究的方向,为陈述性摘要,不加评论和补充解释。关键词为自由词。

(3) 引言 引言即提出问题。作者首先对医学综述介绍背景材料,即历史和现状,提出存在的问题,从而引出撰写该综述的目的。要用简明扼要的文字说明写作的目的、必要性、有关概念的定义,综述的范围,阐述有关问题的现状和动态,以及目前对主要问题争论的焦点等。引言不宜过长,应开门见山,一般200~300字为宜,不宜超过500字。

(4) 主体部分 医学综述的主体主要包括论据和论证。通过提出问题、分析问题和解决问题,比较各种观点的异同点及其理论根据,从而反映作者的见解。要将大量有关文献资料进行分析、归纳、整理。叙述的方法由一般到具体,由远及近,由传统、经典的到现代和作者自己的观点和经验。医学综述不应是材料的罗列,而是对亲自阅读和收集的材料,做出评论和估价,并由提供的文献资料引出重要结论。一篇好的综述,应当是既有观点,又有事实,有骨又有肉的好文章。由于综述是三次文献,不同于原始论文(一次文献),所以在引用材料方面,也可包括作者自己的实验结果、未发表或待发表的新成果。为把问题说得明白透彻,可分为若干个小标题分述。医学综述一般有以下要求。

① 说理要明:说理必须有充分的资料,处处以事实为依据,决不能异想天开地臆造数据和诊断,将自己的推测作为结论。一篇高质量的文献综述,应将该主题的重要学术观点,包括不同的观点和见解,都一一加以论述,便于读者深入研究。

② 层次要清:要求作者在写作时思路要清,先写什么,后写什么,写到什么程度,前后如何呼应,都要有一个统一的构思。

③ 语言要科学美:科技文章以科学性为生命,不但语言要美,而且一定要使用医学科学术语。如果语不达义、晦涩拗口,结果必然阻碍了科技知识的交流。所以,在实际写作中,应不断地加强医学知识的学习和汉语修辞、表达方面的训练。

④ 文献要新:由于现在的医学综述多为“现状综述”,所以在引用文献中,70%的应为3年内的文献。注意引用知名度高的期刊以及以新近的文献代替旧的文献,但应引用主要研究结果和结论性观点。由于综述篇幅有限,一般只引用主要研究成果和结论性观点,不详细列举具体细节,如研究材料、方法、过程等。但有些重要资料还是需要加以说明,如介绍药物疗效时,要说明研究对象是动物还是人,如是动物,则要说明是何种动物。凡属新的创造性的方法和观点,应多引用,属于研究发展过程中未定论的观点,需归纳和提及。参考文献依引用先后次序排列在综述文末,并将序号置入该论据(引文内容)的右上角。引用文献必须确实,以便读者查阅参考。

⑤ 校者把关：医学综述写成之后，要请有关专家审阅，从专业和文字方面进一步修改提高。这一步是必须的，因为作者往往有顾此失彼之误，常注意了此一方而忽视了彼一方。有些结论往往是荒谬的，没有恰到好处地反映某一课题研究的“真面目”。这些问题经过校阅往往可以得到解决。

医学综述的内容和形式灵活多样，无严格的规定，篇幅大小不一，大的可以是几十万字甚至上百万字的专著，参考文献可数百篇乃至数千篇；小的可仅有千余字，参考文献数篇。一般医学期刊登载的综述多为3 000～4 000字，引文15～20篇（一般不超过20篇），外文参考文献不应少于1/3。

（李湘鸣）

附 表

附表 1　随机排列表

编号	1	2	3	4	5	6	7	8	9	10	11	12	13	14	15	16	17	18	19	20
1	8	6	19	13	5	18	12	1	4	3	9	2	17	14	11	7	16	15	10	0
2	8	19	7	6	11	14	2	13	5	17	9	12	0	16	15	1	4	10	18	3
3	18	1	10	13	17	2	0	3	8	15	7	4	19	12	5	14	9	11	6	16
4	6	19	1	5	18	12	4	0	13	10	16	17	7	14	11	15	8	3	9	2
5	1	2	7	4	18	0	15	13	5	12	19	10	9	14	16	8	6	11	3	17
6	11	9	2	15	14	10	8	12	1	17	4	3	0	9	16	6	13	7	18	5
7	14	3	16	7	9	2	15	12	11	4	13	19	8	1	18	6	0	5	17	10
8	3	2	16	6	1	13	17	19	8	14	0	15	9	18	11	5	4	10	7	12
9	16	9	10	3	15	0	11	2	1	5	18	8	19	13	6	12	17	4	7	14
10	4	11	18	6	0	8	12	16	17	3	2	9	5	7	19	10	15	13	14	1
11	5	15	18	13	7	3	10	14	16	1	8	2	17	6	9	4	0	12	19	11
12	0	18	10	15	11	12	3	13	14	1	17	2	6	9	16	4	7	8	19	5
13	10	9	14	18	12	17	15	3	5	2	11	19	8	0	1	4	7	13	6	16
14	11	9	13	0	14	12	18	7	2	10	4	17	19	6	5	8	3	15	1	16
15	17	1	0	16	9	12	2	4	5	18	14	15	7	19	6	8	11	3	10	13
16	17	1	5	2	8	12	15	13	19	14	7	16	6	3	9	10	4	11	0	18
17	5	16	15	7	18	10	12	9	11	6	13	17	14	1	0	4	3	2	19	8
18	16	19	0	8	6	10	13	17	4	3	15	18	11	1	12	9	5	7	2	14
19	13	9	17	12	15	4	3	1	16	2	10	18	8	6	7	19	14	11	0	5
20	11	12	8	16	3	19	14	7	9	17	4	1	10	0	18	15	6	5	13	2
21	19	12	13	8	4	15	16	7	0	11	1	5	14	18	3	6	10	9	2	17
22	2	18	8	14	6	11	1	9	15	0	17	10	4	7	13	3	12	5	16	19
23	9	16	17	18	5	7	12	2	4	10	0	13	8	3	14	15	6	11	1	19
24	15	0	14	6	1	2	9	8	18	4	10	17	3	12	16	11	19	13	7	5
25	14	0	9	18	19	16	10	4	5	1	6	2	12	3	11	13	7	8	17	15

附表2　随机数字表

编号	1	2	3	5	6	6	7	8	9	10	11	12	13	14	15	16	17	18	19	20	21	22	23	24	25
1	22	17	68	65	84	68	95	23	92	35	87	02	22	57	51	61	09	43	95	06	58	24	82	03	47
2	19	36	27	59	46	13	79	93	37	55	39	77	32	77	09	85	52	05	30	62	47	83	51	62	74
3	16	77	23	02	77	09	61	87	25	21	28	06	24	25	93	16	71	13	59	78	23	05	47	47	25
4	78	43	76	71	61	20	44	90	32	64	97	67	63	99	61	46	38	03	93	22	69	81	21	99	21
5	03	28	28	26	08	73	37	32	04	05	69	30	16	09	05	88	69	58	28	99	35	07	44	75	47
6	93	22	53	64	39	07	10	63	76	35	87	03	04	79	88	08	13	13	85	51	55	34	57	72	69
7	78	76	58	54	74	92	38	70	96	92	52	06	79	79	45	82	63	18	27	44	69	66	92	19	09
8	23	68	35	26	00	99	53	93	61	28	52	70	05	48	34	56	65	05	61	86	90	92	10	70	80
9	15	39	25	70	99	93	86	52	77	65	15	33	59	05	28	22	87	26	07	47	86	96	98	29	06
10	58	71	96	30	24	18	46	23	34	27	85	13	99	24	44	49	18	09	79	49	74	16	32	23	02
11	57	35	27	33	72	24	53	63	94	09	41	10	76	47	91	44	04	95	49	66	39	60	04	59	81
12	48	50	86	54	48	22	06	34	72	52	82	21	15	65	20	33	29	94	71	11	15	91	29	12	03
13	61	96	48	95	03	07	16	39	33	66	98	56	10	56	79	77	21	30	27	12	90	49	22	23	62
14	36	93	89	41	26	29	70	83	63	51	99	74	20	52	36	87	09	41	15	09	98	60	16	03	03
15	18	87	00	42	31	57	90	12	02	07	23	47	37	17	31	54	08	01	88	63	39	41	88	92	10
16	88	56	53	27	59	33	35	72	67	47	77	34	55	45	70	08	18	27	38	90	16	95	86	70	75
17	09	72	95	84	29	49	41	31	06	70	42	38	06	45	18	64	84	73	31	65	52	53	37	97	15
18	12	96	88	17	31	65	19	69	02	83	60	75	86	90	68	24	64	19	35	51	56	61	87	39	12
19	85	94	57	24	16	92	09	84	38	76	22	00	27	69	85	29	81	94	78	70	21	94	47	90	12
20	38	64	43	59	93	98	77	87	68	07	91	51	67	62	44	40	98	05	93	78	23	32	65	41	18
21	53	44	09	42	72	00	41	86	79	79	68	47	22	00	20	35	55	31	51	51	00	83	63	22	55
22	40	76	66	26	84	57	99	99	90	37	36	63	32	08	58	37	40	13	68	97	87	64	81	07	83
23	02	17	79	18	05	12	59	52	57	02	22	07	90	47	03	28	14	11	30	79	20	69	22	40	98
24	95	17	82	06	53	31	51	10	96	46	92	06	88	07	77	56	11	50	81	69	40	23	72	51	39
25	35	76	22	42	92	96	11	83	44	80	34	68	35	48	77	33	42	40	90	60	73	96	53	97	86
26	26	29	13	56	41	85	47	04	66	08	34	72	57	59	13	82	43	80	46	15	38	26	61	70	04
27	77	80	20	75	82	72	82	32	99	90	63	95	73	76	63	89	73	44	99	05	48	67	26	43	13
28	46	40	66	44	52	91	36	74	43	53	30	82	13	54	00	78	45	63	98	35	55	03	36	67	68
29	37	56	08	18	09	77	53	84	46	47	31	91	18	95	58	24	16	74	11	53	44	10	13	85	57
30	61	65	61	68	66	37	27	47	39	19	84	83	70	07	48	53	21	40	06	71	95	06	79	88	54
31	93	43	69	64	07	34	18	04	52	35	56	27	09	24	86	61	85	53	83	45	19	90	70	99	00
32	21	96	60	12	99	11	20	99	45	18	48	13	93	55	34	18	37	79	49	90	65	97	38	20	46
33	95	20	47	97	97	27	37	83	28	71	00	06	41	41	74	45	80	09	39	84	51	67	11	52	49

续表

34	97	86	21	78	73	10	65	81	92	59	58	76	17	14	97	04	76	62	16	17	17	95	70	45	80
35	69	92	06	34	13	59	71	74	17	32	27	55	10	24	19	23	71	82	13	74	63	52	52	01	41
36	04	31	17	21	56	33	73	99	19	87	26	72	39	27	67	53	77	57	68	93	60	61	97	22	61
37	61	06	98	03	91	87	14	77	43	96	43	00	65	98	50	45	60	33	01	07	98	99	46	50	47
38	85	93	85	86	88	72	87	08	62	40	16	06	10	89	20	23	21	34	74	97	76	38	03	29	63
39	21	74	32	47	45	73	96	07	94	52	09	65	90	77	47	25	76	16	19	33	53	05	70	53	30
40	15	69	53	82	80	79	96	23	53	10	65	39	07	16	29	45	33	02	43	70	02	87	40	41	45
41	02	89	08	04	49	20	21	14	68	86	87	63	93	95	17	11	29	01	95	80	35	14	97	35	33
42	87	18	15	89	79	85	43	01	72	73	08	61	74	51	69	89	74	39	82	15	94	51	33	41	67
43	98	83	71	94	22	59	97	50	99	52	08	52	85	08	40	87	80	61	65	31	91	51	80	32	44
44	10	08	58	21	66	72	68	49	29	31	89	85	84	46	06	59	73	19	85	23	65	09	29	75	63
45	47	90	56	10	08	88	02	84	27	83	42	29	72	23	19	66	56	45	65	79	20	71	53	20	25
46	22	85	61	68	90	49	64	92	85	44	16	40	12	89	88	50	14	49	81	06	01	82	77	45	12
47	67	80	43	79	33	12	83	11	41	16	25	58	19	68	70	77	02	54	00	52	53	43	37	15	26
48	27	62	50	96	72	79	44	61	40	15	14	53	40	65	39	27	31	58	50	28	11	39	03	34	25
49	33	78	80	87	15	38	30	06	38	21	14	47	47	07	26	54	96	87	53	32	40	36	40	96	76
50	13	13	92	66	99	47	24	49	57	74	22	25	43	02	17	10	97	11	69	84	99	63	22	32	98

附表 3 配对比较(t 检验)时所需样本含量

δ	单侧: $\alpha=0.005$ 双侧: $\alpha=0.01$					$\alpha=0.01$ $\alpha=0.02$					$\alpha=0.025$ $\alpha=0.05$					$\alpha=\alpha$					δ
	$1-\beta=0.99$	0.95	0.9	0.8	0.5	0.99	0.95	0.9	0.8	0.5	0.99	0.95	0.9	0.8	0.5	0.99	0.95	0.9	0.8	0.5	
0.05																					
0.10																					
0.15																					122
0.20											139					99					70
0.25						110					90				128	64			139	101	45
0.30					134	78				115	63			119	90	45		122	97	71	32
0.35				125	99	58			109	85	47		109	88	67	34		90	72	52	24
0.40			115	97	77	45		101	85	66	37	117	84	68	51	26	101	70	55	40	19
0.45			92	77	62	37	110	81	68	53	30	93	67	54	41	21	80	55	41	33	15
0.50			75	63	51	30	90	66	55	43	25	76	54	44	34	18	65	45	36	27	13
0.55		100	63	53	42	26	75	55	46	36	21	63	45	37	28	15	51	38	30	22	11
0.60		83	53	45	36	22	63	47	39	31	18	53	38	32	24	13	46	32	26	19	9
0.65		71	46	39	31	20	55	41	34	27	16	46	33	27	21	12	39	28	22	17	8
0.70		61	40	34	28	17	47	35	30	24	14	40	29	24	19	10	34	24	19	15	8
0.75		53	36	30	25	16	42	31	27	21	13	35	26	21	16	9	30	21	17	13	7
0.80		47	32	27	22	14	37	28	24	19	12	31	22	19	15	9	27	19	15	12	6
0.85		41	29	24	20	13	33	25	21	17	11	28	21	17	13	8	24	17	14	11	6
0.90		37	26	22	18	12	29	23	19	16	10	25	19	16	12	7	21	15	13	10	5
0.95		34	24	20	17	11	27	21	18	14	9	23	17	14	11	7	19	14	11	9	5
1.00		31	22	19	16	10	25	19	16	13	9	21	16	13	10	6	18	13	11	8	5
1.1		28	19	16	14	9	21	16	14	12	8	18	13	11	9	6	15	11	9	7	
1.2		24	16	14	12	8	18	14	12	10	7	15	12	10	8	5	13	10	8	6	
1.3		21	15	13	11	8	16	13	11	9	6	14	10	9	7		11	8	7	6	
1.4		18	13	12	10	7	14	11	10	9	6	12	9	8	7		10	8	7	5	
1.5		16	12	11	9	7	13	10	9	8	6	11	8	7	6		9	7	6		
1.6		15	11	10	8	6	12	10	9	7	5	10	8	7	6		8	6	6		
1.7		13	10	9	8	6	11	9	8	7		9	7	6	5		8	6	5		
1.8		12	10	9	8	6	10	8	7	7		8	7	6			7	6			
1.9		12	9	8	7	6	10	8	7	6		8	6	6			7	5			
2.0		11	8	8	7	5	9	7	7	6		7	6	5			6				
2.1		10	8	7	7		8	7	6	6		7	6				6				
2.2		10	8	7	6		8	7	6	5		7	6				6				
2.3		9	7	7	6		8	6	6			6	5				5				
2.4		89	7	7	6		7	6	6			6									
2.5		8	7	6	6		7	6	6			6									
3.0		7	6	6	5		6	5	5			5									
3.5		6	5	5			5														
4.0		6																			

附表 4 两样本率比较时所需样本含量(单侧)

上行: $\alpha = 0.05, 1-\beta = 0.80$

中行: $\alpha = 0.05, 1-\beta = 0.90$

下行: $\alpha = 0.05, 1-\beta = 0.95$

较小率(%)	δ = 两组率之差(%)													
	5	10	15	20	25	30	35	40	45	50	55	60	65	70
	330	105	55	35	25	20	16	13	11	9	8	7	6	6
5	460	145	76	48	34	26	21	17	15	13	11	9	8	7
	850	270	140	89	63	47	37	30	25	21	19	17	14	13
	540	155	76	47	32	23	19	15	13	11	9	8	7	6
10	740	210	105	64	44	33	25	21	17	14	12	11	9	8
	1370	390	195	120	81	60	46	37	30	25	21	19	16	14
	710	200	94	56	38	27	21	17	14	12	10	8	7	6
15	990	270	130	77	52	38	29	22	19	16	13	10	10	8
	1820	500	240	145	96	69	52	41	33	27	22	20	17	14
	860	230	110	63	42	30	22	18	15	12	10	8	7	6
20	1190	320	150	88	58	41	31	24	20	16	14	11	10	8
	2190	590	280	160	105	76	57	44	35	28	23	20	17	14
	980	260	120	69	45	32	24	19	15	12	10	8	7	–
25	1360	360	165	96	63	44	33	25	21	16	14	11	9	–
	2510	660	300	175	115	81	60	46	36	29	23	20	16	–
	1080	280	130	73	47	33	24	19	15	12	10	8	–	–
30	1500	390	175	100	65	46	33	25	21	16	13	11	–	–
	2760	720	330	185	120	84	61	47	36	28	22	19	–	–
	1160	300	135	75	48	33	24	19	15	12	9	–	–	–
35	1600	410	185	105	67	46	33	25	20	16	12	–	–	–
	2960	750	340	190	125	85	61	46	35	27	21	–	–	–
	1210	310	135	76	48	33	24	18	14	11	–	–	–	–
40	1670	420	190	105	67	46	33	24	19	14	–	–	–	–
	3080	780	350	195	125	84	60	44	33	25	–	–	–	–
	1230	310	135	75	47	32	22	17	13	–	–	–	–	–
45	1710	430	190	105	65	44	31	22	17	–	–	–	–	–
	3140	790	350	190	120	81	41	30	–	–	–	–	–	–
	1230	310	135	73	45	30	21	15	–	–	–	–	–	–
50	1710	420	185	100	63	41	29	21	–	–	–	–	–	–
	3140	780	340	185	115	76	52	37	–	–	–	–	–	–

附表 5 两样本率比较时所需样本含量(双侧)

上行:$\alpha = 0.05, 1-\beta = 0.80$

中行:$\alpha = 0.05, 1-\beta = 0.90$

下行:$\alpha = 0.05, 1-\beta = 0.95$

较小率(%)	δ = 两组率之差(%)													
	5	10	15	20	25	30	35	40	45	50	55	60	65	70
	420	130	69	44	31	24	20	16	14	12	10	9	9	7
5	570	175	93	59	42	32	25	21	18	15	13	11	10	9
	960	300	155	10	71	54	42	34	28	24	21	19	16	14
	680	195	96	59	41	30	23	19	16	13	11	10	9	7
10	910	260	130	79	54	40	31	24	21	18	15	13	11	10
	1550	440	220	135	92	68	52	41	34	28	23	21	18	15
	910	250	120	71	48	34	26	21	17	14	12	10	9	8
15	1220	330	160	95	64	46	35	27	22	19	16	13	11	10
	2060	560	270	160	110	78	59	47	37	31	25	21	19	16
	1090	290	135	80	53	38	28	22	18	15	13	10	9	7
20	1460	390	185	105	71	51	38	29	23	20	16	14	11	10
	2470	660	310	180	120	86	64	50	40	32	26	21	19	15
	1250	330	150	88	57	40	30	23	19	15	13	10	9	—
25	1680	440	200	115	77	54	40	31	24	20	16	13	11	—
	2840	740	340	200	130	92	68	52	41	32	26	21	18	—
	1380	360	160	93	60	42	31	23	19	15	12	10	—	—
30	1840	480	220	125	80	56	41	31	24	20	16	13	—	—
	3120	810	370	210	135	95	69	53	41	32	25	21	—	—
	1470	380	170	96	61	42	31	23	18	14	11	—	—	—
35	1970	500	225	130	82	57	41	31	23	19	15	—	—	—
	3340	850	380	215	140	96	69	52	40	31	23	—	—	—
	1530	390	175	97	61	42	30	22	17	13	—	—	—	—
40	2050	520	230	130	82	56	40	29	22	18	—	—	—	—
	3480	880	390	220	140	95	68	50	37	28	—	—	—	—
	1560	390	175	96	60	40	28	21	16	—	—	—	—	—
45	2100	520	230	130	80	54	38	27	21	—	—	—	—	—
	3550	890	390	215	135	92	64	47	34	—	—	—	—	—
	1560	390	170	93	57	38	26	19	—	—	—	—	—	—
50	2100	520	225	215	77	51	35	24	—	—	—	—	—	—
	3550	880	380	210	130	86	59	41	—	—	—	—	—	—

附表 6　质反应单向配对序贯试验边界系数表

r1	α = β = 0.05		α = β = 0.01	
	a	b	a	b
1.5	7.3	0.55	11.3	0.55
2.0	4.2	0.59	0.6	0.59
2.5	3.2	0.62	5.0	0.62
3.0	2.7	0.63	4.2	0.63
3.5	2.4	0.65	3.7	0.65
4.0	2.1	0.66	3.3	0.66
4.5	2.0	0.67	3.1	0.67
5.0	1.8	0.68	2.9	0.68
5.5	1.7	0.69	2.7	0.69
6.0	1.6	0.70	2.6	0.70
7.0	1.5	0.71	2.4	0.71
8.0	1.4	0.72	2.2	0.72
9.0	1.3	0.73	2.1	0.73
10.0	1.3	0.74	2.0	0.74
12.0	1.2	0.75	1.8	0.75
14.0	1.1	0.76	1.7	0.76
16.0	1.1	0.77	1.7	0.77
18.0	1.0	0.78	1.6	0.78
20.0	1.0	0.79	1.5	0.79

参考文献

[1] Phillip I. Good. A Manager's Guide to the Design and Conduct of Clinical Trials. John Wiley & Sons, Inc. 2002.
[2] Lawrence M. Friedman. Fundamentals of Clinical Trials,4ed. Springer Science + Business Media, LLC .2010.
[3] Paul R. Rosenbaum. Design of Observational Studies, Springer Science + Business Media, LLC. 2010.
[4] Douglas C. Montgomery. Design and analysis of experiments. 5ed. John Wiley & Sons, Inc. 1997.
[5] Geoffrey Marczyk. Essentials of Research Design and Methodology. John Wiley & Sons, Inc. 2005.
[6] Thomas P. Ryan. Modern Experimental Design. John Wiley & Sons, Inc. 2007.
[7] 方积乾:《卫生统计学》第6版,人民卫生出版社,2008年。
[8] 李立明:《流行病学》第4版,人民卫生出版社,2001年。
[9] 姜庆五:《流行病学》,科学出版社,2005年。
[10] 周达生,戴梅竞:《心理统计学》,安徽大学出版社,2004年。
[11] 赵仲堂:《流行病学研究方法与应用》,科学出版社,2000年。
[12] 傅华:《预防医学》第5版,人民卫生出版社,2008年。
[13] 肖顺贞:《护理研究》第3版,人民卫生出版社,2008年。
[14] 梁万年:《医学科研方法学》,人民卫生出版社,2002年。
[15] 风笑天:《社会学研究方法》,中国人民大学出版社,2001年。
[16] 李君荣,孙峰:《医学统计学》,江苏大学出版社,2009年。
[17] 王蓓:《临床流行病学》第2版,东南大学出版社,2010年。
[18] 李君荣,杨江林:《医疗保险统计学》,人民卫生出版社,2003年。
[19] 陈坤:《医学科研方法》,浙江大学出版社,2004年。
[20] DJ·格拉斯著,丛羽生等译:《生命科学实验设计指南》,科学出版社,2008年。
[21] 吕国蔚:《生物医学研究方法学》,人民军医出版社,2008年。

[22] 王家良:《临床流行病学:临床科研设计、测量与评价》第 3 版,上海科学技术出版社,2009 年。
[23] 王家良:《循证医学》,人民卫生出版社,2005 年。